上海发展战略研究所 / 上海人工智能研究院 / 上海市工程管理学会 / “达医晓护”医学传播智库
（联合策划）

大健康工程与医疗新质生产力

GREAT HEALTH ENGINEERING AND NEW QUALITY PRODUCTIVE FORCES

王　韬　孟令鹏　等
- 编著 -

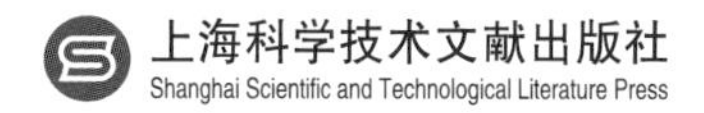
上海科学技术文献出版社
Shanghai Scientific and Technological Literature Press

图书在版编目（CIP）数据

大健康工程与医疗新质生产力 / 王韬等编著．—上海：上海科学技术文献出版社，2024
ISBN 978-7-5439-9061-6

Ⅰ．①大…　Ⅱ．①王…　Ⅲ．①医疗保健事业—研究—中国　Ⅳ．①R199.2

中国国家版本馆 CIP 数据核字（2024）第 074664 号

责任编辑：王　珺
封面设计：留白文化

大健康工程与医疗新质生产力
DAJIANKANG GONGCHENG YU YILIAO XINZHI SHENGCHANLI
王　韬　孟令鹏　等编著
出版发行：上海科学技术文献出版社
地　　址：上海市淮海中路 1329 号 4 楼
邮政编码：200031
经　　销：全国新华书店
印　　刷：常熟市人民印刷有限公司
开　　本：720mm×1000mm　1/16
印　　张：17.5
字　　数：304 000
版　　次：2024 年 8 月第 1 版　2024 年 8 月第 1 次印刷
书　　号：ISBN 978-7-5439-9061-6
定　　价：88.00 元
http://www.sstlp.com

主编介绍

王　韬

主任医师、教授、博导，上海领军人才，全国创新争先奖状获得者。先后担任国家临床重点专科、上海市重中之重学科、上海市公共卫生重点学科、上海市中西医协同引导学科负责人；主要研究方向为创伤急救、应急医学和大健康工程管理。历任上海交通大学中国医院发展研究院卫生应急管理研究所所长，国家老年疾病临床医学研究中心（华山）双聘专家，赴武汉国家紧急医学救援队（上海）副领队，上海市同济医院急诊创伤救治中心主任、断指再植中心主任、大健康工程管理研究所执行所长；兼任中国科普作家协会医学科普创作专委会主任委员、中国研究型医院学会心肺复苏专委会常委、中国药学会科技传播专委会委员、上海市工程管理学会大健康工程管理专委会主任委员、上海市信息学会理事、上海市医院协会急诊管理专委会副主任委员、上海市医学会创伤专科分会委员、上海市医师协会创伤医师分会委员；是 *Journal of Emergency Management and Disaster Communications*（JEMDC）国际期刊主编、《十万个为什么 · 健康版》杂志编委会主任。发表论文超过 100 篇，包括 *THE LANCET*、*BMJ Global Health*；获得知识产权超过 20 项。原创提出现代应急医学体系理论框架、创伤救治序贯医疗理论；探索创立医学传播学和大健康工程管理新兴学科，创建了“达医晓护”医学传播智库及科技志愿者团队。先后获得国家科技进步奖二等奖、上海市科技进步奖一等奖；获中宣部“全国最美志愿者”、中国科协“十大科学传播人物”、首届“国之名医”、中央网信办“网络正能量榜样”等称号。

孟令鹏

教授、博导，博士后，现任上海海事大学中国（上海）自贸区供应链研究院教授，主要研究方向为区域发展与社会治理、公共安全与危机管理。兼任中国软科学研究会理事、《管理现代化》领域主编、上海市人工智能学会副秘书长、上海市系统仿真学会监事、上海市工程管理学会大健康工程管理专委会副主任委员等。近5年主持国家自然科学基金面上项目、青年基金、中国博士后科学基金项目、教育部哲学社会科学研究重大委托项目子课题、上海市科委项目等国家及省部级课题10余项，政府决策咨询项目多项。在国内外高水平学术期刊发表论文50余篇，多项政策建议获得中央主要领导同志肯定性批示。获得第八届高等学校科学研究优秀成果奖（人文社会科学）二等奖，上海市人才发展资金资助，浦东明珠计划菁英人才等。

本书顾问

李显波　　上海发展战略研究所所长
宋海涛　　上海人工智能研究院院长
孙绍荣　　上海市工程管理学会理事长

编委名单（按姓氏笔画排序）

卫丽亚　　上海市园林设计研究总院有限公司
王　纳　　复旦大学附属儿科医院
王雨佳　　哈尔滨医科大学附属肿瘤医院
甘　迪　　上海市同济医院
史兆雯　　上海市普陀区中心医院
安维复　　上海交通大学
孙　烽　　上海市同济医院
牟　怡　　上海交通大学
李　俊　　上海市同济医院
吴　舫　　上海交通大学
汪佳婷　　中南大学
沈志刚　　上海创蓝检测技术有限公司
张　林　　上海大学
张　瑾　　上海理工大学
张雯静　　上海市中医医院
陈　泓　　上海友康信息科技有限公司
陈雅璐　　万达信息股份有限公司
罗国芬　　上海理工大学
周　焱　　上海核工程研究设计院股份有限公司
庞瑞琪　　上海市工程管理学会
柳伊娜　　上海市同济医院
徐　上　　上海市知识产权局
敖思敏　　中南大学
黄　卓　　人民网湖南分公司
蒋　平　　上海市精神卫生中心
蔡雨阳　　上海交通大学医学院
熊传武　　上海悦孜企业信息咨询有限公司
潘佳怡　　浙江大学医学院
薄禄龙　　海军军医大学第一附属医院

序

人们对健康内涵的理解，经历了从关注个体生理健康到关注生理—心理—社会适应的多维健康的转变。随着现代信息技术的不断进步和公众健康意识的日益增强，"大健康"的全新理念应运而生，将健康扩展到生理、心理、社会、道德、环境等的和谐统一，由个体和群体上升到生态层面。随着大健康理念被广泛接受，这个从整体角度对健康全息性的理解，逐渐上升为重大国家战略。以习近平同志为核心的党中央坚持把人民健康放在优先发展的战略地位，倡导和引领"大卫生、大健康"理念，提出了新时期卫生健康工作方针，《"健康中国2030"规划纲要》《健康中国行动（2019—2030年）》《国务院关于实施健康中国行动的意见》等政策措施相继落地，大力推进"把以治病为中心转向以人民健康为中心"的转变。这为大健康工程的理论与实践发展提供了良好的契机和前所未有的广阔空间。

大健康工程管理是信息收集、风险评估、健康干预的"三部曲"，是有效利用有限资源来达到最大健康效果的过程，是一个典型的复杂系统。实际上，大健康不是简单的医学概念，而是有着丰富的经济社会生态内涵，是一项以理念革新为先导、需求满足为目标、科技创新为动能、产业转型为支撑、主体协同为保障的复杂系统工程，这也是新质生产力在大健康领域的重要内容和关键载体，符合医疗卫生事业发展的方向。

新质生产力是高科技、高效能、高质量的生产力，体现了唯物史观的创造性转化和生产力理论的中国智慧。卫生健康领域的新质生产力是新质生产力的重要方面，有着新质生产力的基本内涵，还具有创新驱动、开放融合、产业支撑、以人民为中心等特征。大健康工程管理需要集医学、管理学与信息科学等多学科于一体，实现技术、产业与管理的集成创新，进而推动卫生健康领域新质生产力的发展。从理念上，大健康工程管理要从以治病为主转到"预防、诊断、治疗、康复"的全生命期；从理论上，要将现代信息技术支撑下的工程管理和复杂系统理论置于重要位置；从需求上，要充分认识到人们对健康产品和服务需求的多层次、多元化、个性化特征；从产业上，要注重包含三次产业活动全产业链条的新产业、新业态、新模式创新；从主体上，要包括政府、企业、社会组织、个人等多元主体的时空交互与有机协同。

王韬教授及其团队是国内从事大健康工程管理研究的重要倡导者和实践者，在交叉学科的研究视角和学科交叉的丰富研究经验基础上，创新提出大健康工程是卫生健康领域新质生产力的重要发展方向，从理论到实践、从政策到产业，系统提出了大健康工程管理的理论体系，具有很好的前瞻性、创新性和应用性，是立足我国大健康实践对重大时代命题的深刻回应。

本书立足培育和发展卫生健康领域新质生产力的时代背景，提出了复杂系统理论下大健康工程管理的战略、理论、创新路径及典型实践，成为大健康工程发展的重要理论与实践向度，也为大健康研究提供了新的思路和启发。本书内容横跨医学、管理学、经济学、社会学、工学等学科门类，包括大健康工程技术研发、产业生态构建、管理模式创新、工程人才培养、社会文化传播、标准规范制订等内容，是对大健康工程实践中技术突破、产业创新、管理优化、文化传播等重要问题的深度阐释。衷心希望能够有更多的理论研究者与产业实践者加入进来，共同探讨和推进我国大健康工程管理事业的蓬勃发展。

陳凱先

中国科学院院士

中国科学院上海药物研究所、上海中医药大学

2024 年 4 月

前　言

2016 年 8 月，习近平总书记在全国卫生与健康大会上指出，树立大卫生、大健康的观念，把以治病为中心转变为以人民健康为中心。这是健康观念的重大更新，要求整个社会从治病的狭义视角中解放出来，向全面保障和促进人民健康的广阔视野转变。随着人口老龄化进程持续加深和"健康中国"国家战略的持续推进，在中国式现代化的实践中，健康科技迎来颠覆性创新发展，这为构建大健康产业高质量发展格局奠定了基础。2023 年 12 月，中央经济工作会议提出，要以科技创新推动产业创新，特别是以颠覆性技术和前沿技术催生新产业、新模式、新动能，发展新质生产力。2024 年 1 月，工信部等七部门印发《关于推动未来产业创新发展的实施意见》，将"未来健康"纳入六大未来产业发展方向。面向国家重大战略需求和人民美好生活需要，实施大健康工程，加快大健康技术创新攻关，有利于推动医疗卫生事业向更高层次、更广领域发展。从大健康到大健康产业、再到大健康工程，我国正在探索实践一条具有中国特色的全新未来健康道路。

健康是一个复杂、综合且不断变化的概念，是全面关注个体从生理到心理、从社会到环境、从道德到精神的多维议题，蕴含着公平正义、多元合作及需求回应等价值规范。基于复杂系统思维，以系统工程视角看待大健康事业发展恰如其分。从整体到局部进行综合规划，全面考虑不同组分及其相互关系，能够更好地应对大健康工程实施过程中的复杂性和不确定性。在目标上，兼顾经济效益、社会福祉和可持续发展，系统协调冲突；在主体上，促进行政机构、医疗单位、医药企业、保险公司、患者、非政府组织等多元相关主体的均衡发展；在发展上，关注医疗保健、公共卫生、医药创新等子系统间依赖关系的演进；在环境上，辨析技术进步、政策制度、市场需求、人口结构等变革对健康决策的不确定性影响。

本书创新性地提出了大健康工程管理的战略、理论、创新路径及典型实践，从交叉学科视角探索了大健康领域的工程技术研发、产业生态构建、管理模式创新、工程人才培养、社会文化传播、标准规范制订等问题,有助于启迪大健康工程的创新发展,促进新产业、新业态、新模式的形成,实现现代信息技术支撑下的平台、产业与管理的综合集成。同时,作为理论与学科探索,本书编著团队的学术局限性亦不可避免,书中存在的疏漏和不当之处,敬请专家和广大读者批评指正。

我们希望本书的出版能够为学术研究者提供重要的思路借鉴、为政策制订者提供有力的决策支撑、为产业实践者提供充分的理论依据,共同推进大健康工程成为医疗健康领域新质生产力的发展方向!

王韬

2024 年 6 月于上海

目　录

第二篇　大健康工程及其管理理论

第三篇　大健康工程先进生产力的创新路径

第四篇　医疗新质生产力及其典型实践

绪 论

2023 年 9 月，习近平总书记在黑龙江考察时提出了“新质生产力”这一全新概念。2023 年 12 月，中央经济工作会议强调，要以科技创新推动产业创新，特别是以颠覆性技术和前沿技术催生新产业、新模式、新动能，发展新质生产力，明确了新质生产力的实现载体。2024 年 1 月，中共中央政治局就扎实推进高质量发展进行第十一次集体学习，强调发展新质生产力是推动高质量发展的内在要求和重要着力点，必须继续做好创新这篇大文章，推动新质生产力加快发展。2024 年 2 月 29 日，中共中央政治局召开会议，指出“要大力推进现代化产业体系建设，加快发展新质生产力”。2024 年国务院《政府工作报告》再次提出加快发展新质生产力，“充分发挥创新主导作用，以科技创新推动产业创新，加快推进新型工业化，提高全要素生产率，不断塑造发展新动能新优势，促进社会生产力实现新的跃升。”在我国全面推进中国式现代化的时代背景下，以习近平同志为核心的党中央作出加快形成新质生产力的战略决策，为在新发展阶段打造经济发展新引擎、增强发展新动能和构筑国家发展新优势提供了重要指引。科学把握加快发展新质生产力的内在要求，深入推进大健康工程管理理论与实践发展，具有重要的时代意义。

随着社会文明程度的不断提高，人民对健康的需求也在不断提升，大健康作为一种全局的健康理念应运而生。大健康贯穿人们衣食住行和生老病死的全过程，研究范围涉及与健康相关的各类因素，在此基础上衍生的大健康产业，近年来发展得如火如荼，成为同国家经济发展与社会进步息息相关的重要产业。自 2015 年政府工作报告中首次提出“健康中国”概念以来，“健康中国”作为一项长期国策，其重要性不断凸显，已上升至国家战略的高度。2016 年 8 月 26 日，中共中央政治局审议通过《“健康中国 2030”规划纲要》，明确指出大健康产业是“健康中国”建设的重要组成部分。随着大健康产业范围的不断延伸，将各个相关产业纳入大健康工程管理，为大健康产业发展提供有力保障，成为亟待研究解决的重要理论问题和实践需求。

一、大健康与大健康工程管理

早在1948年世界卫生组织（World Health Organization，WHO）发布的《世界卫生组织宪章》中就对健康概念做出定义，健康是一种在身体上、心理上和社会上完满的状态，而不仅仅是没有疾病和虚弱的状态。随着经济社会的发展、人口结构的变化以及医疗卫生水平的不断提高，健康的定义也从单纯的身体健康不断向更宽广的领域拓展。随着心理健康的发展、疾病谱的演变及老龄化社会的到来，人们对健康的追求不单纯停留在不得病上，更多关注到生理、心理、社会等各方面的健康。健康的概念及涉及的领域愈发宽泛，由此产生了大健康及大健康产业的概念。

（一）健康、大健康与大健康产业

"健康"是指一个人在身体、精神和社会等方面都处于良好的状态。1948年世界卫生组织诞生时，曾经给"健康（Health）"下过一个定义，即"Health is a state of complete physical, mental and social well being and not merely the absence of disease or infirmity"，此定义在WHO网站上表述为："健康不仅为疾病或羸弱之消除，而系体格、精神与社会之完全健康状态"。[1]健康包括两个方面的内容：一是主要脏器无疾病，身体形态发育良好，体形均匀，人体各系统具有良好的生理功能，有较强的身体活动能力和劳动能力，这是对健康最基本的要求；二是对疾病的抵抗能力较强，能够适应环境变化，各种生理刺激以及致病因素对身体的作用。传统的健康观是"无病即健康"，现代人的健康观是整体健康，不仅是躯体没有疾病，还要具备心理健康、社会适应良好和道德健康。

"大健康"的说法颇具中国特色，这个新名词在中国的医学界和医疗服务行业中的"存在感"已有一段历史。这个概念在1991年就出现了，但早期使用大多局限于行业内。2016年全国卫生与健康大会上，习近平总书记指出，树立大卫生、大健康的观念，把以治病为中心转变为以人民健康为中心[2]。此后，大健康的概念在全国范围内得到了广泛传播。大健康是根据时代发展、社会需求与疾病谱的改变提出的一种全局的理念，围绕着人的衣食住行及生老病死，关注各类影响健康的危险因素和误区，提倡自我健康管理，是在对生命全过程全面呵护的理念指导下提出来的。大健康追求的不仅是个体身体健康，还包含精神、心理、生理、社会、环境、道德等方面的完全健康。

“大健康产业”则是在大健康基础上，通过对与其相关的各类信息、产品、服务、组织机构等进行整合之后的统称，尚没有统一定义。大健康产业范畴包括药品、医疗器械、中药材、医用材料、保健食品、保健产品（健康用品）、健康器械等在内的健康制造业，以及包含医疗服务、健康管理、健康养老、调理康复、科学健身、营养保健、健康检测、健康咨询、健康信息、健康保险、健康理财等在内的健康服务业，提倡的不仅有科学的健康生活，更有正确的健康消费等。

当前，大健康产业具有巨大的市场潜力，已发展成为全球规模最大、发展速度最快的新兴产业之一，是发达国家推动经济增长、优化经济结构的重要力量。各国根据自身需求和资源情况，制定出不同的大健康产业发展路径，并借助自身比较优势参与国际竞争[3]。从世界范围来看，美、欧、日等发达国家和地区的健康产业发展历史悠久，无论是健康产品制造业还是健康服务业，都处于全球领跑者地位。泰国、印度等东南亚国家虽然起步晚，但是发展较快，已成为经济社会发展重要组成部分。我国大健康产业起步较晚[4]，主要分为以下阶段。

1994 年，早期医疗卫生改革探索尝试阶段。我国的医疗卫生体系缺乏整体性、系统性的改革，很多深层次的问题有待下一阶段的解决。

1994—2008 年，医疗卫生体系初级建设阶段。国务院决定实施社会统筹与个人账户相结合的社会医疗保险制度，为我国医疗卫生健康事业的发展探索经验。1996 年开展第一次全国卫生工作会议，提出深化改革，加快发展，开创卫生工作新局面。

2009—2015 年，医疗卫生体系中级建设阶段。2009 年新一轮医改方案正式出台，并提出建立健全医疗健康保障体系，基本公共卫生服务的均等化，实现“重治疗”向“重预防”的转变。2013 年 9 月 28 日印发的《国务院关于促进健康服务业发展的若干意见》是我国首个健康服务业的指导性文件，明确提出了健康产业主要包括医疗服务、健康管理与促进、健康保险以及相关服务，涉及药品、医疗器械、保健用品、保健食品、健身产品等方面，以促进人民健康为目的的产业都属于健康产业范畴。

2016 年，医疗卫生体系向高质量发展，习近平总书记在全国卫生与健康大会上强调把人民健康放在优先发展的战略地位，努力全方位、全周期保障人民健康。大卫生大健康的观念开始普及，大健康产业多元发展，从以治病为中心逐渐向以人民健康为中心转变。

2017 年 10 月，习近平总书记在党的十九大报告中指出，实施健康中国战略。要完善国民健康政策，为人民群众提供全方位全周期健康服务。2019 年 7

月，国务院成立健康中国行动推进委员会并制定《健康中国行动（2019—2030）》发展战略[5]。同期又发布《国务院关于实施健康中国行动的意见》[6]，要求各地区各相关部门加强协作，动员社会各方广泛参与，凝聚全社会力量，形成健康促进的强大合力，加强卫生体系建设和人才培养，加强财政支持，强化资金统筹，优化资源配置，加强科技、信息支撑，完善法律法规体系，为多层次多部门多产业链参与大健康产业发展提供政策支持。

（二）大健康工程管理

从工程科学的角度看，工程是人类为了生存和发展，实现特定的需求或目标，运用现代科学和技术，有组织地利用资源创造新型事物或改变事物性状的集成性活动[7]。简单来说工程是适应自然、服务人类、改造世界的实践活动。

大健康工程是遵循复杂系统思想，应用从定性到定量综合集成的科学方法，分析和处理大健康领域多层次、多主体、多目标复杂问题的方法论与工程实践。大健康工程融合了医学、经济、信息、管理、社会等多个学科领域的知识和技术，是对大健康产业模式的创新。

大健康工程管理是应用工程管理的理论方法，对疾病预防、医疗护理、康复保健及相关大健康产业全过程的管理实践，旨在提升全民健康的高效、优质和可持续发展能力。结合大健康产业的特点和工程管理的理念，从职能、过程、要素和目标四个维度，构建大健康工程管理的四维定义：

从大健康工程管理的职能而言，大健康工程管理是指以复杂系统科学为理论基础，运用系统思维对大健康产业进行的整体性研究和管理，包括决策与计划、组织与指挥、协调与控制、运营与评价等[8]。

从大健康产业的发展过程而言，大健康工程管理是指对大健康产业发展的整个过程中各个环节所进行的研究和管理[9]，并且这个过程是连续的。

从大健康工程管理的要素而言，大健康工程管理主要是指对大健康产业化、信息化、社会化发展过程中的重大科学问题的研究和管理，包括大健康工程技术研发、产业生态构建、管理模式创新、工程人才培养、社会文化传播、标准规范制订等。

从大健康工程管理的目标而言，大健康工程管理是指融合优化产业结构、促进技术创新、合理资源配置、有效协调分工、提升服务水平、优化管理模式、科学建立规范、促进文化传播等目标于一体，为追求大健康产业的整体优化和可持续发展所进行的研究和管理。

二、大健康工程管理的必要性

随着“健康中国”战略的全面推进，居民在医疗保健方面的健康需求及消费支出日益增大。国家统计局公布的数据显示，2023年，人均医疗保健消费支出2460元，同比增长16.0%，占人均消费支出的比重为9.2%。养老服务实现提质增量，截至2023年3季度，全国各类养老机构和设施达40万个、床位820.6万张。截至2023年12月底，通过开展居家和社区基本养老服务提升行动项目，为41.8万老年人提供居家养老上门服务，累计完成困难老年人家庭适老化改造148.28万户。中国的大健康产业成为蕴藏着丰富能源的商业蓝海，预计到2030年，中国大健康产业规模将达16万亿，是目前市场的3倍。美国、法国和德国的健康消费支出占GDP比重超过10%，英国、日本、澳大利亚为10%左右；与发达国家相比，中国健康产业规模仍然较小，GDP占比不足5%。伴随中国国力增强、人口老龄化、中产阶级数量和人均收入增长，以及居民认知从“以治病为中心”转向“以健康为中心”等因素影响，居民用于健康服务业的消费比重将持续增加，大健康产业在拉动内需、带动新兴行业发展、降低医疗成本、提升居民幸福感和生活质量等方面将实现多赢，加速推动经济复苏、经济社会可持续发展。

“健康中国”是推动人民健康、家庭幸福、社会和谐的重要举措，是国家战略。“健康中国”战略旨在为人民群众提供全方位全周期健康保障，也为大健康产业发展壮大提供了良好契机。为健康服务的大健康产业关联的不仅仅是某个单位或某个职能部门，也不是某个行业或某个领域，而是需要全方位谋划、全社会参与、全过程关注的系统工程。大健康产业管理是一项跨区域、跨部门、跨领域自上而下和自下而上交互的多层级多链条的复杂巨系统工程管理[9]。

（一）人口结构变化带来机遇和挑战

我国人口基数庞大，国家统计局发布数据显示，目前我国人口已突破14亿。2023年，大陆地区60岁及以上的老年人口总量为2.97亿人，占总人口的21.1%，预计到2050年将达到4.8亿人，已经远远超过联合国老龄化社会的传统标准(60岁以上老人占总人口的10%)，即将进入深度老年社会。此外，随着二孩政策放开，2023年新增新生儿902万，中国成为全球第二大婴幼儿消费市场。从人口分布看，近10年间，中国常住人口城镇化率在突破50%后仍保持快速增长趋势。2023年，大陆地区常住人口城镇化率达66.16%，相较于2010年的49.7%,上升了16.46个百分点。大型城市在应对人口高度集中的同时还要应对城市人口老龄化的快速发展。

大健康理念不断普及,居民健康意识不断加强。一方面源于我国慢性病确诊患者和患病率的增长,目前我国患心血管病等慢性疾病的人数已增长至约2.9亿,其中有一半发生在65岁以下人群中,慢性非传染性疾病导致的死亡人数占总死亡人数的88%,慢性疾病的普遍化和低龄化现象十分突出;另一方面源于生活条件改善,居民健康意识从治疗为主向预防和健康促进转变,必然带动医疗保健、健康管理等产业需求的快速增长。目前我国医疗、医药、养老、保健产业发展还不能跟上人口老龄化、城镇化的进程[10],因此将大健康产业纳入工程管理,有助于在国家和地区层面对健康相关产业统一协调,谋划布局产业发展。

（二）大健康产业结构不断升级

随着我国经济发展进入新常态,供给侧结构性改革已经成为释放经济活力的主要抓手,大健康产业领域供给侧改革红利也持续释放,加快推动了中国大健康产业链的构建。近年来,国家制定了一系列政策引导大健康产业发展,如鼓励和引导社会资本、境外资本举办医疗机构,加快发展商业健康保险,推动养老服务产业与医疗卫生产业融合发展等。在国家层面的政策指导下,各地掀起了大健康产业发展的浪潮[11]。与此同时,各大企业也开始布局大健康产业,国际健康城、养老地产、健康小镇、医养结合社区等新业态如雨后春笋般涌现。大健康产业供给结构的不断优化,推动了产业的快速发展,加速了大健康产业链的构建。

以人工智能、大数据、5G、工业互联网等为代表的新一代信息技术蓬勃发展,为大健康产业的技术创新以及产业发展提供了源动力。如新一代信息技术与医疗健康领域融合,催生了智慧医疗、健康数据云计算等新业态;生物技术创新与健康产业融合,推动了基因测序、基因编辑、细胞治疗等前沿医疗技术的研发和应用,推动了个性化精准医疗的迅猛发展;人工智能、工业互联网与其他健康产业领域融合渗透推动了移动健康管理、可穿戴医疗器械、智能化居家养老等产业领域的快速发展[11]。此外,大健康产业是知识和技术密集型产业,我国拥有一批高效的研发团队和专业人才。因此,将大健康产业发展纳入工程管理有利于大健康产业结构不断优化升级,为大健康产业发展提供更好的服务。

（三）大健康产业发展不均衡,缺乏统一的行业标准

大健康产业是我国卫生健康事业创新发展的重要组成部分,但在其发展过

程中，存在着产业链不完整、顶层设计和区域规划缺乏、科技投入和科技人才不足等突出问题，同时其规模化、专业化、标准化、集群化、多元化水平也尚待提升。人口老龄化高速发展后老年人的消费能力逐年升高，人们最关注的养老、保健、健康管理等领域成为消费高地。但是如果上述行业缺乏统一准入门槛和规范，会造成行业内乱象丛生、无序竞争，这样非但不能保护人们健康，反将产生恶意消费、损害老人健康权益等严重负面影响。因此，大健康产业的可持续发展需要加快大健康产业标准化模式制定、加强相关人才体系建设、完善技术支撑体系，尤其是健康产业形态模式转变后出现交叉领域健康新业态，更需要跨行业联合设置标准和监管机制，推动实现健康产业治理监管现代化。

三、大健康工程管理的时代意义

（一）大健康工程管理是大健康复杂系统管理的范式创新

大健康产业的良性发展离不开科学有效的管理模式，鉴于大健康产业具有管理主体多元化、管理要素庞杂化、管理维度广泛化、管理层次多样化、管理风险多变化等特点，与传统的单一项目相比大健康产业具有高度的复杂性，其对应的管理也具有高度的挑战性。在认知大健康产业特点的基础上采用工程管理的理论与方法，将大健康产业视为一个复杂系统，运用系统思维进行整体管理，不仅可以理顺大健康产业内部各部分间复杂的有机关联，还可厘清大健康产业与社会经济、社会文化、社会生活、社会生态等各方面的协调发展关系，建立起全要素、全方位的管理，让整体优化和可持续发展成为可能；其次，大健康工程管理以综合集成管理为主，解决了大健康产业对医疗卫生、健康管理、科技创新等多个学科领域知识和技能的综合需求，通过集成创新攻克大健康产业发展中的各项难题；最后，大健康工程管理应用人工智能、区块链、物联网、云计算等现代通信技术，实现了数据流通、信息共享、实时监测、动态决策，将工程管理从传统的静态、固化的模式中解救出来，赋予工程以生命，让大健康产业的全生命周期动态管理成为可能。

（二）大健康工程管理是不同地区健康产业发展的均衡器

目前我国存在城市与农村、东部与西部地区之间健康理念、医疗健康资源、公共卫生服务等方面发展严重不均衡的问题。大健康工程管理可以通过优化资源配置、政策支持、技术创新和人才培养等方面的措施,促进不同地区健康产业的均衡发展,实现健康产业的整体提升。首先,国家或地区层面可以通过大健康工程管理对健康相关产业进行统一协调、谋划、布局,通过科学的规划和管理,确保资源在不同地区的合理分配和利用,从而平衡健康资源的地区差异;其次,大健康工程管理可以通过健康文化传播和政策引导,带动和支持各地区健康产业的发展,让更多地区认识到发展大健康产业的必要性和重要性;再次,大健康工程管理可以促进技术创新和知识传播,通过建立科研机构、技术交流平台等方式,促进不同地区之间的技术合作和经验分享,云计算、人工智能、"物联网+医疗"等新技术的发展,推动传统健康产业模式转变,实现远程智能管理,缩小城市乡村、东西部地区的差距;最后,大健康工程管理可以促进人才培养和人力资源流动,提升健康产业管理人才的整体素质和竞争力。

(三)大健康工程管理是大健康发展模式适应社会需求的风向标

大健康工程管理融合了工程管理的理念和方法,以系统性、科学性和创新性的方式,推动健康产业向着适应社会需求的方向发展。首先,大健康工程管理注重社会的健康需求,以此为导向制定健康产业的发展策略和规划,通过对社会健康问题的深入分析和理解,提出针对性的解决方案,满足社会对健康服务和产品的需求;其次,大健康工程管理倡导科学管理和创新实践,通过引入先进的管理理念、技术手段和方法,提升健康产业的管理水平和服务质量,不断探索和尝试新的管理模式和业务模式,以适应社会需求的变化和发展;再次,大健康工程管理促进健康产业与其他相关领域的跨界融合和协同发展,以满足社会综合性健康需求,推动医疗、健康管理、信息技术、生物技术等领域的融合创新,为社会提供更全面、更有效的健康服务;最后,大健康工程管理强调持续改进和适应性发展,不断优化健康产业的组织结构、管理流程和服务模式,以适应社会需求的变化和升级,倡导从用户需求出发,持续创新和提升,不断提高健康产业的满意度和竞争力。

(四)大健康工程管理是制定大健康发展规范和标准的科学方法

大健康产业将成为我国国民经济支柱产业之一,然而在现阶段大健康产业缺乏系统管理,缺乏相关产业行业的规范和标准。因此,亟须加快健康产业标准建设,强化行业综合监管。首先,大健康工程管理基于科学管理原则对健康产业进行系统性分析,包括行业现状、发展趋势、问题和挑战等,通过全面了解行业的情况，确定制定规范和标准的重点和方向；其次，大健康工程管理注重利益相关方的参与和合作，包括政府部门、企业机构、专业机构、学术界、公众等，通过广泛征集各方意见和建议，形成共识和协作，制定具有广泛认可和权威性的规范和标准；再次，大健康工程管理倡导数据驱动的决策和管理，通过收集、分析和应用大量的数据和信息，科学、客观地制定健康产业规范和标准，确保规范和标准的有效性和实用性；最后，大健康工程管理强调规范和标准的周期性评估和更新，随着健康产业发展的变化和行业需求的调整，规范和标准需要不断修订和更新，以适应新的发展需求和挑战。

（五）大健康工程管理是培养复合型健康管理人才的摇篮

大健康工程管理融合了多个领域的知识和技能，有助于培养视野开阔、综合技能强、思维模式先进、跨学科知识丰富的健康管理人才，可以视为培养复合型健康管理人才的摇篮。首先，大健康工程管理注重跨学科知识和技能的综合应用，旨在培养具备医疗、健康管理、信息技术、工程管理等多方面综合性知识和技能储备和跨学科能力的复合型人才[12]；其次，大健康工程管理注重管理理念、管理思维、管理模式和管理能力的与时俱进，在管理实践中，通过发现问题、解决问题，不断重塑管理者适应工程环境、解决复杂问题、提升团队凝聚力、优化管理模式等方面的能力，积累丰富的管理经验；再次，在全球化背景下大健康工程管理注重培养管理者的国际视野和跨文化交流能力，开展国际合作项目，拓展国际视野和交流渠道；最后，大健康工程管理注重培养管理者终身学习的意识和能力，使他们具备不断适应和学习新知识、新技能的能力。

四、加快形成医疗领域的新质生产力

新质生产力是由技术革命性突破、生产要素创新性配置、产业深度转型升级而催生的当代先进生产力，以劳动者、劳动资料、劳动对象及其优化组合的质变为基本内涵，以全要素生产率提升为核心标志。新质生产力起点是“新”，关键在“质”，落脚于“生产力”，是一种先进的生产力质态，是在贯彻新发展理念的基础上逐渐产生并在新发展理念指引下加快形成和发展的生产力，是需要建立与之相适应的新型生产关系的生产力。

从系统论角度来理解新质生产力，更为全面。系统论作为基本的分析方法论，包含要素、结构、功能三个维度。从要素看，是新型劳动力、新型劳动对象和新型劳动工具，以及新型的基础设施，前三个要素可以组合成新型基础设施，而新型基础设施本身的内容则是重要支撑。从结构看，是战略性新兴产业和未来产业，涉及传统产业深度转型升级，最终会形成一个现代化的产业体系，结构是要素的载体，即现代化产业体系是新质生产力要素的产业载体。从结构角度分析新质生产力系统，现代化产业发展形成现代化产业体系，从而发挥新质生产力系统的功能。从功能看，表现为全要素生产率的提升，体现了新发展理念和高质量发展的要求，同时也是推进新型工业化进程的重要条件[13]。

生产力是一个复杂系统，生产力系统是在劳动过程中形成的，由劳动者、劳动资料（工具）、劳动对象三要素组成，以一定结构形式联结组合（如生产单元、企业、产业等）存在，具有改造和利用自然、促进人类社会发展功能的有机整体[14]。在不同时代，生产力系统要素内涵变化以及生产力要素组合结构的不同，都将推动形成那个时代的现实生产力，发挥相应的功能作用。新质生产力系统是当代的生产力系统，由新型劳动者、新型劳动工具、新型劳动对象组成，这些新型要素的“新型”内涵主要是以智能化、绿色化为主要趋势的新一轮科技革命和产业变革引发生产力要素发生的质的变化。新型生产力系统的结构体现在产业层面，表现为新型要素优化组合形成的现代化产业体系，现代化产业体系是通过传统产业转型升级，未来产业、新兴产业、新业态等蓬勃发展而逐步形成的。新质生产力的功能，则体现为新型生产要素和现代化产业体系发展带来的生产能力提升和效率改善。新质生产力发展，会推进人类改造自然能力提升、人的自由全面发展和全人类社会文明的进步。这意味着，新质生产力的发展过程，也正是发展质量的提高过程。

在全球化与智能化时代背景下，大健康产业的快速发展已成为全球关注的焦点。随着科技的迅猛发展，特别是生物技术、信息技术、新材料技术的创新与应用，大健康产业已经成为推动社会进步和经济发展的重要力量。在此过程中，在医疗行业“治病”的传统基础上，如何实现“大健康”，是新质生产力在医疗领域的具体落实。推动医疗健康产业转型升级、加快形成以大健康工程为代表的医疗新质生产力，这是满足人民群众日益增长的健康需求的必然选择，也是实现高质量发展的关键举措。

医疗新质生产力是劳动者、劳动资料、劳动对象的系统提升。在工业革命之前，生产力的三大要素效率低下且发展缓慢，人类文明在数千年的时间里始终没有摆脱有限生产力和人口增长之间的矛盾，人类的发展规模和发展水平一直被限定在较低范围。直到工业革命之后，生产力的三大要素才实现了长足的发展，范畴也得到扩展，积累了巨大的物质财富基础，创造了璀璨的工业文明，且从工业 1.0 走向工业 2.0、工业 3.0 和工业 4.0。“新质生产力”是生产力发展的一次飞跃，其内涵包括了劳动者、劳动资料和劳动对象三大要素的全面提升。将上述三者进行优化组合，就会产生“1＋1＋1＞3”的提升效应，从而使生产力产生质的飞跃，释放出前所未有的强大动能。

——医疗新质生产力的劳动者。劳动者在医疗新质生产力中指的是具有专业知识和高技能的医疗人员，不仅包括医生、护士、医疗技术人员，更包括大健康产业的技术研发与从业人员。随着医疗技术的发展，这些劳动者需要不断更新知识，掌握新的医疗技术和健康促进方法。在数字化和智能化的影响下，医疗健康领域劳动者除了需要具备数据分析能力，能够利用医疗信息系统、远程医疗平台和人工智能辅助诊断工具，提高医疗服务的效率和质量外，医疗新质生产力的劳动者还需要在大健康领域的新药开发、设备创新和流程优化等方面发挥关键作用。

——医疗新质生产力的劳动资料。劳动资料指的是大健康产业发展中的物质资源与虚拟资源，包括技术、设备、人才、资本、政策、社会文化等多个维度，共同构成了推动大健康产业发展的基础。医疗机构、研究中心、运动场馆、养老住房等物理设施，以及健康监测设备和康复护理器械等，能够有效提高大健康服务的效率、质量和可及性。电子健康数据库、医疗信息系统、远程服务平台和移动健康应用等技术使得大健康服务更加智能化和个性化。健康大数据与分析工具、人工智能与机器学习算法、教育培训资源、政策与法规、金融服务等为医疗新质生产力的发展提供良好支撑。

——医疗新质生产力的劳动对象。劳动对象指大健康产业和工程管理过程中所能加工的一切物质资料的总和，其劳动成果包括健康促进、疾病预防、体验改善等多个方面。追求健康生活的普通人群是大健康产业的直接服务对象，各种健康数据和信息、健康行为和生活方式、健康旅游和休闲服务、健康管理产品和运营流程等都是重要的劳动对象。此外，也要系统考虑公共卫生和疾病预防、环境和生态系统健康，以更好地满足社会的健康需求，提供更高质量的医疗服务和大健康管理方案，推动大健康产业的全面发展。

第一篇

大健康与大健康战略

第一章

大健康的时代特征与发展方向

第一节　大健康的内涵

一、大健康是一个跨学科的多维概念

大健康是根据时代发展、社会需求与疾病谱的改变而提出的一种全局理念。围绕人的衣、食、住、行,以及人的生、老、病、死,关注各类影响健康的危险因素和误区,追求的不仅是个体身体健康,还包含精神、心理、生理、社会、环境、道德等方面的完全健康;提倡不仅要有科学的健康生活,更要有正确的健康消费。

大健康对人们健康本质的认识是注重发挥生命全要素,促进健康的整合力及自我调节平衡或自控自愈能力,能够保持人应当具有的躯体健康、心理健康、精神健康、社会健康、智力健康、道德健康、环境健康等相对平衡和健康自我实现的状态与活力。这一本质特征,是有机统一的整体,是构成以人民健康为中心的现代医学模式及构建大健康战略的基本依据。大健康把立足点从"以治病为中心"转向"以人民健康为中心"并将其作为追求健康理想状态的核心要素,立足于从健康本质的社会视角和社会价值维度,创新思维认识,解决所面临的健康需求和健康问题,改善和促进健康公平。

大健康是一个产业概念,也是一个学术概念,还是一种健康理念和国家战略。大健康是集医学、管理学与信息科学等学科体系于一体,重点研究健康的概念、内涵及评价标准、健康风险因素监测及控制、健康干预方法及手段、健康服务模式及实施路径、健康信息技术及其与健康保险的结合等一系列问题的交叉学科[15]。大健康涉及哲学、经济学、法学、教育学、理学、工学、医学、管理学等多学科门类,以及自然、生物、人体、社会等领域[16],是一个跨学科的多维概念,不同

学科具有不同的视角和重点内容，彼此又有相互影响关联。

大健康主要在健康管理服务研究等广度和深度上拓展，最终以人的身心健康和主观感受提升作为健康实现标准。

二、大健康是一个跨领域的全产业链概念

随着社会文明程度发展，医疗卫生水平进展，疾病谱的演变及社会老龄化的到来，人们对健康的追求不单纯停留在不得病，更多关注于自身生理、心理、社会及周围生存环境等各方面的完全健康。它的范畴涉及各类与健康相关的信息、产品和服务，也涉及各类组织为了满足社会的健康需求所采取的行动。基于这种对"大健康"概念的定义，大健康产业就可以理解为与人类健康息息相关的产品生产、服务提供及信息传播等活动的总和，其关注对人生各阶段的全面健康呵护，既包括生理，也包括心理健康，还包括社会、环境和家庭等各方面的健康[17]。健康产业以健康长寿为终极目标，既包含对人群创造健康和维持健康，也包括对亚健康人群的恢复健康，当然也涉及对患者群体的健康修复，是一个覆盖全人群、全生命周期的产业链[4]。

大健康产业以维护和增进人的健康为目标，是所有与健康有直接或间接关系的产业链和产业体系[18]，其特点是覆盖面广、产业链长、融合性强。目前大健康产业按服务内容常被分为"健康管理、医疗医药、康复保健、养老服务"等几大细分领域。既往的健康观念是无病，健康产业以医疗、医药为主。随着人们对健康观念的转变，对健康需求的增加，健康产业在传统医疗产业的基础上外延至健康养老、康复保健、健康管理等更具个性化、注重预防和日常保健的产业领域。在老龄化发达国家，健康产业发展出养老地产、康养旅游、运动康复、体育教育、健康保险等跨领域产业。我国健康产业也发展出康复与养老、药品及医疗器械创新、"互联网＋医疗"、休闲农业、康养结合医疗等新兴业态。

中国国家统计局于2014年印发了《健康服务业分类（试行）》[19]，首次明确了健康产业所涵盖的行业范围，具体包括：一、医疗卫生服务，包括医院服务、基层医疗卫生服务和专业公共卫生服务。二、健康管理与促进服务，包括政府与社会组织健康服务、健康科学研究和技术服务、健康教育服务、健康出版服务、社会健康服务、体育健身服务和健康咨询服务。三、健康保险和保障服务。四、其他与健康相关的服务，包括健康相关产品批发、零售以及健康设备和用品租赁服务。不但将公共医疗卫生和基本医疗保险纳入了健康服务产业范畴，同时也把

健康教育、体育健身、健康保险、健康培训等行业都纳入健康服务范畴。从中可以看出,健康生产(制造经营)和健康服务(服务活动)涉及各行业并跨领域互相融合,包涵健康产业研发、生产、流通、消费等整个产业链。

三、大健康是覆盖全生命周期的立体框架

大健康是从社会整体的角度对健康的全息性理解,以系统论思维认识人体生命这样一个开放、复杂的系统。人体生命经历着出生、成长、发育、衰老、死亡的过程,而且具有不可分割性与还原性,机体有相对稳定的自组、自稳、自控机制,以及整体开放性、物质与精神双重性的特点,始终处于新陈代谢过程中。大健康贯穿于人类生命"生、老、病、死"的全周期,包含着人们"衣、食、住、行"的各方面。大健康涉及人类生命周期中各年龄阶段、各种生理心理状态、各类人群与健康相关的信息、产品和服务,也涉及各类组织为了满足社会的健康需求所采取的行动[20]。

大健康是生命全过程、全方位、全周期立体式全链环科学。大健康服务"全体"对象,不仅是个体,还包括群体、人类整体和与人类相关的环境生态健康。大健康涵盖"全面",不仅是人的生理心理健康,还要人与人、人与社会、人与自然和谐共存。大健康的"长期性",不仅包括当下(现时现刻)的健康,还关注当代(今生今世)和后代(子孙万代)的健康[21]。大健康是社会、人文、自然的立体架构,有赖于社会保障和生态环境的支撑,让人们享有健康的幸福感、获得感、安全感。

第二节　大健康的历史沿革

健康的概念具有历史属性,随着社会时代的进步、生产力及经济的发展、人类的认知及需求改变而不断演变。在不同历史阶段,人们对健康的认知、需求,从单一的疾病防治逐渐延伸到与人们生活、环境、社会关系等各种相关的方面,健康涵盖的内容不断更新。

一、20世纪50年代前,关注个体生理健康

在生产力低下的时代,由于受到社会经济和科技水平的限制,人们对自然界

的认知还处于感知阶段,对健康的认知也处于较低级的阶段,健康的概念仅停留在“不生病”或者祈求“长寿”,健康等同于生命,没有生命就是没有健康,人们对健康的认识主要围绕着如何抵抗疾病这一核心。为了“不生病”及“长寿”,人们积极寻求健康长寿之道,在与疾病的抗争中,医药、医疗水平有了长足的发展。随着生产力的迅速提高,医药学以及相关学科的不断发展,人们开始认识到健康是可以把握、不依赖于天命的。

以贝克尔为代表的学者,将健康定义为:“一个有机体或有机体的部分处于安宁的状态,特征是有机体有正常的功能,没有疾病。”由此,逐渐形成了健康就是能正常工作或没有疾病的机械唯物论的健康观[22]。

19 世纪后期,随着近现代科学技术的飞速发展和新兴边缘交叉学科的出现,人们对健康内涵的认知越来越丰富,开始对造成疾病的原因有了一定了解,形成了健康就是保持病原体和人体机体之间的生态平衡的健康观。这一阶段人们对健康的理解仍局限个体生理上。

二、20 世纪 50 年代后,生理—心理—道德—社会适应的多维健康观形成

随着生产力的发展、科学技术的进步,人们在与疾病的长期抗争中慢慢也意识到人的健康除了生理性特点还受到各种心理活动的影响,同时也受到社会关系的制约。帕森斯对健康的定义:“健康可以解释为已社会化的个人完成角色和任务的能力处于最适当的状态”或“完成个人社会职责的能力”“健康与人在社会上的状况,即角色的不同类型和相应任务结构有关,如性别、年龄、受教育程度等”,引发当时大家对健康概念的思考。他开创性地提出,健康定义不仅应以生理机能失调为依据,健康更是适应发达社会的概念[23],将健康概念的内涵从生物学定义延伸到社会学角度。人类要为共同的健康目标相互协作、互相依存,这种健康社会关系的提出对健康的认识产生了极大的影响。健康的概念逐渐从个体向社会扩展。

1978 年,国际初级卫生保健大会订立的《阿拉木图宣言》中提出的健康定义引用最为广泛,影响最大,也是划时代的。健康不再被定义为疾病的反义词,而是有了更多层次的概念。世界卫生组织将健康定义为“健康是一种在身体上、心理上和社会上的完满状态,而不仅仅是没有疾病和虚弱的状态。”这一定义是健康整体观的概念,提出了健康的不同维度。健康的含义是多元的、广泛的,包括生理、心理和社会适应性 3 个方面,其中社会适应性归根结底取决于生理和心理

的素质状况。心理健康是身体健康的精神支柱,身体健康又是心理健康的物质基础。良好的情绪状态可以使生理功能处于最佳状态,反之则会降低或破坏某种功能而引起疾病。身体状况的改变可能带来相应的心理问题,生理上的缺陷、疾病,特别是顽疾,往往会使人产生烦恼、焦躁、忧虑、抑郁等不良情绪,导致各种不正常的心理状态。作为身心统一的人,身体和心理是紧密依存的两个方面。

1992 年,世界卫生组织在《维多利亚宣言》中提出健康的四大基石:合理膳食、适当运动、良好生活习惯、心理平衡。顺应时代发展变化,中国学者将以德养生的理念融入健康概念,并逐渐形成了“道德健康”的思想。道德健康主要指人能够按照社会道德行为准则约束自己,并支配自己的思想和行为,有辨别真伪、美丑、荣辱等是非观念的能力。“道德健康”这个新内涵的提出,使健康概念的内涵得到提升,由原来的三维健康概念演化成四维健康概念。

四维健康的概念包含生理、心理、道德、社会适应等方面,可以从 4 个层次理解健康的内涵[24]。

(一)生理健康层次

生理健康指人体的结构完整和生理功能正常,是最基础的健康层次。人体的生理功能指以结构为基础,以维持人体生命活动为目的,协调一致的复杂而高级的运动形式。

(二)心理健康层次

心理健康以生理健康为基础,是生理健康的发展,具有相对的稳定性。判断心理是否健康的原则包括:心理与环境的同一性,即心理反映客观现实,无论形式还是内容上均应同客观环境保持一致;心理与行为的整体性,即一个人的认识、体验、情感、意识等心理活动和行为完整、协调、统一;人格的稳定性,即人在长期的生活经历过程中形成的独特个性。

(三)道德健康层次

道德就是做人的道理和应有的品德。“道”,指人在自然界及社会生活中待人处世应当遵循的一定规律、规则、规范,是社会政治生活和做人的最高准则。“德”指个人的品德和思想情操。道德健康是人类应当遵守的所有自然、社会、家庭、人生规律的统称。道德健康以生理健康、心理健康为基础,是生理健康和心理健康的发展。

（四）社会适应健康层次

社会适应主要指人在社会生活中的角色适应，包括适应职业角色、家庭角色及婚姻、家庭、工作、学习、娱乐中的角色转换与人际关系等。为了更好地适应社会，需要具备较强的社会交往能力、工作能力和丰富的科学文化知识。除了角色适应，还要能创造性地取得成就贡献于社会，达到自我成就、自我实现。这是健康的最高境界。社会适应健康是以生理健康、心理健康、道德健康为基础而发展形成的高级健康层次。

三、21 世纪，大健康是人类、自然和环境的统一整体

进入 21 世纪，随着国际环境的多极化、经济的全球化、科技信息迅猛发展、人口流动增加以及国际贸易等快速发展，一些包括突发传染性疾病等公共卫生事件频繁发生，加剧了健康相关问题的复杂性。健康的概念随着新时代人们需求的变化也发生了变化。越来越多的国际组织和国家在健康管理的实践和应用中提出“大健康”的概念。既往健康是从人类自身角度去考虑与健康相关的因素，人与自然界是在不断求得统一中维持着人的生命和健康，从而遵循着生命规律而发展。因此，要想保持健康，首先要致力于改善人类的生存环境。大健康包涵人类与周围自然、环境的关系。大健康内容包括：躯体健康、心理健康、社会健康、智力健康、道德健康、环境健康等[25]。

1986 年，第一届健康促进国际会议上发表了全球首个健康促进工作纲领性文件《渥太华宪章》，当时被认为是“对人类健康的再认识”，《宪章》除了重视个人的价值观和生活方式对健康的关键作用，还明确提出要加大对环境和制度因素的关注。进入 21 世纪后，人们对健康的理解更加关注心理、生理、社会、环境等的和谐统一。“万物各得其和以生，各得其养以成。”先贤的“天人合一”理念，诠释了人与自然生命共同体的和谐发展，也是大健康的理念。

很多国家将健康管理保障纳入国家政策法规，努力全方位、全周期保障人民健康，推动大健康发展。大健康追求的不仅是个体身体健康，还包含精神、心理、生理、社会、环境、道德等方面的完全健康。其范畴涉及各类与健康相关的信息、产品和服务，也涉及各类组织为了满足社会健康需求所采取的行动。

“大健康”涵盖研究人类、动物、环境健康的新策略、新方法和新学科，多层次、多领域的交叉学科在不断扩增。大健康的核心是在个体健康的基础上强调

群体的健康和生态系统的健康[26]。

人类对健康概念的认识和世界上一切其他事物一样经历了由简单到复杂、由感性到理性、由低级到高级、由生理到心理、由封闭向开放、由局部到整体的发展过程。大健康观念的出现,使人们对健康的认识从单纯的生理角度向多元方向发展,大大扩展了健康的内涵和外延,特别是将健康的权利与责任回归到人类自身,让每个人都可以切实地把握自己健康的命运,创建新的健康标准及理念,促使社会健康保障制度的改革和人类素质的提高。

第三节 大健康的时代特征

(一)大健康是以人类自身健康需求出发的人与自然平衡的整体健康

人本主义健康以人类对自身健康需求出发,主动进行健康管理,达到人类身心和谐,人与自然和谐共存的整体健康。"不生病就是健康"是人们对健康最初的定义。随着社会发展,健康观念从一维发展到三维、四维健康再到现在的全面健康。

18 世纪到 19 世纪后期,自然科学、医学高度发展,生物学家、医学专家提出了进化论、细胞学说,发现了微生物等致病因子。这些科学发现使人们对健康与疾病有了较为正确的理解,开始了"有病治病"的生物医学模式。

进入 20 世纪,随着疾病谱变化,慢病非传染性疾病增多,人们认识到疾病的发生除了病原体这一外因,还与心理紧张、环境污染、社会文化、个人行为等密切相关。与人体内、外环境之间的生态平衡受到破坏有关。人不仅是高级生物,而且还具有社会属性,文化、伦理等因素,这些都会对健康产生影响。这就是"人本主义健康学"倡导的人要健康长寿,必须与自然环境和社会环境统一平衡。强调人与自然的和谐,人体内在的协调,这些与传统中医提倡的"天人合一"观点非常相似。

"上医治未病"最早源自《黄帝内经》,书中所说:"上工治未病,不治已病,此之谓也。""治"为治理管理的意思。"治未病"即采取相应的措施,防止疾病的发生发展。其在中医中的主要思想是:未病先防和既病防变。人类从"有病治病"到"未病防病",主动进行管理健康,达到整体健康。

美国著名的健康心理学家和健康教育理论家马斯洛提出的人本主义健康理论强调健全的人格、整体健康观、自我实现的健康观、健康的生活意义以及公共健康意识[27]。人本主义健康学从人的主观可控因素入手，以人的健康需求为根本，主动进行健康管理，达到心理、营养、社会、人体内外环境辩证统一的健康关系，提倡身心合一的整体健康理念。

（二）大健康追求物质与心理平衡，即健康个体内在需求的平衡

根据世界卫生组织给健康下的定义，具有社会适应能力是国际上公认的心理健康首要标准，全面健康包括躯体健康和心理健康两大部分，两者密切相关，缺一不可，无法分割。

一个人身体、心理和社会适应都处于完满状态，才算是真正的健康。人的身体健康与心理健康是辩证统一的。用哲学思维表述就是经济基础决定上层建筑。没有物质就不用考虑精神，要先生存才能生活。对于人类来说，物质生活条件是精神生活的基础和前提，精神生活才是物质生活的升华。虽然人类为了生存不得不首先满足身体存在的需要，但在一定的物质条件得以实现后，人对健康的需求依赖物质生活的程度就会减少，而对精神健康的需求会增加。现代社会温饱物质问题已经基本解决，随着医学科技进步，人类寿命延长，很多疾病可防可治，人们对身体健康的需求已经基本满足，那么人的精神健康程度在衡量人们是否健康时变得更为重要了。

人的健康有精神层面和物质层面，个体在追求健康时要达到内在物质与心理的平衡和谐。“健康的心理寓于健全的身体”，这是英国著名教育家洛克的一句名言。健康是一种动态平衡的状态。身体健康是心理健康的基础和载体，心理健康又是身体健康的条件和保证。人是由大脑皮层统一指挥、各生理系统协调活动的有机体，生理活动与心理活动是互相联系、互相影响、互相制约的。积极健康的心理状态，有益于身体健康；消极不健康的心理状态，使人容易患生理疾病。同样，生理机能的异常状态也会导致心理的变化。从科学视角看，大脑的神经冲动会影响神经体液分泌，人的精神状态影响着身体状态。中医讲“形神合一”，既要“动以养形”，也要“静以养神”，达到形神兼养、身心俱佳的健康境界。正所谓“精、气、神，养生家谓之三宝”，才能获得内外兼修的真正健康[28]。一定要平衡物质生活与精神生活之间的关系，获得全面健康。

（三）大健康需要信息技术支撑，也为科技创新提供新机遇

大健康既是时代的产物，又是历史发展的必然趋势，也是社会发展的客观要求。大健康是在健康及相关产业发展到新阶段的基础上，以社会需求为基础提出的一种具有全局性的健康概念，既有产业形态融合的典型特征，也需要技术创新、模式转变。

在社会经济发展、科学技术进步的时代背景下，大健康必然需要科技含量增加，集中体现为健康服务过程的数字化、信息化以及健康大数据的管理和整合分析。移动互联、数据挖掘、人工智能、云存储与计算等新兴 IT 技术广泛而快速地普及应用，对健康管理信息化的建设和发展给予支持。以数字化、网络化为特征的健康数据共享、健康信息共享，实现了医疗资源配置优化、缩小城乡差距，以及全过程、无缝隙覆盖医疗服务，这也是大健康时代背景下信息科技跨越健康数字鸿沟的体现[29]。在现代社会全面信息化、网络化和智能化的背景下，公共卫生、计划生育、医疗服务、社会保障、健康养老、应急救助、残疾预防、社会人口统计等多部门可通过共有系统有效对接，实现互联互通互认、数据共享和业务协同，为大健康管理提供信息技术支撑，提高政府各个职能部门之间协调发展能级[30]。

近年来，“互联网”、“物联网”、人工智能等新技术正在为健康产业带来重大变革，大健康为科技创新提供了新机遇和高速发展的机会。随着人民群众多层次、多样化健康需求持续快速增长，健康产品及服务的总需求急剧增加，对健康产业规模、健康管理模式等的要求也相应提高。大健康与科技创新融合将促进相关前沿学科的交叉研究，从学科层面推动健康科技创新发展，包括医学、电子信息、系统工程、自动化、新材料、生物信息、人工智能等。健康产业将与互联网、现代农业、智能制造、文化旅游等产业深度融合，同时不断催生各种新产业、新业态、新模式。

要实现人工智能、大数据、传感器等技术与大健康的深度融合，需通过提升健康数据分析、高精度定位等技术的应用能力，强化科技支撑，还需要加强大数据质量体系建设，规范数据采集，保障数据质量，优化数据治理。大数据等信息技术发展也面临着应用的挑战，如数字鸿沟、各机构间的统一准入机制、标准与规范、技术评估、公众隐私保护、培养大数据专业队伍等，需要逐步完善。

第四节　大健康的重要意义

大健康以维护和增进人民的健康为目标。从建设健康中国的行动纲领《"健康中国 2030"规划纲要》，到党的十九大提出"实施健康中国战略"，我国始终将人民生命安全和身体健康放在第一位，强调把人民健康放在优先发展的战略地位，努力全方位全周期保障人民健康。大健康是人民群众最关心、最直接、最现实的利益，人民的获得感、幸福感、安全感都离不开健康。

一、大健康是应对当前人口老龄化的客观要求

2020 年"第七次全国人口普查"数据显示，我国人口增速放缓，过去十年间年均增长率是 0.53%，较前一个十年下降了 0.04 个百分点。育龄妇女，特别是生育旺盛期妇女数量的持续下降，生育时间的推迟、生育养育成本的提高，导致不想生、不敢生、不能生，出生人口规模有所收紧。2019 年全年出生人口 1 465 万人，人口出生率为 10.48‰；2020 年全年出生人口 1 200 万人，人口出生率降至 8.50‰。中国内地的初婚人数从 2013 年的 2 386 万人减到 2018 年 1 599 万人、2019 年 1380 万人，20—24 岁结婚人数从 2011 年 953 万人锐减到 2018 年 436 万人、2019 年 365 万人。生育率下降使得社会人口结构比例也随之变化。

我国人口基数庞大，国家统计局发布数据显示，目前我国人口已突破 14 亿。2020 年，60 岁及以上的老年人口总量为 2.64 亿人，占到总人口的 18.7%，预计到 2050 年将达到 4.8 亿人，超过总人口的 1/3[31]。我国自 2000 年步入老龄化社会以来的 20 年间，老年人口比例增长了 8.4 个百分点，我国进入老龄化进程的快通道[32]。未来 5—10 年，人口占比最高的部分将从 35—44 岁转向 45—54 岁，65 岁以上人口占比持续上升，15—24 岁人口占比大幅下降，15—64 岁人口绝对数量持续下降。联合国 2015 年的一份报告预测，中国人口老龄化程度将在 2035 年超过美国。"长寿"导致的"慢性病"压力，不仅危害个人健康，而且对社会也有很大的危害。

与"边富边老"或"先富后老"的发达国家和地区相比，中国老龄化水平增速迅猛，城乡倒置显著，呈现"未富先老"的复杂态势[33]。增龄会导致老年人群机

体适应能力和储备能力逐渐下降,患病风险显著增加,同时,“空巢”和“独居”现象的普遍存在使得老年人群心理障碍发生率大幅上升[34]。

医疗卫生服务体系和养老保障体系对老年个体健康至关重要,经济社会环境和健康治理水平对整体老年健康的影响深远。改善老年人的健康状况不仅需要改变部分老年群体的社会经济地位弱势状态,也应该倡导健康的生活方式、提高公共服务水平和促进老年社会参与度[35]。大健康“从看病到看人,从疾病到健康”的全新理念,对应对人口老龄化意义重大。

从人口分布看,近 10 年间,中国常住人口城镇化率在突破 50%后仍保持快速增长趋势。2023 年末全国常住人口城镇化率为 66.16%,相较于 2010 年的 49.7%,上升了 16.46 个百分点。大型城市在应对人口老龄化快速发展的同时还要应对城市人口高度集中以及大量的流动人口。

联合国开发计划署在《人类发展报告》中写道:“中国自古以来地区发展不平衡,在近二十多年来的经济改革和快速增长中,更显示出多方面的不平衡性。这种不平衡表现在城乡之间、地区之间和不同群体之间。”中国城乡之间的不平等问题尤为突出,表现为城镇化进程中农业转移人口(城市新居民)与城市原居民之间的不平等。农业转移人口市民化是当前新型城镇化的重要内容,农业转移人口市民化是经济长期发展的必然。国家卫生计生委发布的《中国流动人口发展报告2016》显示,中国流动人口规模已达 2.47 亿。农业转移人口(城市新居民)与城市原居民的社会经济状况、生活方式、心理压力和社会支持等因素在各自健康维度上有不同程度差异。缩小城乡收入差距、倡导良好的健康行为与生活习惯、获取更多的社会支持对提高流动人口健康水平和推动健康中国建设具有重要意义[36]。

目前我国医疗、医药、养老、保健产业发展还不能跟上人口老龄化、城镇化的进程[37],需要在国家或地区层面完善健康相关政策、对健康产业、基础设施等统一协调谋划布局,为人民群众提供全方位全周期健康服务。

二、大健康是满足人民群众不断增长的健康需求的主要途径

随着公共卫生水平日益强化,疾病谱变化(慢病非传染性疾病增多),加之老龄化、城镇化、家庭小型化发展,以及人民对美好生活的追求和向往,人民对健康的需求日趋多层次、多元化和个性化。大健康产业中医疗、医药、健康养老、健康保健、健康管理等 5 大细分领域既独立存在又相互融合,彼此之间发展速度也各不相同。健康产业对应于政府多个部门如卫健委、民政局、社保局、体育局、爱卫

办、网信办等，需要多个部门共同参与制定各年龄层及不同社会群体的健康相关政策，同时需要强化医疗、养老、社保等政策措施的衔接。《"健康中国2030"规划纲要》中提出要建立健康与养老、旅游、互联网、健身休闲、食品等融合的健康产业新模式。在21个部委联合发布的《促进健康产业高质量发展行动纲要(2019—2022年)》中针对大健康产业重点领域和关键环节提出十项重大工程，包括优质医疗健康资源扩容工程、"互联网+医疗健康"提升工程、中医药健康服务提质工程、健康服务跨界融合工程、健康产业科技创新工程、健康保险发展深化工程、健康产业集聚发展工程、健康产业人才提升工程、健康产业营商环境优化工程、健康产业综合监管工程，均涉及跨行业多部门联合参与，需要有统一的计划、决策、运营。

随着人民群众多层次多样化健康需求持续快速增长，健康产品、健康服务等总需求急剧增加，对健康产业规模、健康管理模式等的要求也相应提高。大健康产业是先进制造业和新兴服务业深度融合的新型产业，产业之间的结合越来越紧密、边界越来越模糊。

随着社会经济的发展和生活水平的提高，人们在生产生活中不断产生新的健康需求，新兴健康产业也不断涌现和发展，健康产业在人们的健康需求下不断扩展。人们也通过不断外衍扩大的健康产业满足自身对健康的需求。

三、大健康是推动经济社会高质量可持续发展的应有之义

我国作为世界第一人口大国，随着居民收入水平显著提高，国民受教育程度的提升，人民健康意识不断增强，同时社会人口老龄化进入加速期，疾病谱由急性传染病向慢性病演变，政府及居民家庭对医疗保健的投入逐步增长，整个社会对健康及健康相关的需求规模持续走高，健康产业规模也因此迅速增长。根据《"健康中国2030"规划纲要》，到2030年我国健康服务业总规模将达到16万亿。2020年十九届五中全会发布的《中共中央关于制定国民经济和社会发展第十四个五年规划和2035年远景目标的建议》中指出我国现阶段基本医疗保险覆盖超过十三亿人，基本养老保险覆盖近十亿人。

近年来，大健康产业占国内生产总值的比重不断提高，大健康产业的增长率高于经济增长率。2012年大健康产业增加值为4.17万亿元，占GDP的比重为7.72%，2023年增加到14.09万亿元。

中国大健康产业发展尚处于起步阶段，与发达国家相比仍存在一定差距。

这意味着中国大健康产业有很大的发展空间和巨大的潜力。发展新兴健康产业,创新健康服务的模式,拓展健康产业的范围,其根本目的是满足民众的新需求。在“互联网+”时代背景下,大健康产业必将吸收互联网、大数据、移动互联等现代信息管理技术,快速发展为新技术革命驱动下的新产业、新业态、新模式,前沿学科的理论和技术突破也将为健康事业发展提供动力和支撑,并形成新的经济增长点。目前许多发达国家的健康产业已成长为国民经济的支柱产业,对经济增长发挥了较强的拉动作用。因此,大健康产业可推动经济高质量可持续发展。

四、大健康治理是国家治理体系与治理能力现代化的必然要求

健康不仅是一种身体状态,也是一种重要的治理能力[38]。健康治理是多主体参与,以责任为纽带,共同提升国家卫生服务质量和国民健康水平的行动和过程[39]。我国自 2011 年推出首个社会养老服务体系建设规划以来,在推动以“医养结合”为导向的社区健康治理服务建设上已走过了 10 年历程。城市社区是切实落实基层“医养结合”服务战略的主战场[40]。让更多人群公平可及地获得多维度的大健康治理服务,不仅是新时代深化医药卫生体制改革的重点,还是践行党中央把人民健康放在优先发展战略地位的应有之义,更是国家治理体系与治理能力现代化的必然要求。

健康影响因素具有广泛性、整体性和社会性,涉及公共政策以及各项经济社会发展规划。如何协调处理好健康规划、政策和项目之间的关系,是对地方治理能力的一项考验[41]。政府、医疗机构、社区、家庭以及个人是大健康治理的主体,直接影响大健康的多个维度。然而,当前大健康治理策略的提出多基于单一主体,缺少考虑时空序列下多主体交互作用的精准治理体系建构。当前的垂直治理体系存在先天的“能动”不足,传统的健康治理思维认知与行动方式具有“阻滞性”[42],需统筹考虑垂直管理与水平协作的双向作用,加强不同主体“功能性”的发挥和协调互动。此外,城市社区、养老机构、医院等不同主体对健康内涵的认知不同、重点各异,极大限制了信息交流和资源共享[43]。要充分认识到当前新一代技术革命和产业变革的历史趋势,把握我国经济社会结构深度转型的时代机遇,以“大健康”治理为基础,探索实现国家治理体系和治理能力现代化的映射。

第二章
大健康战略及其政策体系

第一节　大健康战略提出的时代背景

一、大健康产业需求持续增长

（一）人口结构变化

《国家人口发展规划(2016—2030年)》《“十三五”国家老龄事业发展和养老体系建设规划》等文件指出,我国人口发展已进入关键转折期,劳动年龄人口波动下降,老龄化程度加深,我国的独居和空巢老年人将增加到1.18亿人左右,老年抚养比将提高到28%左右,用于老年人的社会保障支出将持续增长,农村实际居住人口老龄化程度可能进一步加深。联合国2019年修订版《世界人口展望》报告(2019 *Revision of World Population Prospects*)预测,2045年我国将有超过4.5亿人口超过60岁。

第七次全国人口普查公报(第五号)显示,全国人口中60岁及以上人口为2.64亿人,占18.70%,其中65岁及以上人口为1.9亿人,占13.50%。与2010年第六次全国人口普查相比,我国60岁及以上人口的比重上升5.44个百分点,65岁及以上人口的比重上升4.63个百分点。我国已有30个省份65岁及以上老年人口比重超过7%。其中,辽宁、上海、黑龙江等12个省份65岁及以上老年人口比重超过14%,老龄化形势严峻。

一方面,我国人口预期寿命不断延长,从2015年的76.34岁进一步延长到2023年的78.59岁。另一方面,人口预期寿命的延长并不与健康预期寿命同步发展,健康预期寿命存在显著的省市分异与性别差异,质量总体呈现出“东高西低”“女高男低”的差异,并受到地理位置、经济发展以及医疗资源的影响[44]。第四次中国城乡老年人生活状况抽样结果显示,失能、半失能老年人口数量较大,占老年人口的18.3%,老年健康状况不容乐观。

由此可见,我国人口生育率下降、老年人口的规模日益庞大,人口老龄化是我国社会发展的必然趋势,也是我国今后较长一段时期的基本国情。伴随这一趋势而生的是老年人口养老照护需求、疾病治疗与保健需求的激增,但我国目前的老龄事业发展水平尚不能适应老年人快速增长的健康需求,供需矛盾突出。政府关注焦点也从人口寿命长度转向人口生命质量,老龄事业发展和养老体系建设已成为一项重任,国家将健康、积极老龄化作为应对人口老龄化发展的长期策略[45]。这背后需要有强大的全国性健康工程做支撑,因而大健康战略的提出对于应对人口老龄化趋势、满足老年人健康需求、提升老年人生活质量具有深远意义。

（二）居民健康需求多元化

随着我国经济水平的发展与物质文化水平的提升,我国居民的健康意识也在逐步提升。数据显示,2022年全国居民健康素养水平升至27.78%,同比增长2.38%,定期测量血压、血糖、血脂等身体状况的人群比例显著增加;2022年的我国卫生领域总费用占GDP比例已达到7.00%[46]。

我国居民的生活方式和健康观念也发生了巨大的变化,健康诉求从追求生存到追求生命的质量,产生了根本性转变。一方面,人们对疾病治疗的要求从“病有所医”向“病有良医”发展,希望得到更加精细到位、更加智能化的医疗服务;另一方面,人们也更加重视疾病的预防控制和个人保健,医养结合、智慧养老、健身娱乐、健康旅游等新兴产业正蓬勃发展,也反映出居民的健康需求迈向了新阶段。当前,人民群众的健康需求总体呈现出多层次、多样化、个性化的特点。

与此同时,《“十四五”国民健康规划》指出,人民健康面临着新的问题和挑战。我国慢性病发病率持续上升且呈年轻化趋势,患有常见精神障碍和心理行为问题的人数逐年增多,食品安全、环境卫生、职业健康等问题仍较突出;人口结构改变、老龄化进程加快带来的康复、护理等需求迅速增长;优生优育、婴幼儿照护服务供给亟待加强。

上述两方面都对我国的医疗保障系统提出了更高的要求,人民健康需求进入了一个崭新的发展时期。这要求国家加快完善健康保障政策,持续推进健康中国建设、解决供需矛盾。大健康战略的提出,正是大力推进“以治病为中心”向“以人民健康为中心”转变的重要举措。

二、大健康产业发展环境良好，回应新时代新要求

（一）政策指引

为满足人民群众日益增长的健康需求、提高人民健康水平、增进人民福祉，党和政府制定了一系列医疗健康的政策文件，并不断推动健康产业向数字化转型。2015 年，党的十八届五中全会明确提出要“推进健康中国建设”；2016 年，习近平总书记在全国卫生与健康大会上指出，树立大卫生、大健康的观念，把以治病为中心转变为以人民健康为中心，要把人民健康放在优先发展的战略地位。随后，《“健康中国 2030”规划纲要》的发布落实会议精神，将健康中国建设提至国家战略层面进行决策部署。纲要第六篇明确指出“发展健康产业”，积极促进健康与养老、旅游、互联网、健身休闲、食品融合，催生健康新产业、新业态、新模式；强调了应发展基于互联网的健康服务，鼓励发展健康体检、咨询等健康服务，促进个性化健康管理服务发展，培育一批有特色的健康管理服务产业，探索推进可穿戴设备、智能健康电子产品和健康医疗移动应用服务等发展。

2018 年，国务院办公厅发布《关于促进“互联网 + 医疗健康”发展的意见》，允许依托医疗机构发展互联网医院，推动公共医疗服务进一步推动健康产业的数字化发展，为人民群众的问诊就医提供切实便利。2020 年，国家卫健委继续发布《关于深入推进“互联网 + 医疗健康”“五个一”服务行动的通知》，持续促进互联网与医疗健康产业的深度融合。国家卫健委大力支持互联网诊疗服务的开展，将医疗、医保、医药等不同主体连接到互联网信息平台，优化医疗资源配置。由此，中国数字健康产业的发展迈入“机遇期”[47]。2022 年 4 月，国务院办公厅发布《“十四五”国民健康规划》，继续深入贯彻落实党的卫生工作方针，鼓励做优做强健康产业，持续推进健康产业与多领域进行融合发展。

将传统的医疗健康行业与数字技术结合起来，是我国应对人民健康需求多元化、医疗资源不平衡等难题的新路径和新方法。国家持续完善鼓励、促进和扶持数字健康产业的政策，不断激发各类参与主体创新发展活力，为数字健康产业的发展营造了良好的政策环境。

（二）投融资力度大

数据显示，2023 年中国医疗健康产业投融资总额达 797.46 亿元，融资交易

数量达到1146起[48]。在投资决策趋于谨慎的情形下，资本市场对健康行业的投融资热情不减，体现出对该行业的坚定信心。

同时，资本更加偏好人工智能、互联网技术型企业，例如专注于互联网医疗和医疗信息化的企业、以算法驱动的创新药物研发、mRNA药物平台和人工智能(Artificial Intelligence, AI)医疗器械等方向为主导的企业。这也凸显了资本市场对于健康产业，尤其是与数字技术结合的健康产业的重视。投融资机构对数字健康产业的青睐为其注入了新的动力，雄厚的资本支持使得健康产业的数字化发展更具底气。

（三）技术迭代升级

“互联网+”、5G、物联网的普及推动了移动医疗和远程医疗广泛运用，人们能够足不出户实现线上问诊；人工智能、云计算催生了医药行业的数字研发等新兴的商业模式；医保系统也通过大数据不断提高管理水平；脑机接口、可穿戴等技术使得人体数据可被系统化用于健康管理，使得动态化健康监测成为现实，持续满足人们对于记录和分析健康数据的需求[49]。智慧医疗云服务从最初的信息查询等基础功能，发展到融合预约挂号、急救呼叫等丰富功能，数字技术的发展不断拓宽着智慧医疗的应用边界。

总体上看，数字技术的兴起从根本上拓展了传统电子健康的应用领域，我国已初步搭建起数字技术与健康多领域融合的数字健康服务体系[50]。技术的迭代升级正在为健康产业带来重大变革，数字健康产业拥有极具潜力的产业蓝海。

近年来，健康产业的利好政策层出不穷，大健康市场受到投融资机构的广泛青睐，国家高度重视数字健康产业、数字技术的迭代升级，友好的外部环境持续促进着数字健康产业的蓬勃发展。

第二节　大健康战略政策的理论基础与发展沿革

一、大健康战略政策体系的理论基础

党的十八大以来，在大卫生、大健康观念的指导下，各级政府部门制定了一系列意见和规划，构建了一个坚实的大健康战略政策体系。由于大健康内涵的

广泛性,医学、经济学、社会学、信息学等不同学科均对此展开了深入研究,因而大健康战略政策体系的理论基础也涉及诸多维度。

（一）经济学视角:健康投资是推动经济发展的重要路径

从经济学视角来看,国民健康对经济增长至关重要。早在 1961 年,西奥多·舒尔茨就提出了人力资本的概念,他认为人力资本是包含教育、健康和移民等多方面的投资而形成的资本[51]。在此之后,国内外诸多学者都肯定了健康人力资本对经济发展的影响,主要观点包括:一、健康状况会影响劳动者的体力和精神状态,从而影响劳动生产率;二、健康水平会影响劳动供给,从而影响家庭收入和经济产出;三、健康条件会影响出生率和死亡率,进而使得净人口再生产率发生改变;四、健康状况会影响国民的受教育情况,从而影响经济增长;五、健康状况会影响劳动者的消费决策,进而影响其储蓄与投资行为[52]。为了劳动力的健康而进行的投资,就是健康投资,因此可以认为这一投资具有人力资本的效应,对经济发展具有正向促进作用。

习近平总书记指出要“为群众提供安全有效方便价廉的公共卫生和基本医疗服务,真正解决好基层群众看病难、看病贵的问题”。[53]在《“健康中国 2030”规划纲要》的指导下,各级政府积极践行“推动健康服务供给侧结构性改革”“推动健康产业转型升级”“优化要素配置和服务供给”等战略,健康投资的金额显著增加。数据显示,全国财政卫生健康支出从 2016 年的 13 159 亿元增长到 2023 年的 22 393 亿元。但需要注意的是,健康投资对经济增长的影响是长期的、缓慢的,需要持续的建设才能看到效果。因此,在追求经济高质量发展的新征程上,必须继续深入贯彻大健康战略思想,驰而不息,方能久久为功,释放人民健康对经济社会发展的推动力。

（二）社会学视角:健康素养是提高健康水平的重要能力

从社会学视角来看,健康素养是衡量健康水平的重要标尺。健康素养指的是个人获取、处理和理解基本健康信息和服务,并运用这些信息作出正确的健康决策的能力[54]。世界卫生组织的研究表明,健康素养与死亡率、人均期望寿命等指标高度相关,能相对准确地预测人们健康状况[55]。因此,可以说提高健康素养是提高国民整体健康水平最根本、最有效的措施之一,健康素养在大健康战略中的重要地位不言而喻。

为稳步推进健康素养提升工作,原国家卫生计生委于 2014 年发布《全民健康素养促进行动规划(2014—2020年)》,重点关注居民基本医疗、慢性病防治、传染病防治、妇幼健康及中医养生保健等五大健康素养。之后,随着一系列重大项目的持续开展,全国居民健康素养水平在2015至2020年间迅速由10.25%上升至23.15%。在取得一定成效后,国务院又于《健康中国行动(2019—2030年)》中再次强调了要"普及知识、提高素养",且确立了到2022年全民健康素养水平稳步提高,到2030年全民健康素养大幅提升的"两步走"目标。健康素养的提升需要全社会的努力,未来还需进一步完善"政府主导,社会参与"的工作模式,一方面积极响应世界卫生组织"将健康融入所有政策"的号召,另一方面鼓励更多民众加入传播健康知识的队伍中,最终让健康素养的提升带动国民健康水平的提升。

(三)信息学视角:量化自我是强化健康支撑的重要保障

大健康时代,信息利用在健康保障方面的作用日益突出,信息学与健康学也产生了更多的联结,并逐渐发展出了一个新兴的交叉学科:健康信息学。2022年4月,国务院办公厅发布《"十四五"国民健康规划》,从"促进全民健康信息的联通应用"一节中可以看出,不少政策都与健康信息学中的理论不谋而合。其中,"推广应用大数据、人工智能、5G等新技术在健康行业中的应用,实现个人健康的实时监测与评估""实现跨地区数据共享""研究制定数据开放清单,开展政府医疗健康数据授权运营试点"等政策都与量化自我(Quantified self)的理念高度相关。

量化自我,是指利用可穿戴设备和移动终端应用追踪个人健康数据,从而增进对健康状况的了解的一种行为[56],现已成为健康管理的有效手段。量化自我起源于个人层面的自我追踪,已逐步扩展到群组层面[57],实现了从测量和改善个体健康到群体健康的功能升级。量化自我对强化健康支撑的作用主要表现在三个方面:第一,实时的健康追踪便于个体掌控自身身体状况,使其可以根据监测结果及时调整不良的生活方式,在一定程度上预防疾病的发生。第二,社群层面的量化自我信息共享能够起到监督、帮助的效果,激励成员持续进行健康追踪并及时解答其困惑。第三,将量化自我的数据与医疗卫生机构的数据共享,可以为医学诊疗提供参考,帮助医生提高治病的效率,并为健康领域的研究提供新的思路。随着物联网等技术的迭代、用户习惯的养成,未来量化自我还将发挥更大的作用,促进以治病为中心向以健康为中心的转变,为人们的健康保驾护航。

（四）中医学视角：治未病是大健康战略的重要理念

治未病理论是中医学的核心论治思想之一，《黄帝内经》中记载“圣人不治已病治未病，不治已乱治未乱”，张仲景作出“见肝之病，知肝传脾，当先实脾”的判断。朱丹溪、孙思邈等名医都强调了“防”比“治”更加关键。2000多年来，中国人一直贯彻着这一思想，治未病理论也被冠上了源远流长的美誉。在现代医学中，治未病理论主要体现为综合中医和西医体检信息，通过辨识体质、健康评估，确定诊断对象处于何种未病的状态，并通过饮食调节、运动锻炼等养生保健方法和刮痧、拔罐等中医特色治疗办法，改善诊断对象的健康状况[58]。作为预防医学和个性化治疗的结晶，治未病的调治方法成本低、效果好，是理想的健康医学理论。

大健康战略所蕴含的整体观、辩证观与治未病思想相契合，该政策体系下的一系列文件也都体现着预防重于治疗、综合多种方式调养身心的健康观念。2019年印发的《国务院关于实施健康中国行动的意见》，指出“坚持预防为主，倡导健康文明生活方式”“把预防摆在更加突出的位置”，这些都是对预防之于健康水平的重要性的强调。2020年，《关于加强老年人居家医疗服务工作的通知》则指出了治未病理念与老年人的高度适配性，倡导“医养结合”的养老模式，从而满足老年人养生、防病、长寿的期待。在居民健康需求提升和医疗机构压力加大的双重现实条件下，治未病理论凭借其具有的“医”“养”“防”三重优势，将对我国健康事业的发展起到更大的作用，成为早日实现“健康中国2030”目标的重要思想指南。

二、我国大健康战略政策发展沿革

2016年8月，习近平总书记在全国卫生与健康大会上强调，没有全民健康，就没有全面小康，要把人民健康放在优先发展的战略地位。2016年10月25日，中共中央、国务院印发《“健康中国2030”规划纲要》，是今后15年推进健康中国建设的行动纲领。随着健康中国上升至国家战略层面，国家、地方纷纷制定相关政策文件，大健康产业、事业迅速发展。

（一）国家政策发展

1. “健康中国”战略的诞生

国家对人民健康的关注并非仅在近几年才开始。早在20世纪末，我国就已通过《中华人民共和国传染病防治法》《中华人民共和国母婴保护法》,在2001年通过《中华人民共和国职业病防治法》。

2004年我国把"国家尊重和保障人权"写入《宪法》,第二十一条记载了国家支持"举办各种医疗卫生设施,开展群众性的卫生活动,保护人民健康"的条文,明确了国家作为健康权保障的基本责任者身份[59]。

2009年3月17日,国务院发布《中共中央 国务院关于深化医药卫生体制改革的意见》,提出建设覆盖城乡居民的公共卫生服务体系、医疗服务体系、医疗保障体系、药品供应保障体系,形成四位一体的基本医疗卫生制度。同时指出,到2011年,基本医疗保障制度要全面覆盖城乡居民,切实缓解"看病难、看病贵"问题。

2013年9月28日,《国务院关于促进健康服务业发展的若干意见》提出要广泛动员社会力量,多措并举发展健康服务业;到2020年,基本建立覆盖全生命周期、内涵丰富、结构合理的健康服务业体系,打造一批知名品牌和良性循环的健康服务产业集群,并形成一定的国际竞争力,基本满足广大人民群众的健康服务需求。

同时,"健康中国"国家战略也在不断酝酿中。2007年,中国科协年会公布了"健康护小康,小康看健康"的三步走战略。2008年,原卫生部提出健康中国的概念,并组织数百名专家进行了广泛研究,形成了《"健康中国2020"战略研究报告》。2015年,政府工作报告中首次提出"打造健康中国"。党的十八届五中全会进一步提出了"推进健康中国建设"的任务要求[60]。

2. 大健康战略政策演进

2016年10月,中共中央、国务院印发了《"健康中国2030"规划纲要》,随着健康中国战略的全面实施,"大健康"理念深刻影响着人们的健康价值取向和健康维护行为。《"健康中国2030"规划纲要》提出到2020年,建立覆盖城乡居民的中国特色基本医疗卫生制度,基本形成内涵丰富、结构合理的健康产业体系,主要健康指标居于中高收入国家前列;到2030年,促进全民健康的制度体系更加完善,健康领域发展更加协调,健康产业繁荣发展,主要健康指标进入高收入国家行列;到2050年,建成与社会主义现代化国家相适应的健康国家。这是我国首次公布的健康领域中长期规划,其中明确了我国在卫生健康方面的宏伟蓝图和行动纲领,并有单独篇章提出发展健康产业,提及优化多元办医格局,发展健康服务新业态,积极发展健身休闲运动产业,促进医药产业发展。为了响应"健康中国"发展战略,多项国家政策陆续实施,尤其鼓励社会资本进入医疗健康领域，为行业发展保驾护航，为市场增添新的方向。随着国家政策进一步明确，整个医疗卫生以及大健康产业逐步进入黄金发展期。

2017 年，《中国防治慢病中长期规划（2017—2025）》正式颁发，旨在加强慢性病防治工作，降低疾病负担，提高居民健康期望寿命，努力全方位、全周期保障人民健康。2017 年 10 月，习近平总书记在党的十九大报告中提出“实施健康中国战略”，人民健康是民族昌盛和国家富强的重要标志，要完善国民健康政策，为人民群众提供全方位全周期健康服务。健康中国上升成为“国家战略”。

2018 年，国家层面发布了一系列有关人民健康的相关政策，其中尤以“互联网+健康”类政策最为明显[61]。2018 年 4 月 25 日，国务院办公厅发布《关于促进“互联网+医疗健康”发展的意见》，明确提出一系列政策措施支持“互联网+医疗健康”发展，并鼓励创新，明确了融合发展的重点领域和支撑体系，也划出了监管和安全底线。

2019 年 6 月，国务院公布《国务院关于实施健康中国行动的意见》，国家层面印发《健康中国行动（2019—2030 年）》，明确提出，我国将针对心脑血管疾病、癌症、慢性呼吸系统疾病、糖尿病这四类重大慢性病开展防治行动[62]。2019 年 7 月，由国家卫生健康委负责制定的发展战略《健康中国行动（2019—2030 年）》[63]，围绕疾病预防和健康促进两大核心，提出将开展 15 个重大专项行动，更好地指导各部门制定提高人民健康的行动方案。2019 年 9 月 29 日，国家发展改革委等 21 部门联合制定《促进健康产业高质量发展行动纲要（2019—2022 年）》，指出到 2022 年基本形成内涵丰富、结构合理的健康产业体系，优质医疗健康资源覆盖范围进一步扩大，健康产业融合度和协同性进一步增强，健康产业科技竞争力进一步提升，人才数量和质量达到更高水平，形成若干有较强影响力的健康产业集群，为健康产业成为国民经济重要支柱性产业奠定坚实基础。为发展医疗卫生与健康事业，保障公民享有基本医疗卫生服务，2019 年 12 月 28 日，第十三届全国人民代表大会常务委员会第十五次会议通过《中华人民共和国基本医疗卫生与健康促进法》，明确规定：国家和社会尊重、保护公民的健康权。公民依法享有从国家和社会获得基本医疗卫生服务的权利。

2020 年 6 月，《中华人民共和国基本医疗卫生与健康促进法》正式实施，“国家实施健康中国战略”写入法律，为健康中国建设提供了法治保障，标志着我国卫生健康领域自此有了一部“牵头管总”的法律。“健康法”提到国家建立传染病防控制度，制定传染病防治规划并组织实施，加强传染病监测预警，阻断传播途径，保护易感人群，降低传染病的危害。2020 年 10 月中国共产党第十九届中央委员会第五次全体会议通过《中共中央关于制定国民经济和社会发展第十四个五年规划和2035年远景目标的建议》，再次提到“全面推进健康中国建设”，从应对人口老龄化、构建强大公共卫生体系、深化医药卫生体制改革、健全全民医保制度、推动中医药传承创新、完善养老服务体系、提供智慧公共医疗服务等方面对健康产业创新发展再次提出指导意见及要求。

2021年3月，国家发展改革委颁布《中华人民共和国国民经济和社会发展第十四个五年规划和2035年远景目标纲要》，提出把保障人民健康放在优先发展的战略位置，坚持预防为主的方针，深入实施健康中国行动，完善国民健康促进政策，织牢国家公共卫生防护网，为人民提供全方位全生命周期健康服务。同年6月，国家发展改革委、国家卫生健康委、国家中医药管理局、国家疾病预防控制局四部门联合发布《“十四五”优质高效医疗卫生服务体系建设实施方案》并提出，到2025年，基本建成体系完整、布局合理、分工明确、功能互补、密切协作、运行高效、富有韧性的优质高效整合型医疗卫生服务体系，重大疫情防控救治和突发公共卫生事件应对水平显著提升，国家医学中心、区域医疗中心等重大基地建设取得明显进展，全方位全周期健康服务与保障能力显著增强，中医药服务体系更加健全，努力让广大人民群众就近享有公平可及、系统连续的高质量医疗卫生服务。

2022年4月，国务院办公厅印发《“十四五”国民健康规划》，确定了七项工作任务，包括织牢公共卫生防护网、全方位干预健康问题和影响因素、全周期保障人群健康、提高医疗卫生服务质量、促进中医药传承创新发展、做优做强健康产业、强化国民健康支撑与保障。

2023年2月，国家卫生健康委组织制定了《2023年国家医疗质量安全改进目标》和各专业2023年质控工作改进目标，指导各级各专业质控组织、医疗机构、行业学协会做好组织实施工作，优化改进工作策略，创新工作机制和方式方法，深入推进目标管理，开展医疗质量安全系统改进工作。同时，要进一步加强宣贯培训，做好数据信息的收集、分析和反馈，不断提升医疗质量安全管理水平。2023年5月26日，国家卫生健康委、国家中医药局印发《全面提升医疗质量行动计划(2023—2025年)》，决定开展为期三年的全面提升医疗质量行动，并附各省行动效果监测指标体系。该计划旨在持续深入推进健康中国建设，进一步深化医药卫生体制改革，全面提升医疗质量安全水平，建设中国特色优质高效的医疗卫生服务体系，保障人民群众健康权益。

3. 针对重点领域制定专门化、精细化策略

除了在整体策略层面进行架构，国家针对中医药发展、养老及智慧医疗发展制定相关专门化、精细化的策略。

中医药作为我国独特的卫生资源、潜力巨大的经济资源、具有原创优势的科技资源、优秀的文化资源和重要的生态资源，在经济社会发展中发挥着重要作用。2016 年 2 月，国务院印发《中医药发展战略规划纲要（2016—2030 年）》，明确未来 15 年我国中医药发展方向和工作重点。2016 年 12 月 25 日，中华人民共和国第十二届全国人民代表大会常务委员会第二十五次会议正式通过《中华人民共和国中医药法》，明确提出大力发展中医药事业，实行中西医并重的方针，建立符合中医药特点的管理制度，充分发挥中医药在我国医药卫生事业中的作用。

2021 年 1 月，国务院印发《关于加快中医药特色发展若干政策措施的通知》，提出遵循中医药发展规律，破解存在的问题，更好发挥中医药特色和比较优势，推动中医药和西医药相互补充、协调发展。2021 年 12 月，国家医疗保障局、国家中医药管理局联合印发《关于医保支持中医药传承创新发展的指导意见》，提出将符合条件的中医医药机构纳入医保定点，加强中医药服务价格管理，将适宜的中药和中医医疗服务项目纳入医保支付范围。2024 年国务院《政府工作报告》继续明确指出，要促进中医药传承创新，加强中医优势专科建设，这也回应了发展新质生产力中改造传统产业的要求。

在养老方面，2019 年 3 月，国务院办公厅发布《国务院办公厅关于推进养老服务发展的意见》，提出健全市场机制，持续完善居家为基础、社区为依托、机构为补充、医养相结合的养老服务体系。同年 12 月，卫生健康委、全国老龄办、中医药局公布《关于全面加强老年健康服务工作的通知》，提出持续增加老年健康服务供给，切实提高老年健康服务质量，不断满足老年人的健康服务需求。

2021 年 11 月 15 日，卫生健康委办公厅公布《国家卫生健康委办公厅关于开展老年医疗护理服务试点工作的通知》，提出将在北京市、天津市、山西省等 15 个省（自治区、直辖市）开展试点工作，探索形成可复制可推广的老年医疗护理服务的地方经验和典型做法；到 2023 年，试点经验向全国推广，力争发展老年医疗护理服务的机制体制不断完善，多元化老年医疗护理服务模式日益成熟，差异性和多层次的老年医疗护理服务供给显著增加，有利于发展老年医疗护理服务的政策措施逐步健全。

随着互联网、大数据、云计算等新技术的发展，国家在智慧医疗层面也进行了许多有益的探索。如将智慧医疗与养老结合，在 2017 年 2 月和 2021 年 10 月

分别发布《智慧健康养老产业发展行动计划(2017—2020 年)》和《智慧健康养老产业发展行动计划(2021—2025 年)》。2018 年 4 月 28 日,国务院发布《关于促进“互联网 + 医疗健康”发展的意见》,允许依托医疗机构发展互联网医院,一些常见病、慢性病可线上复诊并开具处方,线上问诊的行为规范、收费、医保支付等政策配套支持;到 2020 年,二级以上医院将普遍提供线上服务,更方便人们看病就医[64]。

2020 年 12 月,国家卫健委、国家医保局、国家中医药管理局联合发布《关于深入推进“互联网 + 医疗健康”“五个一”服务行动的通知》,要求推进“一网办”政务服务,化解办事难、办事慢、办事繁问题;推进“一站式”结算服务,完善“互联网 + ”医疗在线支付工作。2021 年 12 月,工业和信息化部、国家卫生健康委员会等十部门联合印发《“十四五”医疗装备产业发展规划》,这是首个国家层面的医疗装备领域产业发展规划。该规划提出,力争到 2025 年,医疗装备产业基础高级化、产业链现代化水平明显提升,主流医疗装备基本实现有效供给,高端医疗装备产品性能和质量水平明显提升,初步形成对公共卫生和医疗健康需求的全面支撑能力。

(二)部分省市政策

1. 北京市相关政策

2016 年 7 月 1 日,北京市卫生计生委联合市发展改革委、教委、经济信息化委、民政局、财政局、人力社保局、金融局、市残联等 9 部门联合印发《关于加强北京市康复医疗服务体系建设的指导意见》,设置近期和远景发展目标,提出明确的量化指标:到 2020 年,康复医疗服务体制、机制、模式和政策法规体系基本完善,康复医疗服务网络基本形成,康复专业人才数量和质量基本满足居民康复医疗服务需求,实现每千常住人口 0.5 张康复护理床位,每张康复床位至少配备医师 0.15 名、康复治疗师 0.3 名和护士 0.3 名的建设目标。

2016 年 9 月 30 日,北京市卫生和计划生育委员会发布《北京市“十三五”时期卫生计生事业发展规划》,建立了 26 项指标体系,分为健康水平、资源配置、健康服务和卫生筹资四大类,同时提出,落实 2015 年 9 月签署的《京津冀卫生计生事业协同发展合作协议(2015—2017 年)》,重点对张家口、唐山曹妃甸、承德等地区的医疗卫生机构进行帮扶,提升当地医疗卫生服务水平和能力。

2017 年 9 月,中共北京市委,北京市人民政府发布《“健康北京 2030”规划纲要》并提出,到 2030 年,基层诊疗人次占全市总诊疗人次比例不低于 65%,家庭医生签约服务率达到60%，每万名常住人口全科医生数达到5人，打造一刻钟基本医疗卫生服务圈；同时，北京将全面建立分级诊疗制度，引导三级公立医院逐步减少普通门诊；到2030年，全面建立整合型医疗卫生服务体系和完善的全民健身公共服务体系，个人卫生支出占卫生总费用比例低于18%，居民健康素养水平达到45%[65]。

2021年12月21日，北京市人民政府发布《"十四五"时期健康北京建设规划》，提出全面落实健康中国、全民健身国家战略，以首都发展为统领，坚持新时代党的卫生与健康工作方针，深入践行以人民为中心的发展理念，以北京冬奥会筹办为契机推动冬夏运动项目全面均衡发展，提升体育发展质量和效益，全人群、全方位、全生命周期保障人民健康，为推动首都高质量发展、创造高品质生活奠定坚实的健康基础。

2. 上海市相关政策

"十三五"期间，上海坚持健康优先发展战略，印发《"健康上海2030"规划纲要》《健康上海行动(2019—2030年)》《上海市人民政府关于推进本市健康服务业高质量发展加快建设一流医学中心城市的若干意见》《上海市深化医药卫生体制综合改革试点方案(2016—2020年)》等政策文件，推动卫生健康事业高质量发展，全方位全周期保障人民健康和生命安全[66]。

2016—2020年是上海市深化医药卫生体制改革的关键时期和攻坚阶段。2016年5月，上海市人民政府印发《上海市深化医药卫生体制综合改革试点方案(2016—2020年)》，力求通过5年左右的努力，基本确立城乡一体的医疗卫生服务和医疗保障体系，建成全覆盖、可持续的基本医疗卫生制度。

2018年4月，上海市印发《"健康上海2030"规划纲要》，提出要以普及健康生活、优化健康服务、完善健康保障、建设健康环境、发展健康产业为重点，全面深化体制机制改革，把健康融入所有政策，加快转变健康领域发展方式，全方位、全周期维护和保障市民健康，不断提高市民健康水平和生命质量，显著改善健康公平，提升全体市民幸福感。

结合实施《"健康上海2030"规划纲要》，上海市健康促进委员会于2019年9月发布《健康上海行动(2019—2030年)》，这也是我国首个省级中长期健康行动方案。该行动方案对健康上海的建设提出明确目标，即至2030年，使上海市居民主要健康指标在已达到世界发达国家先进水平的基础上，有更大提升，率先实现可持续健康发展的目标，使上海成为具有全球影响力的健康科技创新中心和全球健康城市典范[67]。

2018 年 7 月，上海市人民政府发布《关于推进健康服务业高质量发展加快建设一流医学中心城市的若干意见》，聚焦健康医疗、健康服务、健康保险三大领域，分门别类明确未来产业发展的主要方向和配套措施。

2021 年 7 月 5 日，上海市人民政府发布《上海市卫生健康发展“十四五”规划》，该规划根据《上海市国民经济和社会发展第十四个五年规划和二〇三五年远景目标纲要》制定，提出建设以人民健康为中心的整合型、智慧化、高品质卫生健康服务体系，实现医疗保障待遇公平适度、运行稳健持续、服务优化便捷，向着具有全球影响力的健康科技创新中心和全球健康城市典范坚实迈进，将上海建设成为全球公共卫生体系最健全的城市之一。

2023 年 11 月 1 日起，全国首部爱国卫生与健康促进融合立法的条例《上海市爱国卫生与健康促进条例》施行。上海市将通过跨部门合作、全社会动员，强化爱国卫生与健康促进的法治保障，持续推动构建社会健康治理新格局，践行“人民城市”重要理念，深入推进健康上海建设。

3. 广东省相关政策

“十三五”时期，广东省人民政府印发《广东省“十三五”深化医药卫生体制改革规划》，广东省人民政府办公厅印发《广东省遏制与防治艾滋病“十三五”行动计划》《广东省“十三五”结核病防治规划》等政策文件。

2017 年 5 月 12 日，广东省人民政府发布《广东省“十三五”深化医药卫生体制改革规划》。该规划提出，到 2020 年普遍建立比较完善的公共卫生服务体系和整合型医疗服务体系、比较健全的医疗保障体系、比较规范的药品供应保障和综合监管体系、比较科学的医疗卫生机构管理体制和运行机制。

2021 年 4 月 6 日，广东省人民政府发布《广东省国民经济和社会发展第十四个五年规划和 2035 年远景目标纲要》，提出实施健康广东战略，推进卫生健康高质量发展，构建强大的公共卫生体系，筑牢“顶天立地”医疗卫生大格局，促进中医药创新发展，深化医药卫生体制改革以及深入开展全民健康运动。

2021 年 11 月 11 日，广东省人民政府办公厅发布《广东省卫生健康事业发展“十四五”规划》并提出，到 2025 年，健康广东建设取得显著成效，具有广东特色的基本医疗卫生制度进一步完善、定型优质高效整合型卫生健康服务体系进一步完善，医疗卫生发展和健康服务整体水平保持国内先进水平，居民主要健康指标达到高收入国家平均水平；到 2035 年，促进全民健康的制度体系更加完善，卫生健康事业发展更加协调，健康生活方式全面普及，卫生健康服务质量和保障水平显著提高，主要健康指标保持高收入国家水平，卫生健康事业发展走在全国前列。

2023 年 4 月,《中共广东省委 广东省人民政府关于推进卫生健康高质量发展的意见》公布,提出要推进公共卫生体系建设、推进医疗服务体系建设、推进健康湾区建设。

2023 年 10 月,广东省政府办公厅印发《广东省进一步完善医疗卫生服务体系的实施方案》,力争打造优质高效的整合型医疗卫生服务体系,促进人人享有更高品质的全生命周期卫生健康服务。该方案还提出,要促进资源扩容与配置优化、提升现代化服务能力;巩固分级诊疗建设成果,构建整合化服务体系;强化质量安全与技术创新,提高优质化服务标准;科学运用绩效考核评价,提升精细化管理水平;深化体制机制改革,增强科学化治理成效。

4. 浙江省相关政策

2016 年 12 月 17 日,浙江省委、省政府印发《健康浙江 2030 行动纲要》,围绕普及健康生活、优化健康服务、完善健康保障、建设健康环境和发展健康产业等重点,提出实施健康浙江十一大行动。

2019 年 12 月 9 日,浙江省人民政府提出《浙江省人民政府关于推进健康浙江行动的实施意见》,结合浙江省实际,从健康影响因素干预、健康环境改善、全生命周期健康维护、重大疾病防控、医疗卫生服务保障、发展健康产业六个方面提出了 26 项行动。

结合《健康浙江 2030 行动纲要》和《浙江省国民经济和社会发展第十四个五年规划和二〇三五年远景目标纲要》,浙江省发展改革委和省卫生健康委于 2021 年 4 月 27 日发布《浙江省卫生健康事业发展"十四五"规划》。该规划提出了六个"十四五"时期的具体目标,包括打造健康中国省域示范区、打造公共卫生最安全省份之一、打造整合型医疗卫生服务体系新标杆、打造全生命周期健康服务"领跑者"、打造全国综合医改示范省、打造卫生健康科创高地。

浙江是中医药发祥地之一,在中医药学发展史上具有重要地位。历届省委、省政府高度重视中医药发展,时任浙江省委书记的习近平同志于 2005 年系统部署了中医药攀登工程,并在 2007 年浙江省名中医研究院成立时发来贺信,传达了要"努力传承创新发展中医药学"的殷切期望。

2021 年 5 月 25 日,《浙江省中医药发展"十四五"规划》提出,全力打造"浙里中医"服务品牌、"浙产中药"产业品牌、"浙中医药 + "创新品牌、"浙派中医"文化品牌;力争到 2025 年,中医药强省建设取得明显进展,整合型中医药服务体系基本成熟定型,中医药创新发展能力和融合发展水平大幅提升,中医药产业竞争力明显增强,中医药对提高居民健康水平的贡献度进一步凸显,中医药高质量传承创新发展在全国争先进位。

2021 年 9 月 27 日,浙江省经信厅发布《关于浙江省中药产业高质量发展的实施意见》,明确中药材、中药饮片和提取物、中成药与中药衍生产品、中药服务三个重点领域,提出“全省中药材种植总面积达 100 万亩,中药生产企业主营业务收入突破 400 亿元,中药出口总额达到 18 亿元,规模以上中药工业企业研发经费支出占营业收入比重达 3.5%左右,主要指标在全国争先进位”的目标。

2023 年 4 月,浙江省人民政府办公厅发布《关于推进浙江省卫生健康现代化建设的实施意见》,并附浙江省卫生健康现代化建设重点指标体系。《意见》提出到 2027 年,浙江省基本实现卫生健康现代化,健康服务体系全域均衡、优质健康服务全程贯通、健康生活全民优享,人民更加健康长寿,主要健康发展指标全国领先、达到高收入国家水平。

第三节　大健康战略的知识产权保护

“互联网 + ”环境下,随着“十三五”规划“健康中国”战略的提出,医疗健康产业开始进入高速发展期。《2023 易凯资本中国健康产业白皮书》预测,从 2022 年到 2030 年,中国健康产业的整体规模将从 10 万亿元增长到接近 20 万亿元,年复合增长率将达到 9.5%—10%。同时,以人工智能技术、远程医疗技术、基因编辑技术、生物传感技术、虚拟现实技术“五大技术”为代表的创新技术,将成为未来医疗健康行业发展的重要方向。

知识产权制度作为保护科技创新的一项基础性制度,在鼓励发明创造、促进科技成果应用、保护创新创造成果以及推动科技进步和经济社会高质量发展等方面,发挥着不可替代的重要作用。

一、大健康战略中知识产权快速发展

(一) 医疗健康行业科技创新提速

在大健康战略中,创新至关重要。2021 年 6 月国务院办公厅印发的《关于

推动公立医院高质量发展的意见》，提出“强化体系创新、技术创新、模式创新、管理创新，加快优质医疗资源扩容和区域均衡布局”。同时要坚持患者需求导向，创新医疗服务模式，满足群众多层次医疗健康需求，持续提升医疗服务质量和效率。创新需要不断寻求新的治疗方法、新的药物研发和新的商业模式。随着科技的不断发展和人们对更优质医疗健康服务的需求不断增加，只有通过创新才能满足市场需求并保持竞争优势；只有不断创新，才能为患者带来更安全、更有效的治疗方案。

国家《“十四五”全民健康信息化规划》指出，“十四五”时期是全民健康信息化建设创新引领卫生健康事业高质量发展的重要机遇期，也是以数字化、网络化、智能化转型推动卫生健康工作实现质量变革、效率变革、动力变革的关键窗口期。要求“坚持统筹布局，深化共建共用，增强全民健康信息化发展的系统性、整体性和协调性，以构建大平台、大系统、大目录为导向，加大信息化建设统筹力度，加强信息化基础设施集约化建设，巩固政务信息系统整合成果，进一步破除数据共享壁垒，畅通数据共享通道，推进数据全生命周期管理”。与此同时，国家先后印发了《关于促进和规范健康医疗大数据应用发展的指导意见》《关于促进“互联网＋医疗健康”发展的意见》《关于加强全民健康信息标准化体系建设的意见》等一系列政策措施，进一步为医疗健康行业的科技创新优化了顶层设计。

（二）医疗健康行业知识产权申请量剧增

在数字经济不断推进的背景下，5G、人工智能、云计算、大数据、远程医疗等为代表的数字技术发展迅速，并带动中国数字医疗市场规模快速增长，各种新的应用场景不断涌现。《2022—2027 年中国数字医疗行业市场分析及投资风险趋势预测研究报告》显示，2022 年中国数字医疗市场规模达 1 954 亿元，近五年年均复合增长率为 30.73%；2023 年中国数字医疗市场规模将达到 2 844 亿元，2024 年预计将进一步增至 4 130 亿元。

随着人工智能的快速发展，医疗健康行业的知识产权申请数量不断增加，2018 至 2020 年，专利申请总量达 29 万余件。虽然国外专利申请数量高于中国，但从 2021 年开始中国专利申请数量有超过国外的趋势。据《医疗健康行业 2023 年专利分析白皮书》数据，从布局区域来看，中国、美国、韩国和日本是医疗健康行业专利申请数量位居前列的国家。其中，中国的专利申请数量尤为突出，达到近 15 万件，占全球总量的 50.9%，远超过其他国家和地区。

二、强化大健康战略中的知识产权保护

加快实现高水平科技自立自强,是推动高质量发展的必由之路。随着国家创新驱动发展战略的深入实施,医疗健康行业的科技创新也赋予医院高质量发展新的动能。近年来,公立医院科技创新成果的转化数量和质量都在不断提升,在这个过程中,知识产权保护对于激励科研创新、加快创新成果转化至关重要。

近年来,我国科技成果赋权改革持续推进。《中华人民共和国促进科技成果转化法》明确规定,将职务科技成果转让、许可给他人实施的,从该项科技成果转让净收入或者许可净收入中提取不低于百分之五十的比例;利用该项职务科技成果作价投资的,从该项科技成果形成的股份或者出资比例中提取不低于百分之五十的比例;将该项职务科技成果自行实施或者与他人合作实施的,应当在实施转化成功投产后连续三至五年,每年从实施该项科技成果的营业利润中提取不低于百分之五的比例。

以上海为例,上海市科委会同有关部门于 2023 年 7 月印发《上海市科技成果转化创新改革试点实施方案》,配套印发《上海市科技成果转化尽职免责制度指引》《上海市职务科技成果单列管理操作指引》。首次提出:在明确单位科技成果转化权益前提下,试点单位可与成果完成人成为共同所有权人;也可将单位留存的所有权份额,以技术转让方式让渡给成果完成人,科研人员获得全部所有权后,自主转化;赋予科研人员不低于 10 年的职务科技成果长期使用权等。目前全市已有 39 家高校、科研院所和医疗卫生机构纳入试点,形成主体广泛参与、服务有效支撑、政策有力保障的“立体化”推进模式。

此外,医疗健康产业的营商环境持续优化。上海依托浦东新区知识产权保护中心面向区内生物医药等产业提供快速预审、快速确权、快速维权一站式服务,支持加快生物医药产业专利布局。同时,着力完善知识产权侵权纠纷鉴定工作体系,制定《关于加强上海市知识产权鉴定工作的实施办法》,组建知识产权技术咨询专家库,加强生物医药等领域专利侵权纠纷行政裁决技术支撑。上海市技术交易所主动服务试点单位创新改革事项,建立适用的科技成果权益登记服务制度、合理可行的科技成果市场化评价机制,联动专业机构,推动成果价值实现,支撑成果持有方转化决策和资金方投资决策。2022 年 11 月,上海市科委、市卫健委、市知识产权局等八部门联合印发《上海市促进医疗卫生机构科技成果转化操作细则(试行)》,促进医疗健康产业的知识产权运营转化。新规明确,医

疗卫生机构对其持有的科技成果,可以自主决定转让、许可或者作价投资。科技成果转化收益全部留归单位,纳入单位预算,实行统一管理,处置收入不上交国库。临床试验和科技成果转化将作为职称评定的重要依据。对科技成果转化成临床新技术、新产品的,加快收费立项和审核速度,符合条件的及时纳入医保支付范围。鼓励本地企业承接和转化医疗卫生机构的科技成果或者合作开发科技成果并实施转化。

加强知识产权保护,是完善产权保护制度最重要的内容,也是提高我国经济竞争力和创新力的最大激励。医药行业作为创新密集型行业,近年来对知识产权保护的重视程度也逐渐提升。然而,随着我国医药企业创新能力不断提高,社会对医药知识产权保护提出了更高的要求。2024 年 1 月,工信部等七部门印发《关于推动未来产业创新发展的实施意见》,将未来健康产业确立为六大未来产业之一,强调要助推基因诊疗、合成生物、元宇宙、人工智能等前沿科技突破。通过加强知识产权保护,能够激励未来健康领域内企业和从业人员积极创新,实现技术突破并推动产业发展。在知识产权保护方面,各地完善专利侵权纠纷行政裁决制度,加大行政裁决执行力度,针对跨区域、链条化侵权违法行为开展专项执法行动。此外,还需要健全知识产权快速协同保护机制,对事实清楚、证据确凿的案件依法加快办理进度,建立完善线上线下一体化执法机制,适当简化程序性要求。

第三章
国际大健康发展经验及启示

第一节　世界各地大健康发展经验

一、欧盟的大健康发展概况

1993 年《马斯特里赫特条约》生效，为欧共体建立政治联盟和经济货币联盟确立了目标与步骤，是欧洲联盟成立的基础。同时，这一条约明确了欧盟在公共卫生领域的职权，《条约》第 129 条第 3 款规定，欧盟在疾病预防和健康保护方面发挥作用[68]。1997 年《阿姆斯特丹条约》签署执行，进一步强化了欧盟在公共卫生领域的作用[69]。21 世纪以来，欧盟一直关注居民健康，连续不断地部署健康卫生战略，目前已经制定四个健康规划，各个阶段的政策均有不同的目标和产业领域侧重点，欧盟健康产业基本上是在以下四个健康发展规划的框架下取得的进一步发展[70]。

（一）欧盟健康规划（2003—2007）

这一阶段“欧盟健康规划”的总目标是：促进公共卫生信息和知识的发展和流通；提高快速协调和应对健康威胁的能力；通过干预各种健康决定因素来促进健康和预防疾病。执行该规划的资金设定为 3.12 亿欧元。

（二）欧盟健康规划（2008—2013）

该规划的总体目标是补充、支持和增加会员国政策的价值，并通过保护和公关来促进欧洲联盟的团结和繁荣，改善公共卫生。该规划旨在实现三个主要目标：一、改善公民的健康安全情况，保护他们免受健康威胁和紧急情况，如大流行病或自然灾害;二、减少整个欧洲的健康不平等,如获得体育活动或卫生保健机会,获得必要的医疗干预措施的权利;三、生产健康信息和健康知识,并将其传播给一般公众、决策者和卫生专业人员。实施该规划的资金设定为3.215亿欧元。

(三)欧盟健康规划(2014—2020)

该规划主要有四个目标:创造和提供增强健康、预防疾病和促进健康生活方式的支持性环境;保护欧盟公民免受严重的跨境健康威胁;促进创新、高效和可持续的卫生系统建设;为欧盟公民提供更好、更安全的医疗保健。实施该规划的资金设定为4.49394亿欧元。

(四)欧盟健康规划(2021—2027)

公共卫生事件的突然爆发以及大规模的扩散、传染对欧洲的医护人员、患者和卫生系统产生了重大影响。为了应对公共卫生事件,欧盟启动了第四个健康规划——EU4Health。这是欧盟有史以来投入资金最大的一个健康计划,在2021—2027年内拟投入53亿欧元为欧盟国家、卫生组织和非政府组织提供活动资金,其主要目的是为欧盟打造一个更加灵活的卫生系统,以更好地面对未来可能的健康安全事件。

该规划包括四个总体目标和代表干预领域的十个具体目标:一、改善和促进健康。包括积极推进健康促进和疾病预防(特别是癌症),国际卫生倡议与合作。二、保护人民健康。包括预防、准备和应对跨境健康威胁,补充国家储备与危机相关的基本产品,建立医疗、医疗保健和支持人员储备。三、获得医药产品、医疗设备和危机相关产品。主要指确保这些产品的可获得性、可用性和可负担性。四、加强卫生系统。包括加强健康数据、数字工具和服务,医疗保健的数字化转型;增加获得医疗保健的机会;制定和实施欧盟卫生立法和循证决策;国家卫生系统之间的综合工作。

二、美国的大健康发展概况

美国的健康产业可以定义为提供预防、诊断、治疗、康复和缓和性医疗商品和服务的部门的总称,通常包括医药工业(制药、生物科技、医疗器械制造业等)、医药商业(医药批发、医药零售、医疗器械流通等)、医疗服务(医院、门诊等)、保健品(健康食品、有机食品等)、健康保健服务(医疗保险等)等领域。

美国是世界范围内大健康产业发展较早的国家。20 世纪 30 年代,美国大健康产业初步发展。此后,生物科学技术和互联网技术提供了源源不断的发展动力,市场化制度和政策法规促进了市场资本的不断涌入,基础设施建设和医疗资源整合提升了产业发展的效率。

随着时间的推移,健康产业逐渐成为美国经济的支柱产业,2016 年健康产业产出占美国经济产出结构的 7.6%,仅次于房地产、制造业和金融保险业,成为推动美国经济发展的重要力量。经过多年的技术迭代和产业发展,美国的医学资源特别是医学研发资源处于世界绝对领先地位。从产业结构来看,美国大健康产业主要分为五大服务板块:家庭及社区保健服务、医院医疗服务、医疗商品、健康风险管理服务、长期护理服务。从占比来看,家庭及社区保健服务占比约 50%,是大健康领域中最大的一个板块[71]。

(一)早期发展历程

20 世纪 30 年代,美国开始进入研发生产的黄金时期,研发能力大大增强,大量新的生物化学理论被发现并证实,加上有效的专利保护制度,健康产业成为高投资回报率的行业,吸引了大量资本和人才等资源向健康产业流动。

20 世纪 60 年代,由于人口老龄化、慢性病等的新需求刺激,美国养老、健康管理等相关产业的新商业形式应运而生,健康资源逐渐聚集,健康产业体系逐渐完善,形成波士顿、华盛顿、北卡罗莱纳、旧金山和圣迭戈五大产业区,并形成以大学、研究基地、医药巨头为中心的“药谷”、生物技术研究园等大规模产业聚集园区[3]。

20 世纪 70 年代,美国开始了健康战略研究。1979 年,外科医生朱利叶斯发表了一份具有里程碑意义的报告——《健康人群:卫生局局长关于健康促进和疾病预防的报告》。《报告》认为进入 20 世纪以来,美国卫生事业取得持续发展,政府在疾病、伤残治疗方面的财政支出激增,但预防支出相对较少,1978 年政府财政预防支出仅为治疗支出的近 1/3。为此,建议把预防作为健康促进的重点,提升财政支出的效率和产出比,以提高生活和生命质量,同时还提出 5 个健康目标。此报告引起美国政府的高度重视,美国卫生事业的重点开始从治疗向预防转移,率先把健康列入国家战略,并开始研究制定《健康公民计划》。

美国从 1980 年开始,每 10 年推出一个战略计划。从表 3.1 可以看出,美国《健康公民计划》在战略主题和健康目标上具有持续性,健康领域、健康指标也随之不断丰富和完善。

表 3.1 美国颁布的 4 代国家健康战略比较[72]

项目	健康公民 1990	健康公民 2000	健康公民 2010	健康公民 2020
战略主题	促进健康预防疾病	促进健康预防疾病	了解和改善健康	健康促进目标
健康目标(个)	226	319	467	600
健康指标(个)	—	—	10	12
健康领域(个)	15	22	28	42

《健康公民 1990》的重点是减少整个生命期的死亡和提高老年人的独立性。

《健康公民 2000》是该战略计划的第一次迭代,以 3 个广泛的目标为指导,包括延长健康生活的时间、减少健康方面的差异、让所有人都能获得预防服务等。

《健康公民 2010》是该战略计划的第二次迭代,更加注重改善生活质量,总体目标之一是消除健康差异。美国从公民和社区角度,提出 2010 年的国家健康战略愿景:"健康公民、健康社区"。在该计划中,美国从疾病、行为和生活方式,以及医疗产品安全与卫生设施等方面提出了 28 个优先发展领域,包括:高质量的卫生服务可及性;关节炎、骨质疏松症及慢性背部疾病;癌症;慢性肾病;糖尿病;残疾与继发性残疾;教育与社区计划;环境健康等内容。

《健康公民 2020》是该战略计划的第三次迭代,共有 4 个总体目标和若干个健康目标,包括实现健康公平,消除差异,提高所有群体的健康水平;创造社会和物质环境,促进所有人的良好健康;促进所有生命阶段的生活质量、健康发展和健康行为等内容。四代战略计划集中体现了美国健康战略的基本指导思想与特色,以及不断完善与可持续发展的过程。

美国《健康公民 2020》提出了 42 个健康优先领域,每一个领域又都提出具体的健康目标,部分内容如表 3.2 所示。这些目标均是针对美国特定阶段的主要健康问题提出的,更加突出各个领域的重要功能和作用。

表 3.2 美国健康战略优先领域及健康目标

健康领域	健康目标
获得健康服务	拥有医疗保险和初级保健服务;定期和可靠获得卫生服务;提高生活质量;减少过早死亡的可能性;增加寿命
临床预防服务	成年人高血压患者的血压得到控制;糖化血红蛋白值大于 9%的糖尿病成人患者数量得到控制
环境质量	空气质量指数>100;减少儿童被动吸烟
伤害和暴力	减少或杜绝伤害死亡;减少或杜绝凶杀案

续　表

健康领域	健 康 目 标
母亲和婴儿及儿童健康	降低婴儿死亡率;减少早产儿出生;为孕妇孕前和孕中提供服务
精神卫生	促进心理健康;减少自杀
营养体力活动	提高有氧运动,加强肌肉锻炼,减少肥胖者;平均总的蔬菜摄入量达到标准
口腔健康	预防和治疗青少年儿童口腔疾病
生殖与性健康	性活跃的女性接受生殖健康服务;HIV 携带者的管理;降低不孕率
社会决定因素	提高教育质量和就业质量;促进社会稳定;促进健康公平
物质滥用	减少使用酒精或毒品的青少年;减少过度饮酒的成年人
烟草	禁止青少年吸烟;预防二手烟伤害

（二）美国《健康公民 2030》的提出

自《健康公民 1990》计划以来,美国公共卫生优先事项方面取得了较大进展,通过与各部门建立伙伴关系,各级政府和国家层面集中资源和精力改善国内居民的健康和福祉。所取得的成就包括心脏病、癌症等疾病导致的死亡人数减少,儿童疫苗接种等预防性行为增加,吸烟、高血压和高胆固醇等患病风险因素减少。

2020 年 8 月启动的《健康公民 2030》是健康公民倡议的第四次更新,这也是美国最新的健康公民计划。它以过去 40 年获得的成绩为基础,更加关注健康公平、健康社会的决定因素和健康知识,并对人民福祉给予了新的关注。

《健康公民 2030》为解决新出现的健康问题提供了参考,例如心脏病、癌症和肥胖症等问题,提倡美国健康状况的改善需要公共卫生领域内外的合作,社会成员共同的付出。

《健康公民 2030》的愿景是打造一个所有人都能充分实现生命健康和潜在福利的社会。总体目标是:实现健康、繁荣的生活和福祉,避免可预防的疾病、残疾、伤害和过早死亡;消除健康差异,实现健康公平,并获得健康知识,以改善所有人的健康和福祉;创造社会、物质和经济环境,促进实现所有人的健康和福祉的全部潜力;促进健康发展、健康行为和所有生命阶段的福祉,让领导层、主要成员和公众在多个部门参与进来,采取行动并制定政策,改善所有人的健康和福祉。

《健康公民 2030》的行动计划是制定国家目标和可衡量的目标,以指导政策依据、计划和其他行动，改善人民健康和福祉。在具体实现方面，政府需要获取准确、及时的数据，以推动有针对性的行动，解决健康状况较差的地区和人群存在的问题。通过政府和个人的努力，改善所有年龄阶段居民及他们生活社区的健康状况，为公众、政策制定者提供参考依据。2020 年至 2030 年间，政府需要每两年报告一次健康活动的进展，以促进《健康公民 2030》目标的实现。

三、新加坡的大健康发展概况

生物医药业是新加坡近年重点培育的战略性新兴产业，政府在吸引国际直接投资时，也将重点放在生物医药、高新技术等产业部门，建立了生物医药园区。康复辅具也是新加坡国内增速最快的医疗健康细分市场之一。随着新加坡乃至整个亚洲地区老龄化的加剧，帮助老年患者更快实现机体功能康复的辅助器具将迎来持续较快的增长。此外，新加坡的创投也极为发达，相关投资机构与头部企业合作成立了数字医疗投资联盟，为数字医疗领域的创新项目提供资助，重点资助远程医疗、远程健康状况监控等数字医疗领域的创新项目。

政府层面，新加坡政府设立了“医疗诊断发展中心”资助项目，该项目由新加坡国立研究基金会提供 6 000 万美元资助，由新加坡科技研究局负责实施，重点支持适用于针对亚洲人群疾病表型的免疫化学、即时检验、分子诊断产品的研发与上市。国际糖尿病联盟提供的数据显示，新加坡的糖尿病患病比例在发达国家中排名第二，成人糖尿病患病率高达 12.8%，仅次于美国。因此，新加坡在糖尿病、肥胖症、高血压及相关并发症领域从事疾病管理的企业也拥有广阔的商业空间。牙科产品同样是新加坡国内增速最快的医疗健康细分市场之一，尤其是借助计算机技术与设备辅助牙科疾病诊断及治疗的数字牙科有望成为快速发展的潜力领域。新加坡的大健康发展历程分为三个阶段。

（一）战略支持构建期

明确管理体制和顶层设计规划。2000 年新加坡提出为期 15 年的生物医学科学计划，分为构建产业基础（2000—2005 年）、增强转化与临床研究能力（2006—2010 年）、抓住机遇以扩大在经济与卫生领域的影响力（2011—2015 年）三个阶段实施，打造全球医药与医疗技术制造基地，其生物医药科学产业正成为国内新兴的支柱产业，生物医药制造业的国际竞争力得到显著增强，整体产业的国际竞争力显著提升，并逐步成为在全球领域的医药与医疗技术制造的重要基地，新加坡生物医药科学产业的发展也正式步入了高速发展的"黄金时期"。2016—2020 年，新加坡政府又在《研究、创新与企业 2020 计划》(*Research, Innovation & Enterprise 2020 Plan*, RIE2020) 中将健康与生物医学领域作为战略领域之一，致力于打造全球人类健康领导中心。

组建产业领导机构，明确职责分工。2000 年 6 月，新加坡政府成立研究创新与企业委员会，下设生命科学执行委员会，由国际顶尖科学家组成国际咨询理事会为其提供战略建议，共同指导产业发展[73]。

（二）扶持政策制定期

实施研发扶持。新加坡每年会在生物医学的研发领域投入约 15 亿新币，并额外拨款 37 亿新币用于研发基础设施建设。此外，新加坡政府还组织了人类基因组研究计划，5 年内投入 6 000 万新元以支持本地常见疾病的基因疗法研究。

提供税收优惠政策。在新加坡设立国际或区域总部的生物医药企业，可享受低至 15%的企业税收优惠。按合格建筑物或构建物施工、改建或扩建的合格资本支出，为企业提供初期 25%免减税，以及其后每年 5%免减税等[73]。

培育本土人才与引进外籍人才并举。在本土人才培育方面，推出"生命科学人力开发计划"，依托新加坡国立大学、南洋理工大学等本土一流高校，培育医疗领域研发人才，并与企业合作，定向培养符合企业需求的新兴研发力量。在引进人才方面，政府成立了专门的人才引进机构，并制定薪酬、税收、住房补贴、假期、子女入学补助、配偶工作等多种政策。

（三）医疗体系完善期

新加坡拥有公立、私立和民间团体三种医疗机构，分别提供医院治疗、基层医疗和中长期护理三个层次的医疗服务，并逐渐形成了较为完善的医疗服务体系。患者通常首先到设在社区的诊所就医，接受由全科医生和护士提供的初级医疗服务，需要时再转诊至专科医生或医院接受进一步检查和治疗。

新加坡的私立医疗机构是初级医疗服务的主要提供者，约 2 400 家私立全科诊所提供了 80%的初级医疗服务。二、三级医疗服务的供应结构则与之相反，公立医院提供了 80%的住院服务，且绝大多数公立医院床位得到政府补贴。公立联合诊所主要提供门诊服务、免疫接种、健康筛查、健康教育、药房服务，以及患者出院以后的跟踪服务等。公立联合诊所旨在为低收入居民服务，政府对服务给予大量补贴。一次门诊的平均费用约为 10 元新币，政府提供 50%的补贴，

65 岁以上的老人、18 岁以下的儿童和青少年以及在校学生接受诊疗服务时可以获得 75%的政府补贴。

为了应对人口老龄化带来的老年并发症及慢性病患者增加的情况，新加坡还对公立医疗服务体系进行了结构重组，将原有的两个医疗集群分为六个医疗集群。每个医疗集群由一家地区医院牵头，地区医院提供紧急性的医疗服务，同时与专科中心、三级医院、中长期护理机构、联合诊所和私立的全科医生诊所保持紧密联系，对于需要高一级医疗服务的患者，由地区医院转诊到五个国家中心之一，或者两家综合性专科医院。每个医疗集群都包含了各类中长期护理机构。病情稳定的慢性病患者出院后，可以在这些机构接受必要的护理服务[74]。

第二节　国际大健康发展对我国的启示

一、中国特色大健康产业的创新之路

（一）中国大健康产业的整体特征

大健康产业一直是全球增幅较大的产业之一，目前我国健康产业仅占国民生产总值的 4%—5%，相比主要发达国家超过 15%的产业平均占比还有较大增长空间。因此，可以借鉴世界各地发展大健康产业的经验，形成具有中国特色的大健康产业发展创新之路，充分释放我国大健康产业发展潜能。

在产业结构方面，我国大健康产业均衡程度亟待提升，除医疗和医疗用品外，其他细分领域均处于发展的初级阶段，具备较大的可开发性。2024 年 1 月，工信部等七部门印发《关于推动未来产业创新发展的实施意见》，将未来健康列为六大未来产业发展方向之一。健康产业成为新经济发展的重要领域，离不开发展前期的长线投资，要补足大健康产业发展中存在的不足和缺漏，增强产业发展的稳定性和可靠性。前瞻产业研究院发布的《中国大健康产业战略规划和企业战略咨询报告》指出，我国大健康产业现阶段主要以医药产业和健康养老产业为主，市场占比分别达到 50.04%、33.04%；健康管理服务产业比重最小，只有 2.71%，见图 3.1。

在产业规模方面，目前大健康产业已成为发展潜力最大的未来产业，正在酝

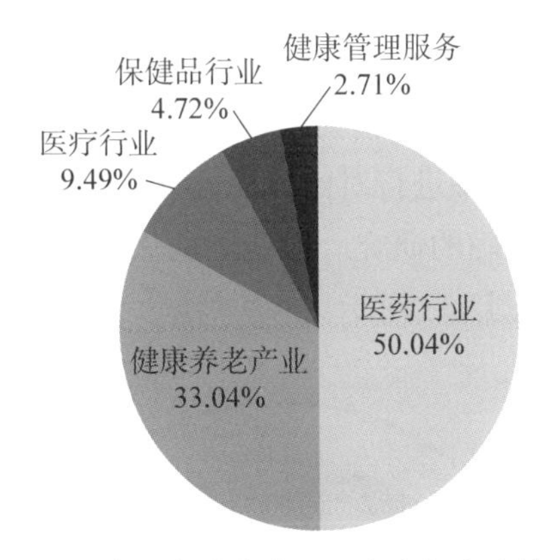

图 3.1　中国大健康产业细分市场占比情况

酿和形成超过十万亿的巨大蓝海市场。健康服务已经成为关系到国计民生、未来社会整体幸福指数的国家级重大事业。近年来,中国的大健康产业整体营收持续增长,2023 年我国大健康产业营收规模达到 9.3 万亿元,大健康产业规模达到 14.09 万亿元,如图 3.2 所示。

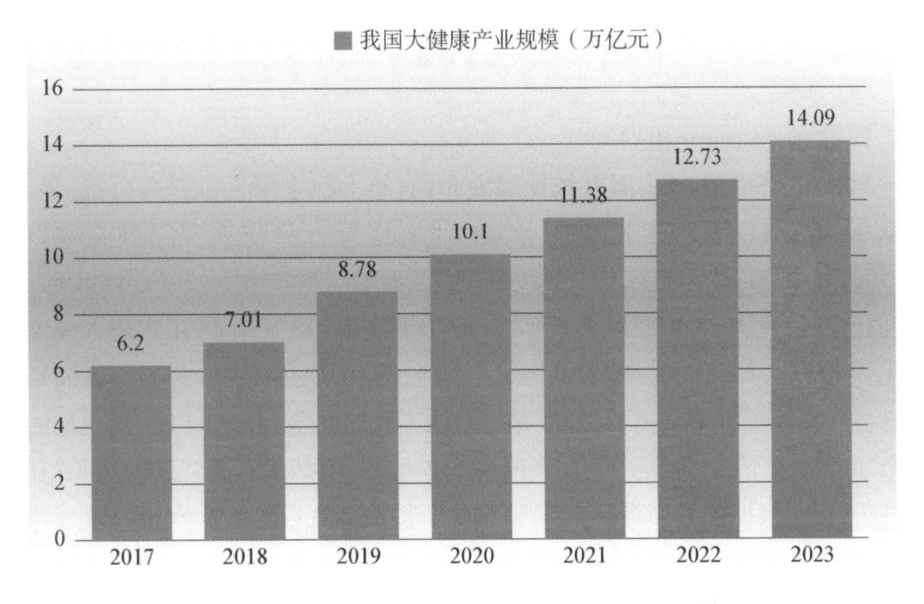

图 3.2　2017—2023 年我国大健康产业规模统计情况

（二）中国大健康产业 SWOT 分析

SWOT 分析法将与研究对象密切相关的各种主要内部优势、劣势和外部的机会、威胁等有机地结合起来进行对比分析，运用这种方法可以对研究对象所处的情景进行全面、系统、准确的研究。以我国的大健康产业为研究对象，对其战略环境进行分析，结果如图 3.3 所示。

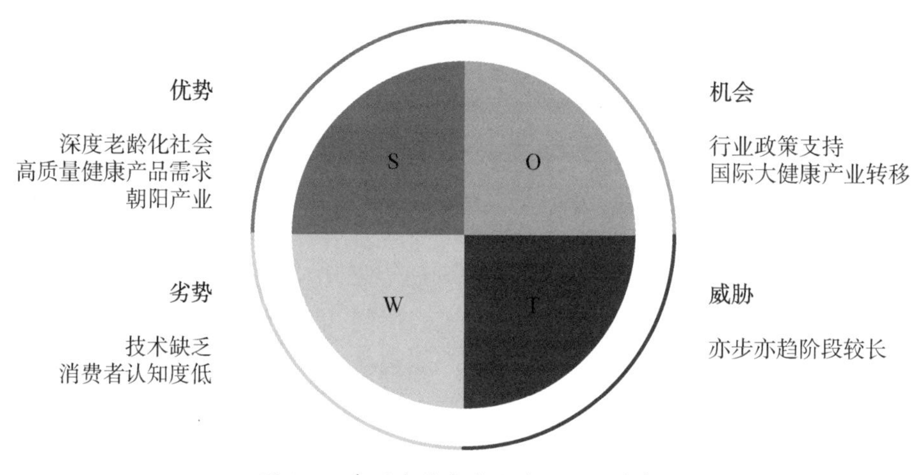

图 3.3　我国大健康产业的 SWOT 分析

1. 优势（Strengths）

2021 年 05 月 11 日，国家统计局发布的《第七次全国人口普查公报》显示，截至 2020 年 11 月 1 日，我国 60 岁及以上人口为 2.64 亿人，占全国总人口的 18.7%，其中 65 岁及以上人口为 1.91 亿人，占 13.5%。预计 2025 年“十四五”规划完成时，我国 65 岁及以上老年人口占比将达到 15%，中国正式迈入深度老龄化社会[75]。与此同时，随着我国社会的主要矛盾发生转变，为了不断满足人民日益增长的美好生活需要，健康是一个绕不开的问题。在对丰富、高质量的健康产品的需求下，大健康产业在我国的起步虽晚，但是却有着强劲的增长空间。在医药行业，根据前瞻产业研究院和弗若斯特沙利文（Frost & Sullivan）公司的统计数据，2020 年中国医药行业规模为 1.79 万亿元，在占比最大的三个领域中生物药发展迅猛，规模占比逐年提升，2020 年达 20.84%；中药规模占比稳定，保持在 25%左右；化学药处于转型阵痛期，市场占比回落明显。总体而言，随着人口老龄化进程的推进，医疗卫生领域的行业投资仍呈现增加趋势，大健康行业发展的经济环境较好,医药行业步入"黄金十年"的大势不会改变。

2. 劣势(Weaknesses)

研发和技术创新不足,缺少相关的行业巨头。相比国际上先进的医疗医药产业发展水平,我国在创新研发上还存在较大差距,尤其是在高精尖医药制造行业,缺少成熟的产业集群。此外,我国大健康产业还面临着消费市场受限的问题,当前消费群体仍以中老年疾病患者为主。随着市场经济的深入发展,大健康产业必须建立起消费者认知,增强消费者对产业的了解和认可。

3. 机会(Opportunities)

国务院印发的《"健康中国 2030"规划纲要》定下明确目标:到 2030 年中国大健康产业总规模达 16 万亿元。近年来,宏观层面不断发布产业利好政策,《国务院关于促进健康服务业发展的若干意见》明确要求培育健康服务业相关支撑产业。2021 年 6 月,国家发展改革委等部门印发《"十四五"优质高效医疗卫生服务体系建设实施方案》,提出到 2025 年,在中央和地方共同努力下,基本建成体系完整、布局合理、分工明确、功能互补、密切协作、运行高效、富有韧性的优质高效整合型医疗卫生服务体系。新一轮国际产业转移正在进行中,我国在产品设计、制造和需求等方面均有较大的本土优势,能够承接新兴大健康企业的转移。

4. 威胁(Threats)

虽然国际大健康产业发展模式已经较为成熟,但我国的大健康产业发展不仅仅是要在现有模式下进行本土化改造,形成具有中国特色的大健康产业发展,还要突破现有的技术制约和规则制约。

二、国际大健康产业发展对我国的经验借鉴

大健康产业是经济系统中提供预防、诊断、治疗、康复以及缓和性医疗商品和服务的总称,通常包括医药工业、医药商业、医疗服务、保健品、健康管理、保健服务等领域。作为全球最大的产业之一,全球健康年支出总额占世界生产总值的十分之一左右,是全球经济发展的新引擎。大健康产业是世界上规模最大、增长最快的产业之一,世界各地大健康产业的发展基础与探索实践,可为我国大健康产业的发展提供充分的经验借鉴。

1. 智慧医疗进一步连通大健康产业全流程

随着医疗健康的逐步互联网化,健康产业的核心要素不断数据化,这些大数据将成为数字健康的基础,在健康产业的发展中实现巨大价值。例如,医院的信

息化平台建设产生了诸多结构化的数据，可以基于这些数据进行分析和预测，并将其应用于各种场景，实现初步的数字化。医疗健康数字化是走向智能化的必经之路，数字健康的发展过程中，对数据的依赖程度以及应用算法的复杂程度不断加深，医疗智能化水平不断提高。与健康和医疗事项有关的数据范围广泛，从定期的健康检查结果、医疗和处方信息，到由患者或客户产生的数据每天通过无线移动设备进行传输。数据量的持续增长带来了信息转化价值，医疗健康大数据不仅能够用于改善医疗保健服务和创新治疗方法，还可以提高、促进相关部门对地区健康水平的整体把握。

2. 人工智能为医疗行业发展带来新活力

《"健康中国 2030"规划纲要》明确提出大力发展"互联网 + 医疗"服务。近年来，我国线上医疗服务、健康大数据服务、智能医疗设备等"大信息 + 大健康"产业发展迅速。以物联网为例，2017 年第一批立项的物联网国家标准 47 项中有 11 项与医疗相关。健康领域作为大数据、人工智能、物联网和工业互联网的重要应用场景，应抓住当前信息技术革命的机遇，推动健康数据、健康服务和健康产品生产的信息化、数据化和智能化，提高健康产业运营效率，带动健康产业向远程、科学、高效、便捷的方向发展。根据《2021 年中国人工智能 + 医疗与生命科学行业研究报告》，2020 年中国 AI 医疗核心软件市场规模为 29 亿元，加上带有重资产性质的 AI 医疗机器人，总体规模达 59 亿元；到 2025 年，AI 医疗核心软件市场规模将达到 179 亿元，加上 AI 医疗机器人，总体规模将达到 385 亿元，总体市场呈繁荣增长态势。AI 医疗商业模式最根本的是要考虑如何能减轻医疗负担、均衡医疗资源分配、为用户节约成本，而不是让用户花费不必要的金钱或时间去换取服务。AI 医疗的商业模式可参考健康管理模式、互联网医疗模式、泛市场盈利模式与移动医疗模式，在这些模式中融入 AI 医疗产品，创新产品形式，推动经济效益与社会效益的双赢。

3. 依托优势资源探索大健康产业融合发展路径

我国大健康产业起步较晚，但健康需求旺盛，居民保健意识逐渐提高，应以优势资源为依托，通过优势资源与健康领域融合发展，取得产品和服务差异化创新优势[3]。例如，将传统武术与健身相结合，发展武术健身项目；将旅游与养生相结合，发展温泉旅游等项目；将中医食补与保健品领域相结合，开发保健食品等项目。应继续深入挖掘中医在养生保健、康复理疗等方面的潜力，迅速扩大健康产业的产品和服务规模，满足人民群众对优质健康产品和服务的需求。中国医药企业管理协会数据显示，我国中医药产业建设取得新进展，2023 年规模以上医药工业增加值约 1.3 万亿元，中药临床研发活动繁荣，中药新药注册申请数量再创新高，中药品种保护申请及获批数量大幅上升，中药上市品种类型之丰富，前所未有。中研普华产业研究院《2024—2029 年中国中药材行业市场全景调研与发展前景预测报告》数据显示，2023 年，全国围绕大健康产业培育的新业态总规模已超过 14 万亿元，其中中医药产业远超 3 万亿元，增长率保持在 20%。

第二篇

大健康工程及其管理理论

第四章
大健康工程概论

第一节　大健康工程的系统分析

一、大健康工程的内涵

首先，大健康工程是一个复杂系统优化的过程。大健康产业覆盖面广、产业链长、融合性强，是一个复杂的系统性工程。与结构简单、要素单一、关联性弱的传统项目大多采用的分割式、碎片化管理不同，大健康工程管理需要从系统角度对产业进行整体性管理。从层级上讲，大健康工程管理，既要从宏观上进行整体发展布局与战略研究，又要从中观上构建发展框架，还要从微观上规划具体实施措施，运用系统工程思维从宏观、中观、微观多个层级制定策略为系统的整体优化提供更好的支持和保障；从内容上讲，大健康产业管理系统可以分成若干相互关联的子系统，各子系统又包含若干相互关联的要素。全系统管理不是简单的子系统和要素的相加，而是既要实现子系统内各个要素之间的有机融合，又要实现各子系统之间的耦合协调，使得整个系统而非某一子系统的状态处于最优。

其次，大健康工程是一个多元目标实现的过程。与传统医疗卫生项目追求治病救人的单一目标不同，大健康产业追求健康理念和模式的转变、医疗资源配置的公平公正、健康产业的高效优质发展等多元目标。其工程管理是一个多目标融合以实现产业总体目标的过程，在这个过程中要协调好整体目标和局部目标、主要目标和次要目标、长远目标与短暂目标等各种目标的有机关系，切不可因为过度追求某一级目标而影响总体目标的实现。同时，要充分实现大健康产业的良性和可持续发展，其工程管理除了要努力实现大健康产业本身的多元目标，还要能够统筹大健康产业与社会经济、社会文化、社会生态等多方面的良性协调发展。此外，大健康工程管理本身还包含实现风险应对、管理水平提升等目标。

再次，大健康工程是一个多学科指导实践的过程。大健康工程管理开启了工程管理与大健康产业的融合创新之路，开创了健康产业研究的新范式。大健康工程管理的研究既不同于经济学、管理学等学科领域，不同于铺路、架桥等工程领域，也不同于对传统医疗卫生项目的一般化管理实践，更不同于哲学、数学等科学理论的研究。大健康工程管理集医疗、工程、管理、信息与社会科学等多学科体系于一体，其知识结构具有复杂性和综合性，其思维方式具有系统性和整体性。因此，需要科学、合理地运用医学、工学、管理学、哲学、经济学、信息学、社会学等多学科知识和技术指导大健康产业实践。

最后，大健康工程管理是一个全生命周期的追溯过程。其工程管理跳出了传统的以质量、费用和进度等要素为核心或以规划、实施等过程为核心的管理模式，立足大健康产业的发展历史脉络、当前需求、未来有可能的发展方向的基础上全面探索大健康产业全生命周期的发展规律，将与大健康产业相关的要素在全生命周期维度上整合集成[76]。大健康工程管理既关注大健康产业的萌芽、发展、成熟阶段，也关注其衰退、升级、转型等阶段，对全生命周期的追溯可以促进大健康产业螺旋式上升发展。

二、大健康工程的时代特征

大健康产业是在经济高速发展、科技日新月异、医疗卫生水平显著提升和人类健康理念根本转变的基础上发展而来的，具有鲜明的时代性。大健康工程相较于传统的医疗卫生管理也具有明显的时代特征。

（一）以人民为主体

大健康工程管理与传统医疗卫生项目管理最本质的区别在于：传统医疗卫生项目管理主要是围绕提升医疗行业治病救人能力而展开的，管理的核心是“病”，大健康工程管理则是围绕提升健康产业满足人对健康的全面需求的能力而展开的，管理的核心是“人”。大健康工程管理在健康产业规划、运营和评估等各阶段，不仅要考虑健康产业能覆盖人类对健康的全面需求，也要考虑医疗资源配置的公平公正，还要考虑老年人、残障人士、贫困人口等弱势群体的特殊需求，以及大健康产业对人们的生产、生活方式的影响。总的来说，大健康工程管理的本质是“以人民为主体”，以大健康产业为管理对象，坚持人民的主体地位，把人民的利益放在首位,不仅要满足人类对健康的共性需求,也要满足个别群体的多重需求和特定群体的个性需求;不仅要满足人类对健康的阶段性需求,更要满足人类对健康的长远需求。

(二)技术赋能

技术,特别是以大数据、物联网、云计算、区块链和人工智能为代表的现代信息技术在大健康工程管理中的作用是不可忽视的[77]。随着现代信息技术贯穿于大健康工程管理的各个方面,在数据流通和智能算法的驱动下,打破了传统医疗卫生项目的分区域、分行业、分部门的单一管理模式,让大健康产业的系统性规划和整体性治理成为可能。此外,随着大量的数据可以被收集、存储和分析,为制定决策提供更加客观、科学的依据;通过移动医疗、远程医疗、健康管理平台等方式,可以实现医疗资源的优化配置和医疗服务的普惠性;新技术会带来新模式和新理念,从而提升大健康产业的发展水平和竞争力;建立完善的医疗信息化系统可以实现医疗信息的数字化、网络化管理,提高医疗服务的效率和质量;区块链技术可以保障医疗数据的安全性和隐私性,防止数据被篡改和泄露,提高患者信任度和医疗数据的可信度。总的来说,信息技术改善了大健康工程管理的管理方式、提高了管理效率、优化了管理流程、促进了产业的发展和创新。

(三)多元共治

大健康产业的管理涉及政府、医疗机构、高校、科研院所、企业、中介机构和公众等多元管理主体,真正做到全社会参与,共建共治共享。在大健康产业发展的过程中,各管理主体承担着不同的任务、肩负着不同的责任、代表着不同的利益、追求着不同的目标,但是各主体的利益和目标并不是对立的,而是协同促进的,因为各主体对于实现人类全面健康的价值追求是一致的。多元管理主体基于“信任—价值—合作”的新型合作关系,各司其职、相互协作,共同推进大健康产业的发展和进步。

(四)动态复杂

大健康产业管理是一项跨区域、跨部门、跨领域,自上而下和自下而上交互的多层级多链条的复杂巨系统工程管理。其复杂性体现在系统内部要素的庞杂性、要素间相互关系的复杂性、要素间运行规律的非线性化、系统要素的高度流动性、系统内外环境的高度不确定性。系统的动态复杂特征是指系统的信息交流、能力交换、新事物涌现、自组织每时每刻都在发生,从快速发展的医疗技术到不断变化的政策法规,再到不断提升的公众健康意识,以及风险等其他因素的影响。大健康产业必须主动适应社会环境的变化,通过主动学习,不断优化自身的发展。大健康工程管理需要持续关注各方面的动态变化,并及时调整应对策略,以确保健康产业能够灵活应对挑战,提供高质量的医疗健康服务,促进健康产业的可持续发展。

第二节　大健康工程的管理理论与方法

工程管理顾名思义就是对工程活动进行管理。传统的工程管理通常指对基础构筑物工程的管理,其管理对象多为土木建筑和水利等狭义工程领域,又称狭义工程管理。随着现代工程内容的丰富、内涵的延伸,工程管理也由狭义工程管理向广义工程管理发展。综合而言,工程管理既包括对重大建设工程实施的管理(如工程规划与论证、决策、工程勘察与设计、工程施工与运营等),也包括对重要复杂的产品、设备、装备在开发、制造、生产过程中的管理,对技术创新、技术改造、转型、转轨的管理,以及对产业、工程、科技的发展布局和战略的研究与管理等[8]。

方法是人类认识客观世界和改造客观世界应遵循的某种方式、途径和程序的总和。工程管理领域中的一系列复杂科学问题、实践问题的解决需要方法论的指导,特别是综合性和系统性程度相当高的重大工程的管理实践过程,没有方法论的指导是难以想象的。遵循传统方法论架构形式,工程管理方法论可分为工程管理哲学方法论和工程管理一般方法论。

一、工程管理哲学方法论

哲学是世界观,是其他科学的主导原则和方法论,哲学的原理在大健康工程管理中的体现、统领、指导与应用构成了大健康工程管理的哲学内涵。大健康工程管理作为一门学科、一个专业有其自身的基本理论,但更重要的是有思想基础和价值导向。大健康工程管理的哲学思想方法是大健康工程管理领域最抽象、最高层次的思想方法。从系统观、辩证观、和谐观等角度,对大健康工程管理过程、模式、规律等进行哲学思辨，得到指导大健康工程管理研究的普遍原则、思维模式。

（一）遵循客观规律的方法：实事求是，与时俱进

“实事求是”一词出自东汉班固的《汉书·河间献王传》，实事求是原指根据实证，求索真知，现多用以按照实际情况办事，不夸大不缩小。与时俱进强调跟着时代的步伐，随着时代的变化而变化。结合大健康工程管理的实际情况就是将主观能动性与客观规律性结合起来，反对主观随意性和盲目性，结合时代背景进行技术创新和管理迭代更新。只有这样，在大健康工程管理中作出的规划才是科学的、设计才是合理的、实施才是有效的、运行才是健康的。现实中那些凭借主观臆断设计出的“空想工程”，违背规律粗制滥造的“速成品”和一些观念守旧缺乏新意的重复性工程，不是工程进行不下去，就是工程过程中事故频发，再不就是浪费金钱和时间难以发挥工程的功能。相反，那些优质、高效、有生命力的工程，无一例外都是在决策、设计、实施和运行的各个阶段上都践行了实事求是、与时俱进的方法。

（二）透过现象看本质的方法：以人为本，天人合一

工程的出发点是为了满足人类的特定目标和需求，工程的设计者、实施者、受用者都是人类，“以人为本”是大健康工程管理的核心，大健康工程管理理论必须坚持“以人为本”的理念。

首先，工程设计的时候应该综合考量人的需求以及工程产品出现后如何最大程度为人类的生活提供便利，创造改变，甚至还可以思考将对人类社会的进步产生哪些影响。其次，在工程决策、设计、实施和运行中，需要提出一系列防范工程风险和事故发生，最大限度地减少损害健康的风险，设计并制定一系列安全生产的规章制度，应充分考虑人的职业安全健康，重视人、关怀人，彰显视生命为最高价值的人道、人文精神。最后，要避免以资源和环境牺牲为代价，盲目追求经济效益，在工程活动的同时保护好生态环境，坚持绿色工程、生态工程、环保工程是工程发展的目标，也体现了大健康工程管理“天人合一”的核心理念，这是科学发展的基本要求，也是实现人类社会可持续发展的必然要求。

（三）矛盾分析的方法论：对立统一，和谐共建

矛盾是无处不在、无时不有的。工程是为适应自然、改造社会、构建人工存在物的物质生产活动，对工程活动进行决策、设计、组织、指挥、协调与控制的大

健康工程管理活动，亦是充满了各种矛盾的活动，包括工程与自然的矛盾、工程与社会的矛盾、工程中人与人的矛盾这些宏观矛盾，以及工程各个阶段中表现出的许多具体的矛盾，可谓矛盾错综复杂、多种多样。

矛盾之间的关系也不是非此即彼的，并非消灭矛盾的一方面另一方面就会利益最大化，实际上矛盾是不可能完全消除的，矛盾虽为"对立"但也具有统一性，也就是哲学上讲的矛盾的"对立统一"。在大健康工程管理中，一方面要区分内部矛盾和外部矛盾、主观矛盾和客观矛盾、主要矛盾和次要矛盾、矛盾的主要方面和次要方面，相应地找准应对、化解的方法，并且按照轻重缓急的次序解决矛盾。另一方面，要有"和谐共建"的理念，例如在我国的经济、政治、社会、生态和文化"五位一体"的建设过程中，要根据具体情况、具体需求去平衡五方面的发展，实现和谐共建。

（四）理论与实践相统一的方法：知行统一

所谓"知"就是认识，"行"就是实践，知和行的关系就是认识和实践的关系。大健康工程管理是改造世界的实践活动，实践性是大健康工程管理活动最显著的特征。大健康工程管理的理念、原则、手段、方法、策略、路径等，都源于大健康工程管理的实践，是从长期的大健康工程管理实践中总结和概括出来的，而不是主观自生的。脱离大健康工程管理实践产生的理论，必然是失效的，毫无用处的。所以，大健康工程管理理论的构建必定要坚持实践第一的观点和方法，重视调查研究。如果大健康工程管理理论是真正从大健康工程管理实践中生成的，那么这些理论就可以指导大健康工程管理实践活动，有效地去指导工程过程的规划、设计、实施和运行等。在指导工程管理实践中，理论的正确与否不仅得经受考验，还会不断被修正、补充、丰富和发展。由大健康工程管理实践到大健康工程管理理论再到大健康工程管理实践，即行—知—行，这是一个循环往复、永无止境且不断升华的过程。这就是马克思主义认识论，也是知行统一的方法。

（五）辩证思维方法：发展变化，开拓创新

辩证思维指的是一种世界观。世间万物之间是互相联系，互相影响的，辩证思维正是以世间万物之间的客观联系为基础，进行的对世界进一步的认识和感知，并在思考的过程中感受人与自然的关系，进而得到某种结论的一种思维。辩证思维模式要求观察问题和分析问题时，以动态发展的眼光来看问题。

只有坚持辩证思维方法，才能实现由感性认识到理性认识的飞跃。在对感

性材料进行思维加工时,必须运用归纳和演绎、分析和综合、抽象和具体等方法。坚持辩证思维方法对于建立科学体系、指导社会实践都有着重要意义。

恩格斯说:“一个民族想要站在科学的最高峰,就一刻也不能没有理论思维。”现代科学研究的高度分化和高度综合相统一的时代特征,使辩证思维与科学研究的相互依赖性更加密切。辩证思维是现代科学思维方法的基石。首先,辩证思维的基本精神渗透在现代科学研究方法之中,广泛作用于现代科学研究,以致离开辩证思维方法,科学研究就寸步难行;其次,辩证思维方法不仅是实现经验知识向科学理论转化的必要工具,而且已成为沟通跨学科研究的必要桥梁;再次,辩证思维方法为科学创新提供了理论支撑和动力,推动科研工作者以动态和发展的眼光去解决科学认识活动中的新问题,不断开拓创新。

二、工程管理一般方法论

相比较大健康工程管理哲学方法论,工程管理一般方法论属于横向的综合方法层面,解决的是工程管理领域研究所适用的方法和范式问题。

（一）系统工程理论和方法

系统工程的研究对象是系统。系统是由若干部分组成的,各部分间具有密切联系且相互影响、相互作用、相互依赖,各部分以及各部分间的关系组合构成了具有特定功能的有机整体。系统内各部分的组合不是简单叠加和堆砌,而是按照一定的方式或规则进行的有机融合。系统是一个涉及面广、内容丰富的概念,几乎无处不在,我们处在由各种系统所构成的客观世界,如环境系统、经济系统、城市系统、健康系统等。随着时代的发展,各种系统形成了从简单系统到复杂系统的演化趋势。

系统工程是组织管理系统的科学方法,根据系统的预定功能及目标,从整体出发合理规划、研究、设计、实施和运行工程系统。系统工程理论的核心是研究系统的结构、要素、信息和反馈,研究系统各组成部分之间的关联,揭示和推断系统的整体特征和运行规律,其目的是在尊重系统运行的客观规律的基础上更大程度地提高系统的整体功能,提升系统对发展环境的适应力,使系统处于最优的运行状态,使之能从总体上达到最优目标,而非各部分都是最优。

系统工程是一门新兴的且具有高度综合性的管理工程技术学科,涵盖丰富的内容,主要涉及基础理论(如信息论、控制论、可靠性理论等)、系统技术(如系统模拟、通信系统等)、应用数学(如数理统计、模糊数学、概率论等)以及经济学、管理学、心理学、社会学等各学科。其常用的方法有整体法和分解法。

1. 整体法

整体法是指在工程前期策划阶段,很难考虑到工程的细节问题,只能运用系统思维从整体出发,去拟定总目标、总功能要求,做全面的整体计划,探究工程系统的运行规律性和各部分的有机联系,来揭示和推断系统整体特征。整体法的运用不仅可以理清整体思路,做好整体规划,还可以避免片面性和主观性。

2. 分解法

工程问题的解决,经历从整体出发,对各部分进行系统分解,再对部分进行综合到整体的过程。分解法是将复杂的管理对象分解为多个部分,以便于进行详细的研究和管理。工程系统的分解可以按照结构、过程、要素等多种方式进行。

(二)控制理论和方法

控制是指施控主体(如工程管理者)对受控客体(即被控对象,如工程、工程组织和工程实施过程)的一种能动作用,使受控客体根据预定目标运动,改善受控对象的功能,保证预定目标的实现。工程管理系统是一种典型的控制系统,控制作为重要的管理职能之一,存在于工程管理活动的全过程,它不仅可以维持其他职能的正常运动,还可以通过采取纠正偏差的行动改变其他管理职能活动。控制的首要目的是围绕目标,执行预定计划,随时将计划的执行结果与目标进行比较,若发现有超过计划容许范围的偏差,及时采取必要的纠正措施,实现工程的既定目标。

目标是控制的灵魂,控制论主要研究核心是以目标为导向进行控制活动。但是在工程管理实践中,由于组织战略的变化、环境的变化、新技术的出现等,工程目标是具有可变性的,那么相应的计划和控制标准也需要更新。此外,由于工程是多目标系统,在控制过程中必须保证目标系统的平衡,如子目标与总目标、阶段目标与总目标的协调等。

控制论是一门综合研究各类系统的控制、信息交换、反馈调节过程的科学,是涉及人类工程学、控制工程学、通讯工程学、计算机工程学、生理学、心理学、数学、逻辑学、社会学等的交叉学科。控制理论和方法在工程技术和工程管理领域中得到了广泛的应用,发挥了重要作用,常用的方法有直接控制、间接反馈。

1. 控制方法

控制方法按照控制发生在工程活动的不同阶段分为：事前控制、事中控制和事后控制。按照工程管理者的主观能动性分为主动控制和被动控制。主动控制简单来说就是预先分析目标偏离的可能性，并拟定和采取各项预防性措施，以保证计划目标得以实现；被动控制则是在偏差出现后，针对偏差采取措施及时纠正的控制方式。

2. 反馈方法

反馈分为正反馈和负反馈，正反馈是朝着目标方向努力，最终达到目标；负反馈是防止背离目标，缩小与预设目标的距离，最终靠近达到目标。负反馈是系统稳定的机制，是一个系统在受到干扰后能够迅速排除偏差、恢复恒定的能力。

（三）信息管理理论和方法

信息管理理论的研究对象是信息。信息是事物属性和状态的标识，是事物运动特征的一种普遍形式，客观世界中大量存在、产生和传递着各种各样的信息。在工程管理中，信息通常是指经过加工处理形成的对工程活动有研究和参考价值的数据资料。信息管理就是研究信息的性质、质量、产生、获取、变换、传输、存储、处理和应用的总称。在工程管理过程中，会产生大量信息，它们在工程与环境之间、不同工程参加者之间，以及不同的工程阶段之间流通传递。信息管理为总目标服务，通过信息管理可以反映工程各阶段和各组成部分间的运行情况，利用数据可以探究过去或预测未来，利用信息辅助决策或控制组织的行为，能保障工程系统高效率地运行，保障总目标的实现。

随着信息管理科学和现代信息技术的发展，工程管理者越来越认识到信息管理在工程管理中扮演着重要角色。现代工程信息数量庞大、类型复杂、来源广泛、存储分散，始终处于动态变化之中且应用环境复杂，具有非消耗性、系统性以及时空上的不一致性。利用现代信息技术，有效地整合信息资源，实现工程信息资源的共享和有效的信息沟通，消除信息孤岛现象，防止信息堵塞，从而实现科学决策、协调分工、优化资源配置、提高工程管理效率、规避工程风险，有效地控制和指挥工程的实施，保证工程活动的成功。

信息论常用的方法是建立信息管理系统、搭建信息管理平台，将信息管理融合到工程管理的各方面、各阶段，然后结合人工智能技术进行决策、探究、管理等。

（四）最优化理论和方法

最优化理论和方法，是应用运筹学相关方法研究工程在内外环境的约束条件下合理调配人力、物力、财力等资源，使系统有效运行的科学技术。它可以用线性规划、非线性规划、整数规划、组合规划等规划方法研究工程管理领域的多目标优化问题、预测系统发展趋势、制订行动规划，对遇到的问题进行优化处理，优选可行方案，以解决最优生产计划、最优分配、最优决策、最佳设计、最佳管理等最优化问题，对有限的资源做最佳的调配，并提高系统效率、降低成本、减少风险。运筹学是一门交叉学科，涉及数学、计算机科学、工程学等多个领域，随着运筹学自身的发展和信息技术的普及，运筹学在工程管理领域的应用也将越来越广泛。

最优化理论和方法涉及的内容十分广泛，主要有：数学规划、线性规划、非线性规划、整数规划、目标规划、动态规划、随机规划、图论、网络理论、博弈论、决策论、排队论、存储论、搜索论、决策理论、维修更新理论、可靠性理论、仿真技术、ABC 分析、敏感度分析等。最优化过程中，问题不同，采用的方法也不相同，例如管理主体的优化，通常采用博弈相关方法；在工程实验研究、新产品开发、流程优化等方面，通常采用数理统计；在决策评价优化中，通常采用模糊数学等方法。当然，更多的时候是多种方法的综合运用。

（五）综合集成管理理论和方法

随着现代工程的主体多元化、要素庞杂化、层次多样化、时空跨度广泛化、工程环境的快速变化性，现代工程系统具有高度的复杂性，单一理论与方法难出成效，综合集成管理应运而生。综合集成管理的对象是系统中的复杂性问题，综合集成管理是指将工程管理主体、知识、理念、组织、过程、技术、方法、信息系统等综合集成的过程，旨在通过整合多种管理方法、工具、技术和资源，以系统化和协同的方式管理工程的各个方面，包括战略规划、组织结构、流程优化、资源管理、风险管理等，从而实现工程整体发展的提升和持续改进。

综合集成管理是一种基于综合集成方法论的管理模式，其基本原理包括复杂性原理、统筹协调原理、迭代逼近原理和方法论集成原理等。

1. 经验研究与理论研究相结合方法

经验研究旨在通过观察、实验、调查等方式，从实际数据或案例中提取规律性的认识。它侧重于验证现象，测试假设，并且通常涉及对大量数据的收集和分析,常用的方法有案例分析、调查研究和实证研究等;理论研究侧重于理论构建、模型推导和概念分析,旨在通过逻辑推理和理论假设来解释和预测现象,常用的方法有文献研究法、理论模型的构建和理论分析等。在实践中,经验研究和理论研究往往相互补充。经验研究提供了实际现象和数据的基础,而理论研究则提供了对这些现象和数据进行解释和理解的理论框架。因此,综合运用这两种研究方法能够更全面地认识和理解研究对象。

2. 定性与定量相结合方法

定性分析是指对系统做总体的概念性、结构性、框架性分析和说明,通常在战略管理、组织、系统分解、合同管理中应用较多;定量分析是将数学理论和算法应用于处理大型复杂的系统问题,能够准确、严密、有充足科学依据地去论证系统的构成、发展和变化的规律性,定量地描述系统中的变量关系,并进行优化,达到系统最优的目的。定量分析必须以定性分析为前提,定性分析与定量分析相结合,才能对系统的认识达到一定的高度和精度。

3. 循环反馈的方法

工程管理是一个循环反馈、持续改进的过程,PDCA(计划 Plan、执行 Do、检查 Check、处理 Action)循环管理法就体现了这种管理理念。其基本原理是每个循环系统过程都包括"计划—执行—检查—处理"四个阶段,依靠工程管理组织系统推动,周而复始地运动,中途不得中断。一次循环解决不了的问题,必须转入下一轮循环解决。这样才能保证工程管理工作的系统性、全面性和完整性。PDCA 循环过程也是系统不断学习的过程,每一次循环,都要有所进步和提高,而不是原地踏步,要巩固良性结果,改善缺点,要有新的突破和创新,从而保证工程管理持续改进,管理水平不断提高,PDCA 循环反馈是一个螺旋式上升和发展的过程。

4. 人机协同的方法

在工程管理中,人机协同的必要性不言而喻,人机协同是将人类的想法和需求得以充分、科学、有效实施的过程。传统的管理中因为部门分割、信息流通慢、人工水平限制,使得多元管理主体的想法无法很好地实现,甚至不能实现。人机协同打破了信息壁垒,促进了多元主体的共同管理,多元利益诉求的融合实现。此外,在工程实施的过程中,人机协同能够将人类的专业知识与机器学习算法相结合,实现海量数据分析、实时监测和反馈、信息共享、智能决策,从而提高工作效率、优化决策过程、降低错误率。此外,人机协同不仅仅是一个机器辅助人工的过程,也是一个改变人类管理理念和管理模式的过程,促进了理念、技术、方法等多方面的创新。常用的人机协同方法有机器学习辅助决策、模拟仿真预测趋势、自动化流程和任务分配、智能监测和警报系统、增强现实(Augmented Reality, AR)和虚拟现实(Virtual Reality, VR)技术等。

5. 组织控制与自组织控制相结合的方法

组织控制是一种传统的管理方法,其中管理权和决策权通常集中在管理层或领导者手中。在组织控制中,管理者通过制定规章制度、分配任务、设定目标和监督执行来实现对组织的控制和指导。组织控制是由管理者对员工的指导和监督来实现的,整个组织的活动往往是按照预先设定的计划和程序进行的。自组织控制是一种相对较新的管理理念,强调组织内部的自发性和自主性。在自组织控制中,管理者更多地倡导员工自我管理和自我组织,鼓励他们自主决策和自我调整,令组织活动更加灵活和自适应,能够更好地适应环境的变化和挑战。自组织控制强调的是在提供适当的框架和支持的前提下,让组织内部的各个部门和成员自行协调和合作,从而实现整体上的协同和效率。在实际的工程管理过程中两种方法相结合,往往能够涌现出新的机制、新的结构、新的功能以及新的系统整体行为。

6. 民意调查法

工程管理的本质特征是"以人为本",一个工程的规划脱离了人的需求和想法,就毫无意义,所以在工程的各个环节,理清人的需求和想法是最基础也是最重要的,常用的方法有问卷调查法、访谈法、数据分析法、材料分析法等。问卷调查方法是调查者运用统一设计的问卷向被选取的调查对象了解情况或征询意见的调查方法。访谈法是通过访员和受访人面对面地交谈来了解受访人的心理和行为的基本研究方法。数据和材料分析法则是通过研究客观数据和材料,获取有用信息的研究方法。

7. 综合评价法

工程管理综合评价法是一种通过综合考量工程的各个方面,如进度、质量、成本、风险等,来评估和判断工程管理绩效的方法。这种评价方法通常会采用定性和定量相结合的方式,将各项指标进行权衡与综合,以便对工程的整体表现进行全面、客观的评定。通过综合评价法,可以帮助工程管理者更好地了解工程的运行情况,及时发现问题并加以解决,从而提高管理水平和绩效。在工程管理中常用的综合评价法有加权评分法、层次分析法、灰色关联度分析法、模糊综合评价法、主成分分析法等。

第三节　大健康工程管理的属性与价值

大健康工程管理是以生命健康全过程为研究对象，以复杂系统科学为理论基础，采用学科交叉、集成创新的研究范式，应用工程管理的理论方法，研究大健康产业化、信息化、社会化发展过程中的理论和实践问题，包括大健康工程技术研发、产业生态构建、管理模式创新、工程人才培养、社会文化传播、标准规范制定等方向。

一、大健康工程管理的基本属性

（一）经济属性

大健康工程管理的经济属性可以从控制成本消耗，提升创造经济价值的能力，带动其他产业、地区和国家经济发展三个层面进行概括。首先，大健康工程管理作为大健康产业发展全过程的管理实践，需要合理配置包括人力、物资、资金在内的一切资源，在工程管理的各阶段都需要考虑投入与产出之间的关系，进行成本效益分析，在确保工程健康运行的前提下，最大程度地降低成本。此外，还需要考虑风险控制，风险可能导致成本增加、进度延误或者质量下降，因此大健康工程管理需要识别、评估和应对各种风险，以降低其对大健康产业经济目标的影响。其次，通过合理有效的管理，可以建立体系完整、结构优化的健康产业体系，形成一批具有较强创新能力和国际竞争力的大型企业，使健康产业成为地区和国家支柱型战略产业，充分满足供需平衡，持续创造经济价值。最后，在工程管理下大健康产业的蓬勃发展和技术创新的渗透还会带动其他行业变革，促进地区产业结构调整，经济结构优化重组，创造发展机遇，提升经济创造水平。从长远上说，大健康工程管理有助于改变国家和人民整体的医疗投入与产出比，促进国民经济良性发展。

（二）社会属性

大健康工程管理的社会属性涉及全面健康水平提升、社会公平和公正、社会和谐稳定、社会福祉等多个方面。首先,大健康工程管理的实施可以促进大健康产业的良性发展,使人类有机会享有高质量的健康服务和高水平的健康保障,推动整个社会健康水平的全面提升;其次,大健康工程管理致力于医疗资源的合理分配,减少因经济、地域等因素造成的医疗服务不均衡等问题,持续改善健康公平,促进社会的公平和公正;再次,大健康工程管理还肩负着改善公共卫生服务、提升公共卫生事件治理水平的社会责任,减少疾病的传播和爆发,维护社会的稳定和安宁,促进社会和谐发展;最后,大健康工程管理通过健康方式的变革会引领生产方式和生活水平的变革,为社会创造福祉,包括减少医疗支出提升生活质量、增加生产力和劳动力、培养尖端人才、提供就业机会、推动经济的良性循环和可持续发展等。

(三)文化属性

大健康工程管理的文化属性主要集中于健康文化的传播、健康文化与其他文化的融合、跨文化交流等方面。首先,大健康产业的良性发展离不开健康文化的普及和传播。囿于传统社会伦理、道德精神、行为方式、生活习俗、教育水平等多方面的限制,大部分人对健康文化的认知和接受程度仍然非常有限,尚未意识到健康管理的重要性,只知治病却不知预防。此外,还有一些基层政府在制定健康管理政策时未能充分认识全面健康的需求,过多地关注身体的健康,却忽略了现代高压力社会环境下的一些心理异常、精神疾病,也未关注到养老问题。因此,在大健康工程管理的过程中健康文化的发展、普及、教育和传播,具有十分重要的意义。其次,健康文化的发展不可避免地要与传统文化、地区特色文化、新兴文化等多种文化进行碰撞,健康文化的生命力不在于对其他文化的否定与规避,在于其具有极大的包容性。大健康产业的发展要在尊重传统、尊重地区文化差异和接受新兴文化的基础上,追求共同发展、协同发展和差异发展。最后,大健康产业的发展面向的是全人类的健康需求,需要跨区域、跨文化背景的合作与交流,特别是在世界范围内弘扬和传播中医药文化。

(四)科技属性

大健康工程管理的科技属性主要体现在对科学技术的应用、促进科学技术发展和创新、促进科学技术的渗透等方面。首先,大健康工程管理是一个科学理论指导实践的过程。是医疗、信息、生物医药、健康管理等多领域科学知识和技术综合集成应用的过程,科学技术的进步引领了大健康产业管理思维、管理模式、管理方法的变革，没有科学技术的进步，大健康产业发展过程中遇到的问题和挑战就无法解决。其次，随着科学技术在大健康工程管理过程中的应用，大健康产业的发展又倒逼科学技术的发展和创新，这是一个产业与科学技术双向相互促进的过程。最后，在大健康产业与科学技术的双向互相促进作用下，一些科学技术得以丰富地发展和成熟，这些科学技术不但会在大健康产业的各个领域和层面得到广泛普及和深入发展，也将渗透到其他相关行业，最终逐渐渗透到社会的更多角落，体现在生产方式的改变、生活方式的转变、管理方式的优化、信息获取和传播方式的革新等多方面，对整个社会科学技术的发展与进步产生显著影响。

（五）生态属性

大健康工程管理的生态属性体现在其整个工程管理生命周期中对生态环境保护和可持续发展的关注。首先，从顶层设计上大健康工程管理将健康生态纳入全面健康范畴，积极倡导绿色理念，注重科学发展，致力于通过环保教育、绿色技术创新、政策法规支持等方式，实现健康产业与生态环境的良性互动和共生发展；其次，在工程实施过程中，倡导循环经济，注重节能减排，通过推广资源回收利用、废物资源化等方式，减少资源的消耗和废物的排放，实现资源的有效利用和循环再生，最大程度地减少对生态系统的干扰，提倡应用可再生能源技术，降低对传统能源的依赖；最后，大健康工程管理将环保责任和可持续发展纳入战略考量，积极开展环保公益，开展生态系统修复和保护项目，让更多的人意识到生态环保的重要性。

二、大健康工程管理的价值体系

（一）理念提升

大健康产业工程的发展促进了人民对健康管理的全面认识，除了带来一些健康管理意识的改变，还会让人民对健康产业发展的必要性和重要性有清晰的认知。健康管理不只是个人的事情，这是社会发展到一定阶段必须理性对待的问题，它改变传统的健康、保险、养老理念，让人民与时俱进接受新的健康模式。

从国家层面来说，工作重心从以往解决寻医问药向全民健康管理过渡，将预防作为重要环节，推动“治病”向“预防”的关口前移，避免疾病负担带来的巨大社会压力。国家健康管理的方向也将从单一的医疗卫生向涉及多层次的健康管理深度转变。

（二）技术突破

从历史上看，新产业的形成都与技术创新有一定的联系，从蒸汽机的产生、电力的应用，到计算机的诞生都带动了一大批新兴产业的发展。因此，技术创新是产业创新的逻辑起点。当代的技术创新不只是使个别技术领域得到发展，而是出现了一系列影响深远的高新技术。这些高新技术互为条件、互促发展，构成了新兴技术群。信息技术的发展创新为产业发展提供坚实的助推力，反过来产业发展又带动技术的进一步革新，尤其是在竞争之下给技术突破提供了强劲的发展动力。

（三）产业创新

产业创新往往是伴随着经济发展、技术进步和人类需求而产生的，一个产业必定为社会提供一种或一类产品或服务。正是因为这些产品和服务符合人们的消费习惯和消费需求，相关产业才能成长壮大。相反，由于人们对某些产品或服务的需求不断减少，才导致了相关产业的萎缩和衰退。需求是决定产业成长的基本条件，也是产业创新的根本动力，任何新产业的诞生或旧产业的改造都是需求的产物。

一个产业的出现或者创新除了会在这个产业内引起一系列的变革之外还会导致其他产业的变化，从大的方向上来说影响国家资源的合理配置、产业优化让国家的产业布局更加合理；从小的方向上来说相关产业也会有一定的变革，在与其他产业的融合过程中会衍生出新的产业。

产业创新向产业间转变的过程称为产业融合阶段。产业融合是由两个因素决定的：一是某些产业的创新会推动另一产业的创新，连锁式地对产业创新产生影响；二是一个产业创新会成为另一个产业创新的供给因素，表现为需求—供给的螺旋式发展效应。技术—产业关联的强弱是产业融合程度的决定性因素，如果某一产业的核心技术对其他产业有很强的关联，则这一产业与其他产业融合的可能性也就较高，产业创新的空间也就较大；反之，则产业就容易衰退或被替代。

（四）管理优化

将工程管理的理论和方法应用到大健康产业发展方面，这本身就是一种管理的创新，也是一种管理的优化。采用复杂系统科学为理论基础全面把握大健康产业发展的全局和各要素之间的有机联系，可以系统地站在战略高度制定决策。采用学科交叉、集成创新的研究范式，将工程管理从传统的静态、固化的模式中解救出来，赋予工程以生命。多学科知识的综合运用使得工程中出现的复杂问题得以动态解决，并且可以持续优化更新。特别是伴随现代信息技术的发展，数据管理、人工智能、区块链、物联网、云计算等应用于工程管理，使得一些传统的、无法解决的问题得以解决，为现代产业发展提供了新的管理范式。

第四节　大健康工程管理流程

一、建立大健康工程管理系统

在进行大健康产业管理之前，应该首先建立大健康工程管理系统，由于大健康产业本身就是一个复杂系统，那么与之相匹配的管理系统必然也是复杂的。大健康工程管理系统的构建需要从宏观、中观两个层面展开，宏观构建是一个“总”的过程，从整个系统大视角而非系统庞杂的细节立足，规划顶层设计、战略布局和发展蓝图；中观构建是一个“分”的过程，基于系统理论，运用系统思维，从整体上理顺大健康工程管理的内涵并将其分解为若干子系统。

按照管理维度的不同，可以将大健康工程管理分解为：工程环境系统、工程信息系统、工程目标系统、工程对象系统、工程行为系统和工程组织系统等。工程环境系统通常是指工程所处的外部环境，包括社会、经济、政治、技术、法律等方面的因素。工程环境系统的特点和变化会对工程的实施产生影响，因此需要进行充分的环境分析和评估。工程信息系统是指用于收集、存储、处理和传递工程信息的系统。这些信息可能包括工程计划、进度、成本、质量、风险等方面的数据。工程信息系统可以监控工程进展，帮助工程管理者进行决策。工程目标系统是指工程的目标体系，包括工程的整体目标、阶段目标、细化目标等，以及这些目标之间的关联和依赖关系。明确的目标系统有助于指导过程的实施和工程成果的评估。工程对象系统是指工程涉及的所有研究和管理要素的总和,包括战略部署、重大科学问题、材料、人力资源、技术、资金等。工程对象系统的管理涉及对这些对象的规划、配置、利用和维护等。工程行为系统是指综合了工程建设实施过程中各种行为和活动的系统,包括团队成员的行为、决策过程、沟通、协作等方面。良好的工程行为系统有助于团队有效地开展工作并达成工程目标。工程组织系统是指工程项目的组织结构和管理体系,包括项目组织架构、责任分配、决策机制、沟通渠道等方面。有效的工程组织系统能够保证工程管理的高效性和顺利实施。

按照管理职能的不同,可以将大健康工程管理分解为认识系统、执行系统和协调系统等。其中,认识系统主要是对被管理系统的理论基础、文化内涵、发展现状、现实需求、宏伟蓝图等多方面的全面认知,在全面认知的基础上进一步探究被管理系统发展的机理和机制,做理论层面的规划设计;执行系统主要从实践层面探究对被管理系统的一系列具体操作,主要侧重于复杂问题的控制与执行;协调系统介于认识系统和执行系统之间,在理论与实践之间进行各类协调,包括预期目标的更新、管理组织的调整以及管理流程和各子系统之间的衔接与协调等。这些子系统相互交织,共同构成了大健康工程管理的综合体系,对大健康产业的高效、优质和可持续发展起着关键作用。

需要说明的是,在大健康工程管理的过程中,既可以将整个大健康产业看作一个系统,然后分解为多个子系统,理顺多方面的关系和机理,也可以将某个子系统看作一个系统,然后分解为多个下级子系统,理顺其内部的复杂关联。例如,要从整体上规划大健康产业,那么就将整个大健康产业看作一个系统,运用系统思维去探究这个系统。如果想要研究明白大健康产业的工程信息系统,就将工程信息子系统看作一个系统,分解成多个下级子系统做更细致精准的探究。这是一个由宏观到微观、由粗犷到精细,层层抽丝剥茧分析,建立起丰富的系统网络关系的过程。其目的是既可以有整体规划又可以将管理落到实处,该过程始终遵循着总—分—总的探究规律,始终把握着各大小系统间的有机关联。

二、大健康工程管理的具体流程

在大健康产业中,工程管理的应用是确保工程顺利进行、资源合理利用以及成果达到预期的关键。大健康工程管理的流程包括以下几个主要阶段,每个阶段都有其独特的任务和活动。

（一）需求分析和问题识别阶段

在这一阶段，通过数据分析、资料解读、智能化调研、与利益相关方进行沟通和协商等多种方式，深入了解大健康工程的背景和目标，明确大健康工程的需求并识别可能存在的问题和挑战。这涉及对市场趋势、政策法规、技术发展等多方面的分析，以确保大健康工程的目标与行业趋势、市场需求保持一致。此外，在信息时代背景下还要特别关注大健康产业的数字化发展现状，以全产业链数字化为基础，优化整个管理流程[78]。

（二）决策和设计阶段

在规划和设计阶段，应制定管理的详细计划和执行策略。利用虚拟仿真技术和数智化工具规划工程组织管理、信息流通、资源利用、技术运用和具体的实施流程、时间规划，以及识别风险并制定应对计划等，目的是保障大健康工程实施计划的可行性、工程技术的先进性、工程团队的良好合作性、工程资源配置的合理性以及工程具体流程的可操作性。

（三）实施和控制阶段

实施是将计划付诸行动的阶段，利用智能化技术和信息系统执行大健康工程计划，通过云计算、物联网、人工智能等技术，实现工程活动的自动化和智能化，此阶段的关键是确保工程各项任务的进行。控制是指持续监测工程的执行情况，收集和分析工程数据、反馈信息，以便及时发现并纠正偏差。团队将根据监控结果进行调整和优化，确保工程能够按计划顺利进行。此外，还需要与利益相关方保持沟通，及时更新工程进展情况。

（四）运营和评估阶段

工程运营阶段是真正检验大健康工程的效用和价值的关键时期，通过全方位、多角度的全面监管、评估反馈和维护管理，使得工程真正达到预期目标。最后，在大健康工程达到预期目标时，将对工程进行总结和评估。这包括回顾工程的成果、归纳成功和失败的因素，并提炼出宝贵的经验教训，总结可以进一步提升的方面，这些经验将为大健康产业的持续优化提供指导和借鉴。

通过以上流程，大健康工程管理可以有效地管理工程的各个阶段，确保工程达到预期目标并为健康产业的持续发展做出积极贡献。

第五章
大健康工程的管理架构

第一节 大健康工程管理的复杂系统特征

工程管理指通过决策、计划、组织、指挥、协调和控制以实现工程预期目标的过程。工程管理在人类的工程实践过程中,通过获取和配置工程资源,协调人群、任务、流程之间的关系,使工程造物与用物实践活动更为有序和有效。之所以会有工程管理,是因为在现实中会出现各种突发与不确定性事件,如工程深度不确定性决策、投融资及建设营运模式选择、工程复杂性风险分析、工程现场综合控制与协调、工程技术创新管理、工程可持续发展与社会责任履行等方面的偏差往往会直接引发决策失误、投资超支、时间超期等各类风险。大健康工程管理就是从复杂系统工程视角对大健康战略实施计划的执行过程进行管理。

工程管理基础理论表明,工程管理本质属性上形成了从系统性到复杂性的基本演化趋势[79]。在系统科学范畴,从系统性到复杂性不是系统性“量”的增加,而是系统性“质”的提升,这一变化将导致工程管理各个领域在管理思维、原则、方法论的层次和内容都出现了一系列重大变化。

作为一项复杂的系统工程,大健康工程管理横跨医疗、医药、保健、管理、养老、文化、社会等研究领域,涉及医学、管理学、经济学、社会学、工学等学科门类,是典型的学科交叉研究方向。当前,对大健康工程管理的研究与实践方兴未艾,但在核心概念、理论方法、学科范式、产业体系、人才培养等方面尚处在探索阶段,没有形成系统而权威的理论构架。

有学者认为,工程管理的复杂性就是不确定性,其特征在于无法准确计量、预测和控制。一些学者将重大工程管理的复杂性与不确定性区分开来,认为复杂性在于工程要素的关联性。还有一些研究者从文化、环境等宏观因素层面论述重大工程管理的复杂性。根据相关研究中对复杂性的认识,无论关联性还是不确定性均不能独立完整地描述有人参与的重大工程的复杂性,而文化等宏观要素也仅是复杂性的外在表现。在工程复杂性应对策略的研究中,基本上可以分为两种研究类型。一类研究仍然在传统的项目管理框架内开展,通常从工程的不确定性出发提出相应策略,例如增加经费和时间余量、制定应急计划、引入风险管理等。一些研究借鉴了企业管理的研究成果,认为工程管理需要增加组织柔性,进行技术投资等。第二类研究关注于工程的关联复杂性,提出了诸如层级制组织结构、复杂性分解、适应性搜索、技术选择和学习等措施和方法。这些研究仅仅关注了重大工程管理复杂性特征的某一个方面,所提出的措施和方案也呈现出碎片化特征。这类研究将复杂性看成是一种外生的问题,没有认识到工程本身是一种人造活动,其复杂性具有内生属性。与应用"还原论"的方法论将复杂性进行分解的思路不同,一些学者还提出了系统工程、"综合集成"等方法。这些方法强调"整体论",试图通过不同专业、不同方法的综合来解决重大工程的复杂性问题。

作为一种普遍的方法论,复杂系统理论为大健康工程管理研究提供了新的视角,正如圣塔菲学派所说:"不再被迫生活在假言性的阴暗世界中,或仅仅敲下并孤立地研究实际系统的碎片,期望可以将片面的知识,重新拼成对系统整体的理解","现在拥有了一种必要的方法和工具,建立复杂系统的理论,这些理论最终可以与牛顿及其继承者所发展的,描述简单质点系统力学过程的理论相媲美"[80]。复杂系统理论将大健康工程管理看作非线性的复杂自适应系统,而不是简单的线性均衡系统,摆脱了传统范式的限制,具有更高级的组织哲学隐喻。大健康工程管理的复杂性特征,表现为非线性联系、整体性涌现和自组织演化的辩证统一。

一、非线性联系

非线性联系首先体现在开放性。复杂系统理论认为开放系统是绝对存在的,系统必须与外界持续交换物质、能量、信息,以维持系统的正常运转。大健康工程管理这个复杂系统具有耗散结构,孤立于环境会导致系统熵增。因此,必须从外环境引入负熵流,输出内部的异化物,并吸纳外界环境提供的物质能量。在应对全球性挑战背景下,大健康成为世界各国共同面临的重要问题,需要打破世界民族国家体制下时空疆界的限制带来的局部性和封闭性[81]。在此过程中,通过技术和产业的力量,逐渐突破空间边界和价值边界,重构价值链、产业链、创新链的整体生态。大健康工程能够有效改善健康结构和生命质量，促进经济社会结构和治理体制的完善，提高国家治理能力和经济社会发展效率；反过来，国家、产业、技术等为大健康工程管理提供必要的政策、资金与物质等与外界环境广泛联系的系统输入，推动物种竞争、群落更替，甚至系统的整体涨落[82]。

非线性联系强调多元因果，即异因同果或同因异果，甚至有时因果关系会相互转换，形成新的因果关系链[83]。对大健康工程来说，线性思维和单向思维带来的固有逻辑已不能满足时代要求，系统产出不是系统投入的总和或简单叠加，高投入也不一定必然带来高产出，甚至系统投入不一定对应系统产出。系统组分通过复杂的相互作用方式展开联系和互动，与社会有着全方位的资源交换且动态调整自身结构，要提高系统整体产出，不仅要分析投入要素的非线性作用，还要分析环境的反应以及由此产生的影响。

二、整体性涌现

大健康工程管理的系统要素不是孤立存在的个体，而是既相互依存又相互制约，既相互耦合又相互转化的统一整体。系统具有非加和性，整体不等于部分之和，医院、高校、企业、科研院所、资金、中介、政策等的简单组合并不能形成完整的生态系统，反而容易产生“1 + 1<2”的非系统效应。系统个体需以整体目标为引领，强调系统分析、综合集成的整体思维，处理好局部与整体、短期与长期的对立统一关系，如核心专利的保护与共性技术的共享、基础能力的提升与应用技术的产业化、健康文化的宣传与推广，等等。

涌现性指系统整体具有元素或组分所不具有的功能特征，是复杂系统论与一般还原论的本质区别，只有系统涌现，系统才被赋予“系统”之意义，正如肌体被赋予灵魂。系统结构决定系统功能，不同的组分，以及组分间不同的层次结构、作用特征会产生不同的整体涌现。系统涌现需要从环境中获取物质和能量，环境对涌现这个“黑箱”起着重要作用。创新具有极强的不确定性，不可预测更无法规划，尤其对大健康工程管理来说，更需要在技术、产业、政策等方面的“涌现创新”。

三、自组织演化

复杂系统处于动态平衡中，演化是其天然属性。与自然生态一样，大健康工程管理与环境间通过能量流动、物质循环和信息传递相互作用，不断经历发展—成熟—衰退的循环过程。非均衡是复杂系统的常态，系统的群落演替机制使得旧主体被新主体替代，旧机制演进到新机制，系统结构和功能趋于多元和复杂，但始终处于演化状态。系统组分间、系统与环境间的自适应机制使得系统结构与功能由混乱趋于协调，输入输出趋向稳定，大健康工程管理主体积极与其他主体协同、合作与竞争，主动适应行业、技术、市场和制度等环境变化，发挥自身优势，克服资源、信息和技术的不平衡，做出改变以自适应新环境，达到新的平衡状态。大健康工程管理系统与创新活动处于动态平衡中，前者决定后者，后者对前者有反作用，是前者变化的推动力，正如商业生态系统理论[84]指出的，任何一个企业都应与其所处的生态系统“共生进化”，而不仅仅是竞争或合作。

自适应是大健康工程管理系统的技术创新、产业创新与管理创新的交互过程，自组织则是系统要素自发协调运作产生空间、时间或功能上联合行动的过程，这是远离平衡的开放系统由无序状态走向有序状态，或由有序状态走向更为有序状态的主要动力。大健康工程管理是研发新技术、创造新知识的复杂智力劳动过程与新模式、新业态的产业发展，以及新范式、新手段的管理创新的有机结合。创新的长期性和不确定性，以及环境的多变性和不可预见性，决定了主体自主能动性是目标实现的基础。政府以发挥市场对资源配置的决定性作用为原则，提供大健康工程的发展目标、激励政策和制度安排等外界环境，医院、企业、科研院所、高校、媒体、中介等主体，自发地以技术、产业、管理创新为手段，建立起合作竞争的互动关系，形成战略联盟式的局部自治单元。不同于自我管理、授权或扁平化，自组织可充分发挥主体的自主性，通过“变异—选择—适应”过程实现系统的动态演进和自我进化。

第二节　大健康工程复杂系统构建

任何理论都不是空中楼阁，尤其是管理理论，一定来源于实践又高于实践。在工程管理活动实践中，主要有两种思维方式，一种是以“筹划”为主要任务，旨在将“虚体工程”变成“实体工程”的思维方式，称为“工程思维”。这是一类在工程管理的具体操作中明确“做什么”和“怎么做”，以便让人操作与实施的思维方式。另一种是以“弄清对象本来面目”为基本目的，弄清工程管理一般性道理的思维方式,称为工程管理中的“理论思维”。理论思维主要是一类明确“是什么”和“为什么”的道理并产生工程管理理论的思维。简而言之,工程思维的成果是形成工程实体,而理论思维的成果是形成理论[85]。大健康工程管理既要注重实践的“筹划”,又要注重理论的总结,即工程思维和理论思维并重,相关基本概念如下:

(1)大健康工程复杂系统。将大健康工程看作一个复杂系统,系统与外界环境又共同构成复合系统。系统具有典型的复杂系统特征,同时具有大健康的特色。如前所述,大健康工程管理研究的对象即是此系统,包括系统结构、运行机制、主体关系、影响因素、动力特征、环境作用等内容。

(2)复杂性。复杂性来源于不确定性,系统特征分析即是对工程管理对象本质属性以及管理活动内在关系特征的抽象与凝练。不确定性一方面来源于模糊性,一方面来源于随机性。大健康工程管理理论中的原理必须围绕着主体性与复杂性这两个最根本、最普遍的要素,充分揭示重大工程管理活动中主体行为与对象特征的基本规律。

(3)演化。大健康工程复杂系统的本质特征,也是与还原论的简单系统相区别的重要性质。在当前经济社会环境下,涌现是演化的重要形式,涌现的内在机理与演化的趋向机制成为重要的时代命题。

(4)情景。大健康工程复杂系统在整体层面上形成的宏观现象、现象的演化、形成该现象的可能路径,以及与环境交互作用的关系。

大健康工程系统要素不是孤立的,而是属于具有不同功能的子系统。系统环境的边界相对模糊,与子系统融合交互,共同构成一个有机整体。物质条件、价值观念和制度规范等子系统发挥支撑、引领和保障作用,通过导向、凝聚、激励、约束机制共同作用于系统主体,组分间通过资源依赖与价值流动相互作用,系统通过遗传和变异机制不断演化,实现新旧更替。大健康工程复杂系统结构,见图5.1。

1. 系统主体

系统主体是具有适应性生存策略的行为主体,按照自身价值观及创新规则对大健康工程活动即时反应,通过局部自治应对不确定环境和创新子系统的扰动,维持系统的独立性和平衡性。作为系统中枢,系统主体是大健康工程复杂系统中最活跃、最具影响力和创造力的核心因素。大健康工程复杂系统主体包括医疗机构、企业、政府部门、科研机构、中介机构、金融机构等,不同主体具有不同的利益诉求、行为方式、相互关系等。

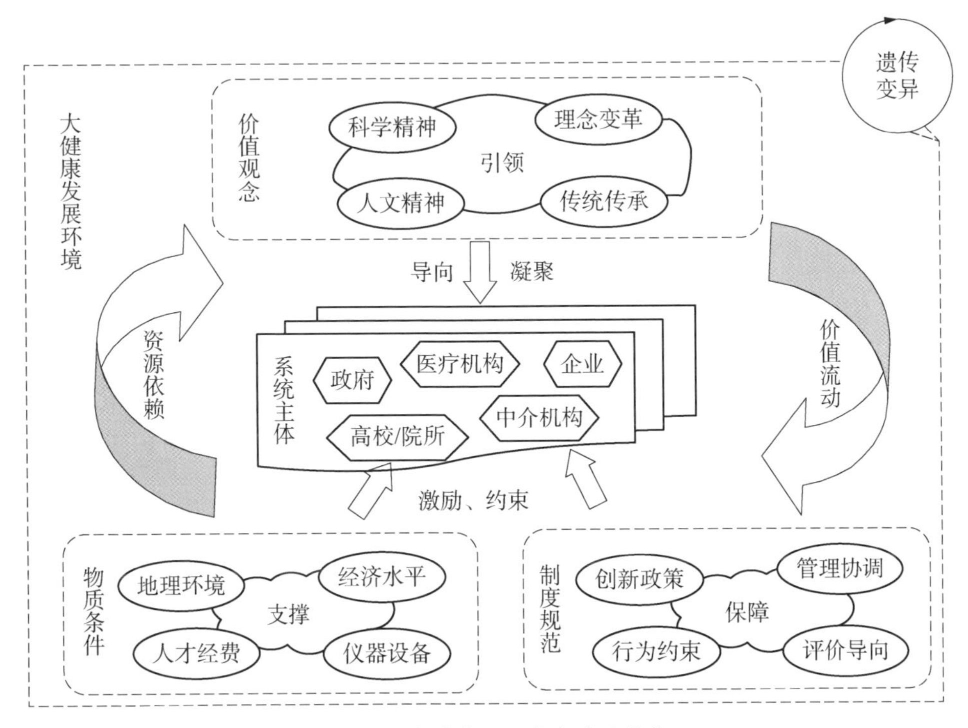

图 5.1 大健康工程复杂系统结构

2. 系统环境

自然环境是影响大健康工程的自然因素和条件，自然资源与产业经济效益密切相关，受地带性或非地带性因素影响，数量、质量及其组合呈区域异质化，通过产业结构引导大健康工程发展方向。政治环境受世界局势、外交关系、国家政局等影响，是大健康工程创新的先决条件。政治环境影响科技进步和经济社会发展，而稳定的制度、完善的政策、健全的法律等能有效推进大健康工程发展。

经济水平是国家或地区经济社会发展的总体反映，决定着大健康工程的投入能力，直接影响到基础设施建设、技术研发水平和人力资源供给。经济水平越高，政府财政及社会资金的投入越多，对大健康工程的推动就越强。经济水平的提高还会大幅提升市场化程度和系统开放性，加速大健康高新技术创新成果产业化，激发市场需求潜力。

社会环境是社会物质和精神条件的总和，极大地影响着大健康工程的实施效果。科学技术是第一生产力，高新技术能有效推动社会进步，反过来，社会需求是技术创新的根本动力。不同的社会背景孕育着不同的价值取向，决定大健康工程侧重生命科学、医药卫生，还是健康服务。

文化环境是在特定文化背景的科技创新实践中，形成的价值观念、思维方法以及一系列文化要素的总和，包括礼仪习俗、生活习惯、宗教信仰等。良好的文化环境能促进知识流通与扩散、自主创新与交易学习的互动，产生创新溢出与共享效应，减少冗余知识的浪费。文化长期积淀形成的环境是固化的，只能改善而不能替代，具有创新意识和革新思想，乐于接受多元事物的文化氛围，更易形成开放的大健康工程发展环境。

3. 子系统

大健康工程复杂系统中，价值观念始终贯穿于系统的存在与发展演化，是决定系统发展方向的根本引导和推动力量，制度规范是系统不可或缺的中枢，物质条件是系统得以维系产出的重要支撑。

第三节　大健康工程管理中的重大科学问题

大健康工程管理要立足我国管理实践，回应重要时代命题。大健康工程管理的实践发展，势必会探索技术突破、产业创新、管理优化、文化传播，这为大健康工程管理理论创新提供了难得的历史性机遇和土壤。通过多学科交叉的理论与实践研究，将大健康工程管理问题研究上升到一般学科规律的理论，指导大健康工程的伟大实践，提炼一套可实证、可拓展、可推广的规范性理论体系和实践范式，丰富科学理论体系。从大健康工程管理的学科特点、主体特征、系统结构、发展路径、制度政策等方面，提出大健康工程管理亟待解决的重大科学问题。

1. 大健康工程管理复杂系统结构与动力学机制

基于复杂系统理论，将大健康工程管理视为一个复杂的系统工程，构建大健康工程管理复杂系统，深入分析系统结构及动力学规律，构建大健康工程管理研究的对象系统。研究问题主要包括大健康工程管理复杂系统构建及结构分析、大健康工程管理复杂系统演化的动力学机制、大健康工程的典型实践与经验总结、大健康工程实施与经济社会环境的相互作用等。

2. 大健康工程管理组织模式与商业模式

大健康工程管理组织是由管理主体群构成的对管理对象实施管理功能的系统，管理组织模式则是管理组织中主体构成、管理事权配置、管理流程、组织结构、管理支持、组织整体行为的形成机制等。由管理组织微观层次上主体之间力系的复杂形态，到中观层次主体之间力系的相互作用与演化，直至宏观层次组织整体复杂功能的涌现，是认识与分析大健康工程管理组织科学问题的主要学理。研究问题主要包括大健康工程管理组织的形成机理与特征、大健康工程管理组织的基本功能与结构、大健康工程管理组织主体行为规律、城市社区大健康治理典型情景构建、大健康工程管理的利益分配机制与资源整合机制、基于现代信息技术的大健康工程商业模式创新等。

3. 大健康工程技术创新与不确定型决策

大健康工程技术体系是指人们总结积累起来的经验、知识而形成的各种工艺、方法、技能、工具与装备体系，既包括形成工程物理实体所需的工程技术，也包括保障工程造物活动有序和有效的管理技术。此外，深度不确定性对大健康工程决策形成了深刻和根本性的影响。研究问题主要包括大健康工程技术创新的软环境分析、大健康工程技术创新平台构建、基于大数据的大健康工程管理不确定性建模、传统中医理论中的“大健康”智慧等。

4. 大健康工程产业发展与金融创新

工程金融是工程建设不断发展和全球公共产品融资格局发生重大变革而在金融领域内出现的一个新的系统形态，是指在一个开放的环境中构建专门的稳定治理体系，服务工程建设需求而开展的工程建设资金的筹措、调度、安排和管理的金融活动与过程。大健康工程金融具有特定的时代背景、内涵、边界、特点和职能等系统要素，形成了一个完整的体系。研究问题主要包括大健康工程投融资决策与模式选择，中国大健康产业发展态势评估理论方法，中国大健康产业发展水平测度与潜力分析，中国大健康产业发展路径分析，中国大健康产业发展的成就、走向与举措，人口结构、经济转型与大健康产业发展，大健康产业链分析，社会资本参与大健康工程建设的路径与策略等。

5. 大健康工程治理模式与制度政策

大健康工程由多主体共同协作完成，不同主体具有不同的价值取向和利益关切，需要在统一目标下统筹协调，发挥各自优势，实现激励相容。同时，充分发挥政府和行业组织的作用，在政策、标准、制度等方面予以推动。研究问题主要包括大健康工程治理多主体合作网络构建与分析、大健康工程治理多主体作用机制实证检验、中国城市社区大健康精准治理策略、大健康工程管理区域协同路径优化、打造大健康工程先行区的策略、国际比较视域下大健康政策创新、大健康工程管理人才培养模式创新、现代信息技术赋能大健康工程治理等。

6. 大健康工程风险分析与韧性提升策略

各种潜在危险与灾害都可能成为大健康工程的风险，特别是由大健康工程自身复杂性形成的一些独特的风险类型，需要从大健康工程复杂属性出发探索相应的控制方法。研究问题主要包括大健康工程伦理规范、大健康工程管理风险治理体系构建、大健康产业发展风险分析与控制策略、大健康工程管理韧性提升策略、大健康产业发展负面清单等。

第六章
大健康工程管理标准规范制定

第一节　大健康工程标准规范体系

一、大健康工程管理重点

为更好地促进大健康产业多元化发展，应鼓励和支持重点产业形成引领和带动作用，充分利用政策优势促进健康产业增长，建立科技产业基地，形成集养生、保健、康复、运动、医疗为一体的发展模式，充分发挥特色和优势，以产业集聚效应带动大健康产业蓬勃发展。

（一）市场监管规范

作为一个具有明显时代特征的新兴产业，大健康产业方兴未艾，在全产业链的各个环节、各个领域大多缺乏明确具体的产品和服务标准，既容易导致产业发展无序、资源配置不均、研发投入不足，又可能导致监管权威不足，甚至影响产业链、供应链安全稳定。对此，应制定相应标准和条例，加强大健康产业发展的标准规范制定和实施，推进对市场的有效监管，引导创新、金融、基础设施、人才等资源的合理流动，推动大健康产业有序健康发展。

建立全国性大健康工程协同推进工作机制，明确部门职能和责任。由于大健康工程涉及多个产业部门，发展过程中需要加强组织领导，以全国工作小组的形式建立工作机制，明确产业发展牵头部门，落实细化各项责任，发挥政策的整体协同推进效应，实现整体共赢发展。

搭建监管云平台，落实规范化管理，确保高质量发展。充分利用大数据、区块链、自动化、人工智能技术，建设创新监管平台，构建政府、企业、公众、社会组织等多元主体共同参与的大健康产业监管体系。搭建覆盖政府监管部门和直属单位的行业级监管云平台，建设基于云计算的业务系统，实现基础设施整合和资源共享，畅通网络互联，在依托国家电子政务外网实现互联互通的基础上，构建市场监管网络和平台，精准落实规范化管理，确保高质量发展。

构建大健康工程绩效评估体系。大健康产业发展过程中，会涌现新技术、新业态、新模式等创新性产品和服务，对资源的依赖程度各不相同。大健康工程的绩效评估有助于合理化政策支持方向，落实大健康工程的政策扶持，明确市场主体责任，进行合理化的资源配置及价值引导。大健康工程绩效评估体系是一个复杂的过程，要综合考虑大健康工程的质量、效率、公平性、可持续性等因素，明确评估目标、制定评估标准、确定评估方法，同时注重结果的应用，以及多方参与下的持续改进。

（二）文化推广规范

为解决大健康领域社会文化观念规范化推广的问题，需要在大健康领域发展的不同阶段厘清大健康文化观念推广的需求和工作重点，促进相关机构积极参与贯穿大健康领域全生命周期的标准规范体系建设工作。为促进机构间的互联互通，发挥相关政府部门领域标准制定的主导作用，多渠道提升大健康相关理念的传播力度。

1. 政府部门促进大健康文化传播、价值引领及技术服务发展

政府部门应充分发挥职能作用，促进大健康文化传播、价值引领及技术服务发展，并引导各级医院、社区卫生服务中心等基层医疗单位主动参与。一方面，应充分发挥高校和科研院所的文化传承使命，提高师资培育水平，促进大健康产业人才培养质量提升，提高大健康文化观念的传播力度。另一方面，应积极推进运动及养生理念的传播发展。体育产业是大健康产业的重要组成部分，不仅具有一定的经济价值，更具有很高的社会价值和文化价值。规范主流媒体言论，建立体育健康文化观念传播标准对大健康文化推广具有重要的作用。

同时，工商行政管理、卫生行政管理和医药管理等部门应加强对大健康相关伪科学的监察处罚力度，从源头上遏制伪科学及不良言论的传播和发展。此外，政府大力扶持大健康行业中重科学、讲诚信、有资质的企业，对形成有利于行业健康发展的领军力量具有重要意义。

2. 非政府部门充分发挥基础优势，提升大健康文化传播效应

高校需发挥自身价值优势，通过知识转化和文化传递，传播健康文化。在提

升自身知识和技术传承力量的同时，大力发展大健康及其相关专业，创新激励机制，提升医疗健康相关专业师生服务基层大健康文化传播的主动性和自觉性。社区、养老机构、基础教育机构等单位可依托自身群众基础，采用多种活动形式，普及大健康文化价值。

医院可利用自身技术优势，推广和宣传大健康社会文化及健康理念，促进健康文化传承与传播。通过线上线下相结合的方式，多渠道推广医疗健康知识，采用公众号、新媒体等形式创作群众能听懂、能信服的健康文化内容，将科普、义诊、讲座常态化，多方传播大健康文化。

卫生健康类社会团体应充分发挥自身特点，提高医药卫生产业发展水平。发挥产业集聚效应，组建促进大健康产业发展的联盟或联合体，充分运用现代信息技术，以智能制造技术推动大健康产业先进制造体系发展，增强科技创新能力，推广中高端大健康服务理念和产品。大力发展医疗健康服务贸易，推动医药企业走出去，开展国际产业合作，提高国际竞争力，从而提升健康文化软实力，促进大健康社会文化观念的国际传播。

（三）应急管理规范

为进一步落实“健康中国”战略实施，需要构建环境、社会、服务、文化、产业、人群相统筹的健康城市体系，特别是完善疾病预防控制体系和重大公共卫生应急事件防控应对体系，健全应急物资保障体系，进一步提升应对突发重大公共健康安全事件的能力和水平。

加强监控检测和预测预警，提升应急管理体系的现代化水平。应急准备是应急管理最重要的环节，可以用最小的成本实现最大的收益。加强前瞻性谋划、全局性思考，强化底线思维，把监测预警体系和能力建设摆到重要位置。各级单位要健全监测预警体系和应急管理机制，强化突发重特大公共卫生事件中各环节工作的统一指挥与协调，提高食品卫生防疫机构、药品监管机构等的应急处置能力。建立国家参考品原料样本应急调用机制，维护应急检验设备设施，强化应急关键技术研发，夯实应急管理制度和科技基础。加强应急体系和能力建设，需要重点关注以下几个方面：

第一，完善药品医疗器械紧急研发攻关机制。促进应急（医疗）救援产业技术研究院、应急（医疗）救援产业装备生产基地、应急产品链生产基地、应急培训基地、应急数据中心、区域救援服务中心、应急装备检测认证中心、应急产业会展中心等应急医疗产业的规范化发展与合作创新，推进药品、器械等医疗产品的联合研发攻关与供应高效化，在质量不松懈的同时保障市场供应。

第二，完善风险识别标准，健全应急管理制度机制。完善药品安全及食品卫生安全等突发事件应急预案，健全应急审评审批、检验检测、监督检查机制，完善药品食品储备和供应制度，确保质量安全和上市供应两不误。在风险监测、预警研判、应急处置中发挥制度支撑作用，切实做到风险发现最早、应急处置最快。

第三，培养应急处置能力，实施应急能力提升项目，将应急管理作为大健康人才教育培训的重点内容，不断强化“全领域应急、全员应急、全方位应急”意识。建立大健康应急演练案例库，加强应急能力培训和实战演练。各级管理和监督部门应开展常态化药品安全应急演练，并在演练后组织演练评估，强化部门协同，做好应急处置的各项准备，不断提升突发事件的应急处置能力，妥善应对可能发生的药品食品安全事件。强化舆论引导能力，主动回应社会关切，着力营造和谐社会环境。

二、大健康发展标准

（一）人才培养规范

大健康工程涵盖养老、护理、医疗器械、康复、运动、娱乐、保险等多个健康领域，对复合型专业技术人才的需求尤为迫切，为此需要规范大健康人才培养。

明确培养目标。科学合理确定学生的知识、能力和素质要求，保证培养规格。要注重理论知识与实践能力相结合，重点培养学生的实操能力和创新能力，提高学生与企业的职业适配性。

规范课程设置。将公共基础课程和专业课程结合，紧密联系生产实际和社会实践，突出应用性和实践性，注重学生职业能力和职业精神的培养，创新人才培养模式。建立专业知识体系框架，明确核心课程，系统培养专业人才。

加强师资力量。涉及国民健康行业，大健康工程的各个领域需要有专业的师资力量保障教学，与社会实际需求接轨，才能促进教学的专业化和规范化。

（二）技术设备生产与研发

大健康工程涉及服务业和制造业，对于生产型设备，要指导工人严格遵守生产规范，进行安全生产，对于医疗器械等高精度要求的设备，做好安全防范，保证生产出来的大健康产品安全有效。生产企业平时要做好设备的维护和保养，减少生产事故发生的概率，为生产安全和工人安全负责。

对于服务型设备，要根据产品生产规范安全生产，保证产品质量，符合用户需求的同时，保证用户健康，详细说明产品使用规则，以保障消费者的生命安全为第一要求。对于有质量问题的产品，及时收回或者销毁。

充分运用现代信息技术与最新研究成果，加快推动大健康产业与前沿科技成果深入融合创新，提升医疗医药交叉创新能力，推进大健康技术创新和产业升级。

（三）专项扶助资金设立及管理

大健康工程的发展需要资金扶持，各地可以结合实际需要设立专项的扶助基金，将财政预算安排用于支持各地大健康产业发展。充分发挥财政资金的导向和带动作用，以奖励和后补助相结合的方式对相关企业（单位）予以支持，进一步引导国家、地方、企业、金融机构对大健康产业的投入，促进各地大健康产业发展。

为规范大健康产业发展专项资金管理，提高资金使用效益，需要根据当地相关产业管理办法制定管理方案。根据职能划分，要求相关部门对专项资金进行管理和拨款，管理部门对专项资金管理遵循“公开、公平、公正”的原则，接受社会监督，资金安排坚持“重点突出、效益优先、项目直达”。

明确专项资金申报流程、支持标准、使用范围。规范中需要明确资金支持对象、支持范围和支持标准。对于申请企业要有明确的申报要求，申请过程要有明确的申报程序和审批流程。在资金使用过程中，获得专项资金支持的项目单位，应当按照国家财务、会计制度有关规定，对奖补资金实施专账管理、专款专用，并接受相关部门的监督检查。对于提供虚假材料、不按规定用途使用资金的企业，要按有关规定严肃查处，收回全部奖补资金。

（四）新业态培育

大健康工程除了支持传统产业转型升级，也要注重高新技术领域产业的发展。要聚焦关键环节，着力加强健康领域科技创新工作，推动生物医药产业高质量发展，提升医疗卫生创新实力，强化战略科技力量培育，深入实施大健康领域的创新驱动发展战略。

深化国家试点，提升医疗健康大数据建设应用水平。坚持以群众需求为导向，加快推进互联网医院建设，构建以互联网医院为服务中心、远程医疗为连接纽带，横向到边、纵向到底的网络化构架体系。注重融合应用，推动智慧健康养老产业创新发展，加强协同联动，持续推进大数据、云计算、人工智能等信息技术在智慧健康养老领域的融合应用。

（五）产业生态标准构建

构建大健康产业标准，是全面推进大健康产业标准可持续发展的有效手段，是转变政府职能、减少行政审批、改变管理方式、优化资源配置的有效方法。

优质的生产规范是在生产全过程中保证产品达到高质量要求的生产管理系统。科学的生产体系对于大健康产业生产至关重要，尤其对于涉及人民健康安全相关的生产活动，需制定严格的生产规范。大健康产业涉及多种生产技术，在生产技术方面，需制定大健康产业生产内容的技术标准。产业管理上，要明确生产企业等级评定的相关评判细则与管理办法，制定好生产内容的效果评估与评价细则。大健康产业涉及食品、医药、医疗器械等产业，这些产业对于卫生安全条件要求高，需要严格遵守《食品生产质量安全管理规范》《医疗器械生产质量管理规范》等行业生产规范。对于大健康产业中涉及的服务产业，如健身、保健、健康咨询等，针对该类产业规范相对薄弱的现状，需要制定严格的监管制度和行业规范，对大健康产业的从业人员资格进行审查和评定。大健康产业作为涉及多项医疗健康服务的新兴产业，未来需要继续加强行业标准、行业规范条件的制修订和清理工作，提升其对安全生产工作的支撑和促进作用。建立安全生产的“负面清单”，践行企业“黑名单”制度，在产业政策、资金扶持等方面对“黑名单”企业进行限制。

三、大健康数据标准

（一）大健康工程大数据资源

大健康工程大数据是与大健康相关的所有结构化与非结构化数据，内容涵盖三大方面：一是人生命全周期的医疗健康数据，包括个人基本信息及健康、医疗、生物、运动营养等；二是医疗卫生机构运营数据，包括机构信息及人财物、医疗服务等；三是健康相关数据，包括环境、气象、交通、民政、教育等方面。大健康工程大数据既包括原始数据，又包括加工分析后的数据；既包括个案数据，又包括汇总的统计数据。

1. 完善数据使用披露原则

对于个人医疗健康数据的收集和使用，应遵循个人信息收集使用的告知同意原则,同时涵盖相关例外场景、回溯查询权、数据出境等创新性规定。医疗健康领域的伦理性和专业性极强,患者难以了解数据的具体安全状况,因此专业机构和专业人员需要承担更多的责任。尽管这些规定在一定程度上反映了医疗机构等在实践中需要更灵活、广泛地处理个人健康数据权限的要求,但相关授权在实践中是否能得到政府部门的认可有待进一步观察。

2. 分级建立安全措施

一是安全措施。数据安全是保障数据标准实施的前提和基础,必须在保证数据安全的前提下进行数据的采集、传输、处理和使用,数据的分类分级处理尤为重要。针对不同的使用场景和数据需求,将数据进行合理化分级,根据重点关注内容规定具体的安全措施,例如主体间数据流通、控制者—主体间数据流通、控制者内部数据使用等。

二是安全管理。安全管理从组织、过程(包括规划、实施、检查、改进)和应急处置三个方面规定了控制者应有针对性地采取安全措施,并对实施措施后的效果进行检查,持续改进,从而搭建持续有效的机构、制度、流程、培训等一体化的合规体系。同时,由于医疗健康数据的敏感性,应对于机构设置、会议频率、流程方案等方面提出更加细致的要求,加强企业关注和对标的意识。

三是安全技术。通用安全技术和去标识化。例如,对于去标识化,应对患者姓名、联系方式、日期、出生日期、年龄和医疗机构内部所用号码去标识化的方法制定规范。去标识化策略、流程和结果应由数据安全委员会审批。

3. 典型应用场景安全规范

根据数据的使用主体和用途,可将数据使用场景分为:医生调阅、患者查询、临床研究、二次利用、健康传感、移动应用、商业保险对接和医疗器械,依附于每个场景可对上述各条提出具体化建议。下述内容以医生调阅数据和临床研究数据安全为例说明。

医生调阅数据安全。首先,对于数据分级,医生调阅场景下数据可分为默认级、告知级和授权级,涉及特殊病种、特殊身份的资料均需授权或告知;其次,医生的角色定义和权限分配、将数据按分级和颗粒度标注、身份鉴别方式和数据调阅方式的具体化具有重要的意义。

临床研究数据安全。应考虑不同临床研究类型,如回顾性临床研究、前瞻性临床研究、临床基础研究、临床应用研究、临床路径研究、产品上市前研究和产品上市后研究、基于真实世界数据的临床研究、涉及人工智能的研究等,并对涉及的相关方的角色进行分类。从伦理审查及知情同意、数据分级、数据采集、数据传输、数据存储、数据使用、数据发布和共享、审计管理等角度保护临床研究数据的使用等维度规范安全。

（二）医疗健康大数据资源

医疗健康大数据依托于区域健康服务平台，是未来大健康数据的重要发展方向。通过整合各个医院、医疗机构等的诊疗数据，可以推动大健康数据在不同区域、不同层级、不同领域之间顺畅流通，尤其可以针对重点疾病和特殊人群，打造基于医疗圈的个性化诊疗模式、基于健康圈的个性化健康管理模式等。

1. 制定统一的数据收集、传输、应用标准

作为医疗健康的关键部分，信息整合与共享需要制定统一的标准，这也就是信息化建设的重要问题，由于我国各地区的信息化水平不同，各个医疗机构在使用信息系统的过程中势必会存在一定的差异。同一个地区的医疗机构存在信息孤岛的现象，数据的信息来源不同，统计的算法与标准也不尽相同，导致数据缺乏一致性与完整性。因此，要尽快制定统一的数据收集、传输、应用标准，推进大健康数据的共建共享。

2. 完善医疗健康大数据资源战略规划

医疗健康大数据资源的管理并不只是将已经收集的信息进行整合与共享，而是需要从战略性的角度对数据资源进行统筹规划。医疗健康大数据资源的战略规划呈现复杂特性特点且工作量极为庞大，涉及单位与人员众多，需要管理者从国内外的资源建设过程中汲取经验，不断完善总体战略规划与设计内容。从顶层设计出发，关注各环节、各主体，充分考虑长期目标与短期目标，配合大健康发展需要建设资源规划方案，从根本上解决“看病贵、看病难”的问题。

3. 完善安全法律法规体系

医疗机构的信息资源是核心机密，相关管理人员务必要加大对信息安全的重视力度。然而，保证信息安全并不是不进行数据共享，而是要在确保医疗健康大数据资源建设安全的基础上，将信息共享的效益发挥到最大化。随着区域医疗健康体系的成熟，一个患者的治疗过程可能会由多个医疗机构共同完成，需要不断地完善相关的法律法规，明确患者信息的所有权，充分保障数据隐私安全。因此，要建立覆盖数据从产生到销毁的全周期安全保障制度，实现对涉及国家利益、公共安全、患者隐私等各层面医疗健康数据的安全防护。完善医疗健康大数据资源安全法律法规体系，在促进区域内卫生信息系统互联互通、资源共享的基础上，通过中央与地方协同提升医疗服务能力。

第二节　大健康工程管理政策机制

大健康工程管理既要着眼于解决当前突出问题，又要为过渡到目标模式创造有利条件。从主要目标来看，要树立大健康理念，立足全人群和全生命周期两个着力点，完善促进全民健康的制度体系，不断提高健康服务质量和健康保障水平，提供公平可及、系统连续的健康服务，实现更高水平的全民健康。

一、大健康产业发展环境

大健康产业是具有巨大市场潜力的新兴产业，包括医疗产品、保健用品、营养食品、医疗器械、保健器具、休闲健身、健康管理、健康咨询等多个与人类健康紧密相关的生产和服务领域。大健康产业发展环境政策是指围绕大健康产业发展，旨在实现一定的产业发展目标，使用多种手段制定的一系列具体政策的总称。良好的发展环境有利于明确产业发展重心，打造优质的营商环境，为大健康产业经营企业提供新的机遇。

随着现代信息技术的进步和人民生活水平的提高，健康产业已经成为继 IT 产业之后的全球“财富第五波”。大健康产业的商业模式已经开始由粗放型向精细化、个性化、智能化发展，新的技术不断倒逼商业模式和产品重构，医疗信息服务业不断完善。在此趋势下，大健康产业的产品趋于多元，产业业态不断向更高级和更丰富的方向演化，产业发展要素整合速度加快。大数据、云计算、区块链、人工智能等技术的发展和应用在智慧养老、智能穿戴、生物医药、医疗装备等产业发展方面不断深化应用，为大健康产业发展提供重要驱动力。

（一）优化产业结构

大健康产业结构政策是政府依据短期或长期内大健康产业结构发展特征，遵循产业结构演进的一般规律和演化趋势，就相关产业部门之间资源配置方式、产业间及产业部门间的比例关系等进行的一系列政策措施，旨在调整和优化大健康产业结构，进而推动大健康产业健康、高效发展。

加强产业服务标准管理。此标准管理旨在将服务质量量化为服务标准，不仅是作为服务工作的标准，也是消费者考量服务水平的标准，包括服务时间、服务费用、服务行为、服务程序、服务保证等。大健康产业涉及领域分布众多，包含有医疗、康复、养老等服务。作为服务标准的制定者，应当考虑可行性原则，即建立标准不代表建立目标，建立的标准应当是一个可持续性的工作过程，并使之不断重复执行；应当考虑明确性原则，尽管产业中的领域不同，但各类服务标准应当明确且数字化；应当考虑及时性原则，此条原则适用于有明确时间限制和时间价值的情况；应当考虑吻合性原则，对于用户而言相关标准应当符合需求，对于政府监管者而言应当符合法律程序等。此外，应当尽可能地建立统一框架管理不同领域的服务标准，将标准管理纳为政府监管的一部分。

完善产品质量标准管理。大健康产业中的产品概念分布较广，包含了医疗药品、康复器材、绿色农作物等，针对不同领域产品需要制定不同产品标准，切不可一概而论。制定产品质量标准应当遵循的总原则是符合社会大众日益增长的生理、心理健康需求。

（二）提升产业经济活力

加快发展大健康产业是推进产业结构转型升级的重大举措，是推动经济发展方式转变的必由之路，各地、各部门要进一步提高认识，认真执行政府相关政策，把发展大健康产业放在突出的战略位置。

切实加强大健康产业发展用地保障，进一步完善土地利用规划和计划管理，执行行业用地投资强度和用地标准，逐步增加大健康产业用地总量，逐年提高大健康产业用地比例，在符合土地利用总体规划和城镇规划前提下，积极推动中心城区内集中布置的工业园区实行成片土地功能置换，利用原有建筑体创造条件发展大健康产业，特别是生产性服务业和公共民生服务业；涉及成片改建的，其工业厂房按规定经征收补偿后，由政府主导统一组织实施。

加大大健康产业人才培养引进工作力度，组织实施大健康产业人才引进培养计划，鼓励各类高级人才创业和就业。对相关高层次管理人才和科技领军人才，可以按其缴纳的个人所得税本级地方留成部分按比例给予奖励，相关企业引进高端人才而产生的相关住房补贴、安家费、科研启动经费等费用，可列入成本核算。

积极拓展大健康产业企业融资渠道，支持符合条件的大健康产业企业融资上市，重点推进一批较为成熟、具有竞争优势的相关企业加快上市，选择一批有上市潜力、处于成长期的相关企业，帮助其进行上市策划，引入战略投资基金，推动其快速发展。鼓励各类金融机构开发和推广适合大健康产业发展需要的金融产品,创新金融服务,鼓励银行业金融机构积极探索无形资产和动产质押融资方式,扩大贷款抵质押物范围。建立中小企业融资平台,提升大健康产业链上中小企业的信贷审批和发放效率。引导金融机构逐步增加服务业贷款规模,对符合条件的大健康产业重点企业提高授信额度。积极组织服务业项目融资推介会、银企洽谈会等,搭建金融机构和大健康产业企业的交流沟通平台,促进服务业银企融资对接,引导金融机构加大对服务业集聚示范区和服务业重大项目的支持。

加强大健康服务业组织领导,建立和完善大健康产业工作机构,负责行业的组织协调、规划制订、政策研究、督查考核等工作。要明确分管领导,配备专职工作人员,进一步加强大健康产业工作力量,落实大健康产业工作人员的岗位和编制,形成上下联动的工作局面。

加大力度引进和培育大健康重点企业,鼓励引进企业总部和行业龙头企业。支持新引进的大健康产业大企业、大集团设立地区总部,依据其税收贡献、吸纳就业和产业水平情况,可以由企业(项目)所在地政府从服务业发展引导资金中给予奖励。鼓励工业和农业分离发展大健康产业,推动产品开发和产品营销两端从原产业中分离出来,并在税收、用地等方面给予相应的优惠政策支持。鼓励相关企业兼并重组、做大做强,对其在合并、分立、兼并等企业重组过程中发生转让企业产权涉及的不动产、土地使用权转移行为,予以免征营业税。

支持现代大健康产业集聚示范区建设,重点支持总部基地、科技创业园、创意产业园、特色文化街区、特色商业街区、商贸综合体、旅游度假区等大健康产业集聚示范区建设。组织开展大健康产业集聚示范区创建活动,每年申报认定。

二、大健康产业监管

大健康产业发展路径可以分为市场调节型的融合发展路径和政府引导型的集群发展路径,前者更依赖于产业要素的自发性区域集聚效应,后者更侧重相关政策的支持及引导。我国大健康产业的培育和发展多从政府引导出发,基于市场需求和地方产业发展规划要求,以产业链招商或招引链主企业而后吸引上下游配套企业的方式,形成地方特色的大健康产业发展模式。在此过程中,一般采取政府引导和市场主导相结合的方式,先明确区域资源禀赋优势,再完善顶层设计及相应配套政策体系,以“揭榜挂帅”“赛马”等制度下的重大项目实施为牵引,形成核心资源主导下的大健康特色产业组团。在此基础上,延伸至衍生新兴产业,培育新的经济增长点。针对产业群同质数量过多,特别是小规模、低成长企业,鼓励进行重组兼并与合作,以整合、竞争的形式,培育一批“独角兽”企业、“瞪羚”企业,提高产业应变能力[86]。

（一）加强市场监管

健全统一市场监管规则,构建公平、透明、有序的大健康产业市场环境。以发挥市场决定性作用和更好发挥政府引领作用为目标,加强大健康产业企业合规管理,推动企业明确经营者行为准则和经营范围,确保合规经营落到实处。实行统一的市场准入制度,切实维护统一的公平竞争制度,健全统一的社会信用制度,探索实施“负面清单”管理和信用管理。推动监管规则公开,提高市场监管制度以及政策的稳定性和可预期性。创新新业态、新产业监管方式,加强市场监管标准化规范化建设,完善市场监管程序,推进线上线下一体化监管,形成政府监管、平台自律、行业自治、社会监督的多元治理新模式。

强化统一市场监管执法,确保大健康产业规范、可持续发展。坚持依法依规监管,实行属地化全行业管理。明确政府对医疗卫生的监管责任、管理权力和职责,构建决策、执行、监督相互分工、相互制衡的权力运行机制,实现所有医疗卫生机构均由所在地卫生健康行政部门统一监管。充分运用人工智能、大数据、区块链等现代信息技术手段,创新监管执法方式,加强全要素、全流程、全领域监管,提升监管执法效能。打造专业高效、统一规范、文明公正的大健康产业执法监督队伍,实现监管执法的法治化、规范化和常态化。

深化简政放权、放管结合、优化服务改革,提升监管服务水平。充分利用大数据等技术手段,创新智慧监管模式,提升市场监管政务服务、网络交易监管、消费者权益保护、重点产品追溯等方面跨省通办、共享协作的信息化水平。建立健全跨行政区域网络监管协作机制,完善政府、企业、行业协会、消费者等多元主体协作监管机制,以及行业准入与退出相结合的自律机制。

（二）注重风险管控

大数据、移动互联网、人工智能等新技术与大健康产业深度融合,推动产业链向纵深发展。在此过程中,新产品、新产业、新业态不断涌现,增强大健康产业发展活力的同时,也带来了不可避免的风险。大健康产业涵盖领域众多,其背后包含的风险也具有多样性,要管控与社会民生和民众健康息息相关的大健康产业风险,必须立足于深化大健康理念,建立健康管理体系,重视以人为本,将人民始终放在工作中的首位，完善大健康产业发展风险管控体系。

构建集约化的区域统一管理体制。探索采用行政监管最小化的管理机制体制，由政府授权，成立统一的风险管控机构，整合优化卫健委、工商、税务、海关等部门的监管流程，构建区域统一的监管体系，实现全覆盖监管，避免重复监管。授权管理机构权责对等的责任、权利和义务，赋予管理机构相应的检查、监测、行政处罚等权力。创新事前、事中、事后监管模式，根据需要进行业务指导和必要的监督检查，基于对区域大健康产业发展的风险分析，提前做好应急准备与风险防控工作。

构建一体化的区域监管信息平台。充分运用智能化监测、自动识别、大数据分析、视频监控、物联网等现代高科技手段，建设大健康产业发展一体化监管信息平台，将相关监管机构、运营机构等纳入统一管理，打破原有监管“各自为战、各管一段”的分散式缺陷，实现信息的全面整合、传输与共享，合理分配监管资源，强化大健康产业风险的整体监管和集约监管。建立一体化平台的食品监管、药品监管、交易监管、广告监管、产品质量监管、特种设备监管、计量管理等标准体系，实现各部门各环节的有效对接。

三、大健康工程技术传播与普及

科技创新、科学普及是实现创新发展的两翼，大健康工程管理就是要研究大健康产业化、信息化、社会化发展过程中的重大科学问题创新，包括社会文化的传播。因此，大健康工程技术传播与普及是非常必要的。当前，技术传播与普及已经从信息时代进入传播时代，智能化、网络化、数字化发展的特征明显，信息技术和媒体技术的快速演化，不断重构着科技传播方式和内容，加大相关政策的引导力度，可以更好地应对多元化、动态化的信息环境，让大健康概念落地生根，焕发出创新活力。

（一）丰富宣传手段

树立“大健康、大卫生、大医学”观，加大政府宣传引导力度，精准聚焦最新的大健康工程技术，打造全媒体传播矩阵，借助 AI 智能讲解、动画等形式，将大健康工程技术创新成果制作成短视频，增强内容的视觉冲击力、感官吸引力和参与宣传的行动力。通过科学实验、科普讲座、圆桌对话等形式，提高宣传的趣味性和可参与度。

拓展大健康工程技术传播路径，充分利用移动互联网技术，突破报纸、期刊、电视等传统手段，通过社交平台、短视频平台等数字媒体渠道，实现跨平台融通传播，扩大大健康工程技术信息传播的声量。

推动多主体协同互动，提升公众参与范围和深度，形成共商、共识、共建、共治、共享的大健康工程技术传播氛围，满足人民群众更高的专业化、定制化需求。同时，加强对用户数据的分析和传播内容的分类细化，充分运用大数据、人工智能等技术，融入最新的智能算法，明确用户画像，提高内容与终端用户的匹配度，增强用户黏性，通过不断的反馈修正，提升大健康工程技术传播的影响力。

（二）创新教育方式

开展大健康高等教育，探索大健康人才培养模式。大健康工程涉及理工农医等多个学科门类，需要具有多学科背景的交叉复合型人才。探索院校合作“以研带培”模式，加快大健康人才培养。例如，从 2013 年开始，山东大学与中科院生态环境研究中心合作开办“环境与健康菁英班”，探索开展大健康领域研究型人才的培养。2015 年，贵州医科大学大健康学院成立，这也是中国高等院校设立的第一个“大健康学院”。2020 年 9 月，浙江大学宣布筹备建设浙江大学大健康学院。据不完全统计，已有 6 所高校设立或宣布筹备建设大健康学院。

大健康教育需持续持久发展，使人终生能接受健康教育，因此大健康教育应从娃娃抓起，把健康教育列入幼儿园、小学等常规教育，带动健康教育进社区、进社会，推进健康知识的全民普及。通过职业技能培训与终身教育渠道，积极推动传统医疗行业从业人员面向大健康工程的知识结构与能力结构转型，在现有人力资源的从业经验和相关能力的基础上，为大健康工程管理的有效开展造就一批行业精英人才。

四、大健康公共服务

（一）提高社会医疗服务水平

鼓励大健康相关企业加入社会公共医疗服务体系建设，构建社会办医差异化竞争优势。推动社会办医在专科设置、发展形态上与公立医院功能互补，大力发展大健康相关专科以及中医、康复、护理、体检等专业领域。培育社会办医品牌，壮大技术先进、管理有序的社会办医力量，提供个性化、定制化的全生命周期医疗服务。引入培育优质医疗管理集团，鼓励跨区域办医、连锁办医，打造一批具有竞争优势的社会办医品牌。

放宽市场准入，扶持大健康服务领域的专业投资机构、并购基金发展，支持社会办医疗机构引入战略投资者与合作方，构建医院、商业保险机构、社会组织等主体的深度合作机制，扩充优质医疗资源。强化社会办医管理服务，规范社会办医机构的级别和类别管理，严格依法进行执业监管，深化民营医疗机构评审工作。增强社会办医发展内生动力，深入开展社会办医管理培训、专业技能培训，探索形成人才、技术、运营等全方位、可持续互助的共赢机制。

（二）创新社会养老服务模式

促进医疗保健与养老服务相融合，支持社会办医疗机构提供签约医疗服务，建立健全医疗保健机构与养老机构的合作机制。支持发展连锁化、品牌化养老机构，鼓励大健康相关企业加入社会公共养老服务体系建设，有步骤、有计划地实施养老资源整合，实现统一品牌、连锁经营的行业主导格局。充分运用国家养老新政策，加强政府托底保障，加大对基层养老服务设施、乡镇敬老院、市县福利机构的建设投入力度，优先兜底保障经济困难的高龄失能失智老人基本养老服务需要，尽快建立长期照护服务体系。创新风险分担和防范机制，提升养老机构应对和抵御风险的能力。

充分挖掘多样化、差异化、个性化的健康需求，加快大健康产业不同业态融合发展，鼓励养老与地产、旅游、健身休闲等业态的融合发展，加快健康服务产业集聚。加快医养结合发展，统筹医疗卫生与养老服务资源布局，支持机构融合型、社区嵌入型、居家监护型等多种养老模式的发展。打造专业化养老服务队伍，建立培训、上岗、考核工作机制，完善养老服务标准体系和服务规范体系。提升养老服务全产业链协调水平，打通不同环节和不同主体间的堵点、断点、盲点，探索“合租养老”“托老所”等养老服务模式，以项目制带动产业链发展。

五、大健康领域的知识确权与知识共享

（一）加强专利申请与应用

提升大健康产业相关企业核心竞争力，支持创新成果在国内外及时获权，对小微企业亟须获得授权的核心专利予以优先审查，帮助相关企业缩短专利实质

审查时间，开展帮扶项目支持相关企业在海外快速获得专利权。降低创新成本，加大对新生行业内产生的相关企业专利申请资助力度，推动专利一般资助向大健康产业的新兴企业倾斜，对小微企业申请获权的首件发明专利予以奖励，对专利转化应用给予专项资助。缓解大健康产业企业融资难问题，建立知识产权金融服务需求调查制度，多渠道降低贷款、担保和保险等费率。

提升知识产权创造和应用的能力，推动大健康企业自身可持续发展。贯彻实施《企业知识产权管理规范》国家标准，鼓励企业以质量和品质为核心、以创新为驱动力、以产业发展生态环境为基础，提升自主创新能力。建立大健康产业知识产权激励机制，制定全方位的专利保密制度，提高专利使用的风险意识，确定专利使用权的真实性、合法性和有效性。同时，注重新技术、新业态、新模式涌现的数字经济背景下知识产权保护，尊重和保护大健康产业中小企业自有专利，激发中小企业创新潜能。提高大健康产业企业的法律知识储备和权益保护应对能力，加强对中小企业专利权的保护，建立健全知识产权快速协同保护机制，为中小企业提供集快速审查、快速确权、快速维权为一体的知识产权“一站式”综合服务。

（二）优化知识产权营商环境

一要“严保护”，以严格保护为产业发展赋能，降低大健康企业司法救济成本；二要“大保护”，以协同共建为产业发展注力，定期对重点医药企业知识产权名录内的医药企业开展走访座谈，回应医药产品研发投产中的司法需求；三要“快保护”，以高效便捷为产业发展减负，法院在审理涉医药等大健康产业知识产权案件时应坚持“简案快审、繁案精审”，提升整体案件审理质效；四要“同保护”，以国际视野为产业发展添翼。多部门联合建立与辖区内大健康企业常态化交流机制，鼓励企业积极开拓国际市场、开展国际合作，建立企业合规经营法律团队。

强化大健康产业知识产权保护工作，不断优化营商环境。加强宣传培训，不断增强知识产权保护意识，尤其是重视发挥企业主体作用，变“要我保护”为“我要保护”。完善保护体系，强化大健康知识产权全链条保护，按照知识产权保护“严、大、快、同”的要求，与法院、公安等司法部门密切配合，积极构建知识产权全链条、立体化保护体系。搭建多层级工作网络，夯实知识产权工作基础，形成政府统筹协调、部门分工合作、条块结合、上下联动的知识产权工作格局。切实维护大健康知识产权市场公平竞争环境，促进大健康领域知识产权的引进培育、转化运用和保护。

第三篇

大健康工程先进生产力的创新路径

第七章

技术装备创新

技术是带动工业发展的主要原因,而装备是技术的体现。随着科学技术的不断发展,大健康产业的技术装备创新逐渐延伸到行业的各个领域,从简单的机械设备到自动化设备,现在正朝着智能化设备的方向发展,这为行业的全面发展奠定了基础。

第一节　大健康工程技术与装备体系

大健康领域包含医疗医药、健康管理、康复保健、养老服务等诸多产业。其中,医疗医药领域以医疗服务及药品、医疗器械、医用耗材的产销为主;健康管理领域侧重健康监测评估、咨询服务、疗养和安全推广;康复保健领域专注于康复设备和保健品的生产和销售;养老服务领域主要关注养老产品和养老设施。随着技术的不断进步,各个领域的装备创新呈现纷繁复杂的特征,构成了大健康工程装备体系。

一、大健康工程领域主要技术装备

(一)医疗医药

医疗医药行业作为人类生命与健康关系的关键基础,近年来备受关注,特别是随着我国医疗保障体系的完善和医疗体制改革的全面开展,国家在健康相关的产业上投入了越来越多的财力和精力,努力完善行业生态,以解决高端医疗产品长期依赖进口的痛点。随着国内跨学科科研实力的逐步提升,医疗器械行业的发展日趋成熟,行业内的企业从单纯的模仿转向注重科技投入,通过提高研发能力，获得核心竞争力，市场也逐渐覆盖从高端医疗设备到普通大众日常使用的仪器设备的全产业链。

医疗影像作为医之重器，在医疗系统占据着绝对无法替代的地位，也是医生诊治过程中最重要的信息获取渠道。美国国立卫生研究院的相关研究结果显示，在现代医院中，大约75%～85%的治疗决策依赖于医学影像。尤其是磁共振成像(Magnetic Resonance Imaging, MRI)因其高分辨率和无辐射特性，在软组织成像方面具有不可替代的优势。

近年来，国内生产企业在MRI设备的研发方面取得了重大进展，打破了进口品牌长期占据的市场主导地位。国产企业通过加大研发投入，开发出的产品可与国际标准产品对标，不仅提高了国内医疗设备行业的技术水平，也为设备国产化提供了有力的支持。

随着技术的进步和产业链的成熟，国内医疗器械行业来到了高速发展的快车道，而预防、保健、治疗等领域的技术开发政策扶持，又进一步推动了国产化趋势。在这一过程中，国产化技术创新升级成为主旋律，不仅增强了产品竞争力，也为医疗服务的质量和效率带来了显著的推动。

除了MRI设备，医学成像技术的其他领域也在持续进步和创新。例如，高级X射线成像系统、计算机断层扫描(CT)、正电子发射断层扫描(PET)、数字乳腺X线摄影(DM)以及移动和便携式成像设备等，这些技术的发展不仅标志着医学成像领域的前沿进展，也为医疗健康服务的现代化和个性化提供了坚实的支撑。技术的发展预示着，未来的医学成像设备将趋向更加自动化和精准化，为患者带来更高效、更安全、更舒适的诊断和治疗体验。

（二）健康管理

人口问题与国民经济社会发展密切相关。在社会工业化和城市化进程中，随着居民可支配收入的增加，人口老龄化程度也在不断加深，慢性病发病率迅速上升等公共卫生问题日益突出。大健康产业作为众多领域的产业融合，倡导人们从生活方式上预防疾病、对抗疾病，敦促人们更加关注自己的健康。目前，我国正进入老龄化社会，慢性病已逐渐成为老年人生命健康的主要威胁，可穿戴产品、便携式监测产品等健康管理设备的需求不断增加。

柔性传感、互联网等新兴技术的发展，使得智能可穿戴装备与健康产业的融合有了新的突破方向，打破了传统的区域医疗服务时限，使健康服务无时无刻触手可及。健康智能可穿戴装备的发展，使其在“诊前、诊中、康复、保健”四个维度为传统医疗的变革与全民健康的发展带来了新的发展机遇，有助于解决老龄化社会的健康管理难题。在政策的鼓励和支持下，随着大健康产业的科技进步和创新发展，包含健康属性的可穿戴装备发展前景广阔。

国内对便携式体检设备的研究也越来越多，有多项研究表明，便携式可穿戴监护设备结合互联网、体域网的构建有助于居家中老年人慢性病早诊断和医疗大数据的采集，而且便携式体检设备连续监测的生理数据对全面了解糖尿病、高血压病等患者的身体情况尤为重要，可以帮助高血压患者提高血压控制的自觉性和健康生活的依从性。便携式医疗器械在慢性病的诊断、健康数据的获取、心理暗示、生理监护等方面取得了一定的成果，国内体育保健领域对各种功能产品的研究和应用也逐渐增多。

通过对健康管理设备的跟踪监测，及时使用便携式体检设备并对生活行为进行干预，可以激发人们的健康管理动力，提高就医意愿和主动健康意识，形成良性循环的心理和行为健康管理能力，培育良好的生活习惯，最终提高人们的生活质量和生命质量。

（三）康复保健

康复保健作为一个侧重于恢复患者身体功能的医学学科，对帮助残疾患者重新融入社会起着重要的作用。随着社会老龄化和慢性病患者的增多，康复保健市场正成为大健康领域的重要增长点。尤其是在下肢运动功能障碍患者日益增多的背景下，老年人、残疾人和慢性病人群等通过康复装备辅助动作的需求不断上升。为了满足这些需求，市场上出现了各种新型助行器，不仅提高了患者的行动能力，也大大提高了患者的生活质量。其中包括：

1. 智能假肢。利用尖端传感器和微处理器，这种假肢能够依据穿戴者的行动意图即时调整，以实现更流畅、更逼真的行走体验。

2. 外骨骼机器人。这类装置通过辅助和加强穿戴者的动作，为那些因疾病或伤害导致行动受限的人士提供了重新获得行走能力的可能性。

3. 移动助力机器人。融合了机器人技术和人工智能，这些设备能够辅助行动不便者在日常生活中进行活动，提供必要的稳定性和操作支持。

4. 智能轮椅。与普通轮椅不同，智能轮椅具备自主导航、障碍物检测和自动避障等功能，极大提升了用户的独立性和安全性。

国内助行机器人领域的科研虽然起步较晚，但已经取得了显著的科研成果，一些代表性产品正在逐步实现市场化。这些发展源自于新材料、新技术和智能技术的应用,如轻量化、高强度复合材料的使用,精密电机驱动系统和集成智能控制系统等。

康复医疗的实践对于改善患者的日常生活质量极为关键,同时也为医疗行业的拓展带来了新的机遇。随着科技的不断革新,康复医疗设备正变得更加智能和定制化,以适应不同患者的具体康复需求。展望未来,人工智能、物联网和大数据等前沿技术的深度整合预示着康复医疗设备将达到更高层次的自动化,并提供更优化的治疗效果,从而为患者带来更加全面和高效率的康复服务方案。这一发展趋势预示着医疗行业的迅猛进步,康复医疗将为社会的整体福祉和价值提升做出更大的贡献。

(四) 养老服务

养老服务是指为长者群体提供必需的生活服务,以满足他们在物质和精神层面的基本需求。这一服务覆盖了长者日常生活的各个领域,包括所有实际需求。养老照护分为家庭照护、社区照护和机构照护三种形式。

随着大数据、云计算、人工智能等新兴技术的迅猛发展,一场技术革命正在深刻影响着我国的经济和社会结构,这些新兴技术正在彻底重塑传统行业。在新旧产业的交替中,一些行业逐渐被淘汰,同时也有一些新的行业应运而生。新技术的兴起与养老服务模式的结合,促进了智慧养老和“互联网 + 养老”模式的诞生。这些新模式的发展依赖于对老年人生活各方面信息的收集,相关信息首先被提供给老年人使用,然后上传至服务器进行深入的数据分析,最终通过大数据技术提供定制化的建议以满足老年人的具体需求。这一过程涉及信息采集、物联网技术、大数据处理和云计算算法等,需要相应的硬件或软件装备作为支撑。

这种新型的养老服务模式不仅是对人口老龄化挑战的积极回应,也是适应信息化社会发展、响应国家推进社会治理体系现代化的战略需求。面向实际需求、社会发展趋势和国家战略导向,将智慧养老与传统养老服务模式相融合,通过整合和创新来克服传统模式的不足,实现服务模式的升级。这需要加强技术的研究与创新,通过基础软硬件设施的建设,促进养老服务体系的优化,从而在价值观念、技术应用、人机交互等方面形成养老服务的新格局。

二、大健康工程技术装备体系

大健康工程技术装备体系从装备的角度出发，全面展现了大健康领域科学技术实践的科研范畴、层次及其领域。该体系通过系统化地描述技术装备的组成和结构特性，体现了特定时期内的技术装备规范和实践。这一体系在装备领域展现出稳定性、整体性、规范性、逻辑性和发展性的特点。

大健康工程技术与装备体系涵盖了大健康相关装备的研制、生产、应用和更新过程中所涉及的基础理论、基础技术及应用技术的整合。这不仅仅是单一技术特性的简单叠加，更激发了系统化背景下的新特性。

层次性：技术装备体系通常被认为包含体系级、子体系级、平台级和单元级等不同层级，一项技术可能隶属于一个更大规模的技术系统，也可能包含更小规模的子技术，这种层次性体现了技术系统纵向联系的深度。

整体性：技术装备体系与其他体系一样，是为了达成特定目标而构建的有机整体，体系内的各种技术相互依存、相互作用。

功能性：技术装备体系是由多种技术根据特定结构组成的有机整体，旨在构建系统架构，提供对装备系统的技术支撑，以满足大健康工程的需求。

大健康工程技术装备的分类可以根据疾病发生发展的时间维度进行划分，并进一步细分。从系统层面来看，可以分为疾病诊疗装备体系和疾病预防装备体系，分别对应于对现有疾病的治疗和对潜在疾病的预防。

（一）疾病诊疗装备体系

在《系统医学原理》中，治疗被定义为通过人为干预来防止内稳态整体崩溃或者消除内稳态偏离的手段或过程。治疗对一个人的健康非常重要。大多数疾病的发生是不可预测的，需要及时治疗。治疗是对已经发生的病理状态进行干预的一种特异性手段。

诊断和治疗通常需要多个步骤，因此可以细分为多个子系统，如诊断、治疗、康复等。

1. 诊断系统装备

当疾病出现时，首要任务是对其进行准确的诊断和评估，这样才能确保施以恰当的药物治疗。中国自古以来便倡导通过辩证法来深入研究疾病，强调治疗前必须进行详尽的诊断分析。随着时代的演进，医疗检测设备的种类和数量都大大增加。各种疾病可以通过相应的医疗设备进行专项分析和检测，因此，检查系统可以根据不同的检测手段细分为多个类别，包括物理诊断仪器、影像学设备、生化分析工具和电生理检查设备等。

物理诊断仪器，例如体温计、血压计、显微镜、听力测试器和各类生理监测仪，利用基础物理原理来探测患者的体内情况；影像学设备则利用放射性或磁场原理对患者的内部结构进行成像，以助于后续治疗，包括X射线机、计算机断层扫描(CT)、磁共振成像(MRI)、超声波(B超)等设备。生化分析工具主要通过生化原理对患者的疾病状况进行分析，通过对血液、毛发等生物样本的检测，得出生化数据并生成报告，涉及的设备有各类计数器、生化分析器、免疫分析器等；电生理检查设备则通过观察生物体的电特性和电现象来进行诊断，包括心电图机、脑电图机、肌电图机等。

2. 治疗系统装备

通过诊断系统后对患者病情进行判断和分析，根据不同的病因使用不同的医疗设备，形成治疗系统设备分类，一般可分为病房护理设备、手术设备、放射治疗设备、理化设备、激光设备、透析治疗设备、体温管理设备、急救设备等。

病房护理设备专为病房设置，包括满足患者休息和维持生命的基本设备，如病床、推车、氧气瓶、洗胃设备、无针注射器等，用以提供患者所需的护理和支持。手术设备是手术室内使用的设备，是为了满足手术过程中对患者治疗和手术器械操作的需求，这些设备既要适应患者的具体病情，也要符合医生的操作习惯。主要包括手术台、手术照明设备、各类手术器械以及手术所需的辅助工具如台、架、凳、柜，还包括用于精细手术操作的显微手术器械。放射治疗设备是基于放射性原理，用于治疗相关疾病的设备。它包括多种类型的治疗机，如接触式治疗机、浅层治疗机、深层治疗机、粒子加速器、钴-60治疗机以及镭或铯-137腔内治疗。理化设备则是运用物理和化学原理进行治疗的设备，可以细分为光疗、电疗、超声治疗和硫疗设备等类别。激光设备主要由医用激光器组成，利用特定波长的激光对患者进行治疗，常用的激光类型包括红宝石激光、氦氖激光、二氧化碳激光、氩离子激光和YAG激光。针对肾脏病患者，透析治疗设备发挥着重要作用，包括平板型人工肾和蟠管型人工肾等不同类型的人工肾。除此之外，还有体温管理设备，如半导体制冷设备、气体制冷设备和固体制冷设备等；急救设备，包括心脏除颤器、人工呼吸器、超声雾化器等；以及其他治疗设备，如高压氧舱、眼科高频电凝器、玻璃体切割器、血液分离器等，共同构成了一个全面的治疗设备体系。

3. 康复系统装备

经过治疗，患者可以得到缓解，但也有一些患者手术后不能完全恢复，需要通过一定的康复训练才能够恢复正常生活，所以需要配备相应的康复设备。

康复系统设备通常分为两大类：运动康复训练器械和物理治疗康复设备。运动康复训练器械旨在通过各种运动训练，如行走、平衡和肌肉锻炼，鼓励患者积极参与康复过程，以恢复身体受损部位的功能。此类设备包括步态训练器、康复训练床、平衡训练器、振动训练器、关节活动训练器和肌肉强化训练器等。物理治疗康复设备则利用物理疗法为患者提供治疗，无需患者进行主动锻炼。这些设备根据物理原理设计，包括声疗设备（如体外冲击波治疗仪、超声波治疗仪）、光疗设备（如红外线偏振光治疗仪、紫外线治疗仪）、电疗设备（如高压低频脉冲治疗仪、神经肌肉电刺激器）、磁疗设备（如磁疗器、低频电磁脉冲治疗仪）、水疗设备（如旋涡浴水疗机、水疗康复池）、牵引设备（如牵引床、腰椎牵引器）等，旨在通过非侵入性方式促进患者的康复。

（二）疾病预防装备体系

在大健康领域中，工程技术和设备系统不仅限于治疗，还广泛应用于疾病预防、慢性病管理以及康复患者的跟踪服务。医疗工作者能够利用健康监测设备收集的生理数据，为患者提供及时的医疗服务。同时，患者的家属也能够迅速获得患者的位置和健康状况信息，以便在必要时提供迅速的帮助或紧急救援。这些应用主要覆盖健康监测、云计算数据存储与处理，以及健康辅助等方面。

1. 健康监测系统装备

所有的健康分析都是基于采样和监测的要求。可穿戴服装作为与人体接触最密切的媒介，因其便携、灵活、对皮肤友好、便于测量的优点，逐渐成为可穿戴技术的重要载体，极大地契合健康和高度健康的发展方向。近年来，在时代趋势、重大卫生政策、社会条件的引导下，可穿戴装备与科技产业不断跨学科协同发展。依托数字化和信息化技术，在科研和工业领域，可以利用传感器采集人体心电图（ECG）、体温、血糖、皮肤电生理信号等。获取体液或感知外界环境，常见的设备形式包括发带、项链、眼镜、背心、衣服、皮带、手表、手镯、手链等。其中以手表和手链最为常见，多用于监测健康状况，如运动、睡眠、心率以及周围环境的相关参数等。此外，也有少数手环和腕表采用了基于光学传感器的先进技术，可以检测血压水平和血液成分。

根据采集方式,可穿戴装备分为定时采集、需要时采集、不间断采集三大类。采集方式主要由用户需求和应用场景决定。可穿戴装备采集的数据包括血压、心电图、心率、呼吸、步数运动、热量消耗、生理参数(如血液、尿液、泪液、血红蛋白、白细胞等生化数据),以及人体照片、便携 B 超图像。

2. 数据存储和处理系统装备

健康监测设备收集的数据被发送至指定的存储和处理系统。在服务器内,特定的数据接收、存储及反馈模块承担着数据保管的任务,随后由数据库执行数据的读写操作。这些数据随后会经大数据分析技术的加工,转化为健康评估和分析的结果,供医护人员或家属作出相应的判断和处理,如图 7.1 所展示。

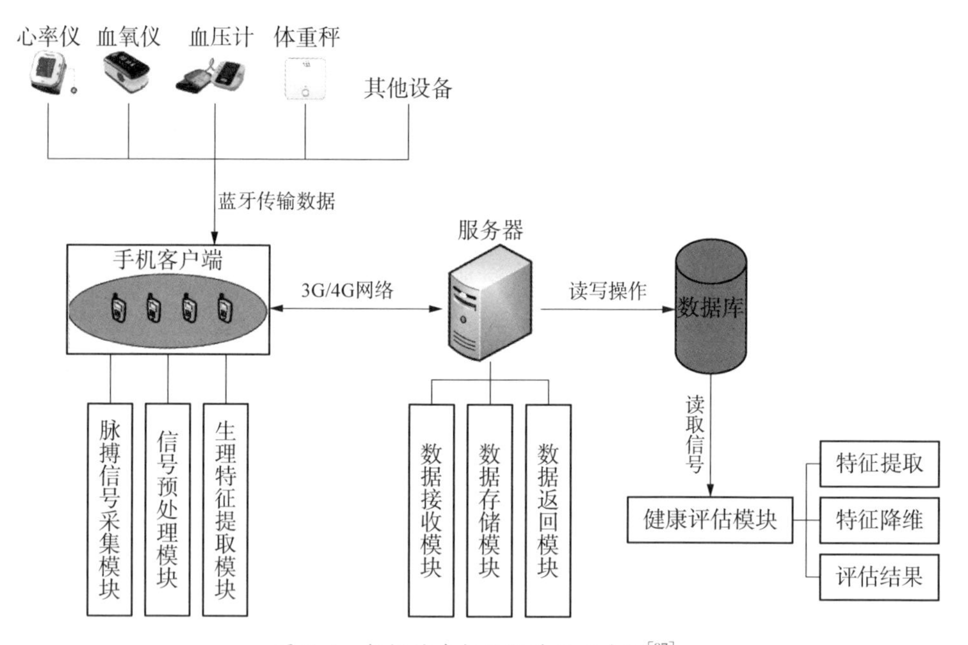

图 7.1 数据储存与处理系统功能图[87]

数据的传输通常通过无线通信设备实现,这项技术通过电磁波来传递信息,在通信技术领域内发展迅速并得到广泛应用。在健康监测领域,无线通信技术尤为重要,它使得可穿戴设备能够与其他电子设备进行数据交换。目前,健康监测设备主要采用蓝牙技术进行无线通信,此外,CDPD、WAP、ZigBee 和 GPRS 等蜂窝数字分组系统也被使用。蓝牙技术因其小巧、节能、成本低和易于部署等优点,在短距离数据共享方面得到广泛应用。

健康监测数据的采集与存储依靠传感器等智能组件,在捕获健康相关信息的同时,进行数据处理、分类、加工、存储,并最终展示。该系统处理的数据量庞大、速度快、类型多样且真实可靠,具备数据抽取和分析的能力。健康监测的数据采集及存储技术已经应用于电子病历、可穿戴设备生物数据监测、公共卫生信息、疾病监控和健康管理等多个领域。在数据库的数据处理方面,重点在于对海量医疗数据的收集、分类、存档和分析,以提升数据处理的效率。在此过程中,Mapreduce、Hadoop、HBAS、Zookeeper 等数据分析工具被广泛采用,以深入挖掘算法中隐藏的信息。

3. 健康辅助系统装备

根据抽样和监测数据的分析结果,为用户提出疾病预防或康复保健建议,以实现"未病先防、已病防变以及愈后防复"。2016 年,国务院颁布了《关于加快发展康复辅助器具产业的若干意见》,确立了康复辅助器具的概念。康复辅助器具是指预防残疾,改善、补偿、替代人体功能和辅助治疗的产品,包括设备、仪器、技术和软件等,主要通过各种医疗器械对外健康传递给使用者,如矫形器、移动辅助器具等。随着人工智能特别是人机交互技术的进步,辅助器具康复越来越智能化、自动化,这是辅助器具的重大技术突破。智能康复辅助器具具有实时、动态更新数据,智能分析治疗效果和优化治疗方案,并能帮助老年人实现坐、卧、立等功能,与以往的辅助器具相比有了很大的进步。当前,智能辅助设备领域已经涵盖了多种高科技产品,包括但不限于智能假肢、智能矫正支具、智能轮椅、辅助移动的智能设备、用于家居与环境控制的智能辅助系统,以及智能生活辅助工具等。这些设备通过集成先进的技术,提升了功能性和用户友好性,满足了不同用户的特殊需求,大健康装备体系如图 7.2 所示。

第二节 大健康工程技术进展及应用

研究与开发是技术创新的核心部分。一个全面的研发体系及规范,是确保研发工作合理性、可靠性和持续性的关键。在大健康工程技术设备的领域,研发同样需要遵循明确的流程,这涉及对产品从设计到淘汰的整个生命周期进行严格管理。这一过程主要包括方案设计阶段、样机制造与试验阶段、产品交付与调试阶段、后期反馈与升级阶段。

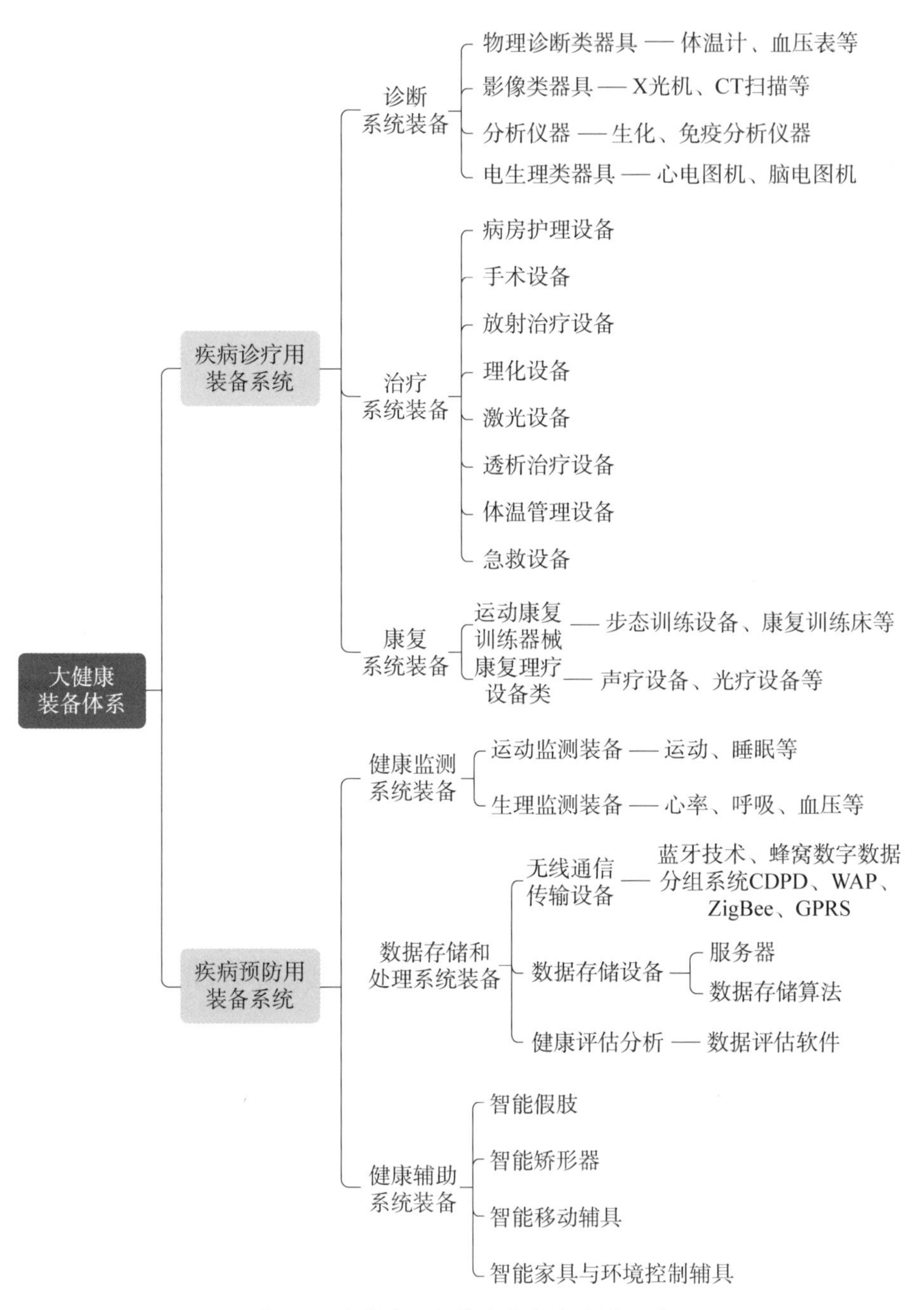

图 7.2　大健康工程技术装备体系树状图

一、方案阶段

1. 阶段目标

方案设计的主要目的是为制造产品提供原理性的概念设计，同时为产品的生产、制造和应用奠定理论基础。

2. 方案设计

方案设计工作通常包括确定和审查设计需求、制定设计方案、确认设计输入内容、进行设计验证和评审以及设计变更等步骤。

设计需求的确认涉及用户对产品的特定要求，以及与工程设计相关的法律法规和标准；设计策划则涵盖了对整个设计流程的全面安排，包括设计的范围、质量目标、人员配置、预期产出文件和时间进度等。设计输入指的是与产品、生产流程或生产体系相关的基础性要求或信息，它是设计输出必须满足的条件。这包括适用的法律法规，国际、国家或行业标准，合同或任务书，用户对产品功能和性能的明确要求以及用户或单位提供的信息等，设计输入需由技术设计负责人确定并形成文档，由项目负责人或总工程师审核其适当性和完整性。设计文件的编制需经过编写、校对、审核和批准等环节，根据设计计划确定审核的深度；设计验证和评审是在适当阶段，根据设计计划的规定，在成果发布前对设计成果进行系统评审，以评估其满足质量要求的能力，识别问题并提出改进措施；在设计过程中，如因内外部条件变化或设计不当需对文件进行修改，设计变更应遵循相应的管理规定，任何设计变更都应由设计人员提出，经校对和审核后，由授权人员批准，如有必要还需客户确认。

3. 设计输出

设计输出是设计阶段的产出，它为产品实现过程的后续步骤提供了详细的产品或服务特性和规格。设计成果需满足所有设计输入的要求，符合相关法律法规和标准，并根据项目的总体设计深度要求，以图纸、设备规格书、材料清单等形式提供必要的信息，支持采购、加工、调试和服务等环节，并确保满足生产设施的正常运行以及环境保护和职业健康安全的标准。基于设计成果，可以启动产品的制造过程。

二、试验阶段

1. 阶段目标

本阶段的主旨在于,根据完成的设计方案,生产出满足规格要求的试验样机,并通过系列测试来检验产品是否真正贴合客户的需求。

2. 样机制造

制造样机的过程涵盖了设计方案确认、生产计划、工序作业准备验证、生产制造过程确认、生产制造等环节。在生产启动之前,必须对设计方案进行深入的理解和确认,并依据设计文件编制操作规程和质量记录;同时,根据生产计划和客户的特定需求,制定出生产任务的详细计划,并在客户需求或合同条件发生变化时,迅速对设计作出相应的调整。在生产启动前,工作人员需要对工艺准备进行严格的检查,并通过首检方式来确保工艺的可行性,只有首件产品检验合格后才能开始批量生产。对于难以通过后续检验来确认的特殊工艺,需要进行明确标识,并规划其特性及控制方法,通过特殊工艺的能力验证和工艺评审来确保其有效性及产品的合规性。对于关键工序,如涉及产品或工艺特殊特性、对产品性能和寿命有重大影响的环节,或工艺复杂、质量波动大的工序,都应建立单独的质量控制点,并通过工艺验证来确保其正确性和产品的符合性。在生产过程中,要根据作业指导书中的规定进行检验和监督,一旦发现不合格或存在疑问的情况,应立即与设计团队进行沟通。

3. 样机试验

样机制造完成后,接下来要进行功能和完整性测试,以验证样机是否达到了设计文件和工作图纸的要求,以及其性能结构、制造质量和功能是否符合技术任务书和技术文件的规定。样机的性能试验需要设计人员根据规定制定详细的试验大纲和细则,明确试验条件、步骤和方法。试验人员需严格按照试验计划进行操作,全面评估样机的功能、结构、操作性和合理性,并详细记录试验数据、故障和问题,与设计团队保持沟通,对发现的问题进行及时的修正,并继续试验直至完成所有试验项目。试验结束后,试验人员和设计人员应共同编制试验报告,报告中应包含数据结果和图表,并清晰说明最终的测试结果。所有试验工作完成后,试验负责人应将试验计划、原始记录和报告进行归档保存,供未来参考。

三、交付阶段

1. 阶段目标

在产品经过试验已经能够满足客户需求后,将会将产品进行打包并运输到客户指定的地点,随后对用户进行产品的安装、操作培训,答疑澄清,最后将产品正式交付给客户。

2. 包装与运输

在设备发运前,必须对产品进行妥善包装,以避免在运输和存储期间发生损伤。对于特殊设备,设计人员应根据其特定的包装、运输和存储需求,提前向客户说明注意事项、需要采取的措施及相关条件。每个包装单元的装箱单都应与包装上明显位置的标识一致,并使用防潮密封袋进行封装。包装内的所有部件都应有清晰的标识,包括部件号、编号、名称和数量,且需与装箱单相符;设备及其组件应采取必要的保护措施,例如保护铭牌和密封面,以防止在运输过程中造成损坏;设备本体的包装应实施防水、防潮、防腐蚀和防震措施,以防止因运输途中的震动和碰撞导致轴承等部件受损。包装应遵循运输作业规范,防止内部组件在运输和装卸过程中发生移位、撞击和磨损。在运输前,应选择合适的运输工具;设计人员还应向客户提出货物存储场地的具体要求,以便客户提前做好准备。

3. 安装与调试

设备到达指定地点后,需要进行安装工作。设备在存储时应遵循相关规定及制造商的要求,以防止设备遭受损害、腐蚀、变形、变质和丢失。在主要设备开箱前,应通知用户参与共同检查和验收;所有管道系统安装完成后,应进行水压或气压严密性试验,以检验各连接点(如焊缝、法兰或螺纹连接)的密封性,承压设备应根据设计或制造商的规定进行压力试验;设备安装完毕后,卖方应负责进行分系统和整体系统的调试工作;在调试过程中,卖方应负责组织和协调工作,解答买方人员的疑问,并对买方的技术人员和操作人员进行必要的培训。

4. 培训与答疑

在设备调试的整个过程中,或在调试完成后,必须对用户进行操作培训,确保他们能够熟练使用设备。培训的目的是让用户深入理解培训计划的核心内容,包括如何使用厂家提供的资料、解决问题的方法,并向用户传授必要的操作规范、标准和检测手段。培训旨在让用户在规定时间内全面掌握设备的设计意图、特性和操作要点，并在操作、维护和管理中遵循相关要求。培训应采用多种方式，如现场示范、专题讲解、实践操作，以及研读技术文档和图纸。培训结束时，建议对客户的培训效果进行评估，并提供反馈，作为用户操作能力和参与调试资质的证明。完成培训和答疑后，将产品正式移交给客户，供其使用。

四、优化阶段

用户在使用产品过程中可能会遇到故障或其他问题，设计人员需迅速响应，对当前或潜在的问题提供解决方案，并就设备的维护和操作提出建议。此外，用户在使用产品时可能会发现设计中未预见的问题或可优化的方面。因此，设计人员应积极收集用户反馈，对事故、问题、良好实践等信息进行筛选、评估、分析和处理，提炼并推广有效的做法，防止同类问题再次发生。同时，用户的使用体验和反馈将被纳入产品的未来升级和改进中，确保新一代产品在创新和完善中不断迭代，以满足用户需求和提升产品质量。

第三节 大健康工程技术装备典型应用进展

越来越多的大健康研发设备得到应用，并在市场需求的引导下不断创新，每个领域都有很多优秀的典型案例。

一、医疗医药领域应用——智能影像设备

智能影像设备作为医学技术创新的杰出代表，正在逐步改变传统的医学影像诊断方式。智能影像设备的发展是医学影像技术进步的一个缩影。从 20 世纪 70 年代的初步探索，到 21 世纪初学习革命的深入，再到一体化和智能化，智能影像设备已经成为医学影像领域不可或缺的工具。在最初的探索期间，主要基于简单的图像处理技术，用于辅助识别影像中的异常结构。随着计算机技术的发展，CAD 系统开始集成更复杂的算法，提升了诊断的准确性。随后深度学习技术的突破，尤其是卷积神经网络在图像识别领域的应用，极大地提高了智能影像设备的诊断能力。近年来云计算、大数据和物联网技术的融合，使得智能影

像设备更加集成化和智能化。

智能影像设备凭借其技术特性和临床应用,在医学影像学中扮演了关键角色,具体表现在以下几个方面:

1. 深度学习算法。设备内嵌前沿的深度学习算法,能够自动探测和区分病变,从而提升了诊断的精确性和工作效率。

2. 图像增强技术。应用此技术优化了图像的清晰度,尤其在低剂量成像环境中效果显著。

3. 多模态图像融合。整合了CT、MRI、PET等多种成像手段,为医生提供了详尽的病理机制视图。

4. 自适应扫描技术。设备能够智能调整扫描设置,以提高图像质量,减少辐射暴露,同时优化了患者的检查体验。

在临床实践中,智能影像设备被用于疾病的早期诊断、精确治疗方案的制定以及治疗效果的监控,为医生提供了更为全面和精确的病理信息。

智能影像设备的应用场景还包括:

1. 云平台分析。支持远程访问与协作,允许放射科医生在不同地点进行高效的图像分析。

2. AI算法辅助的图像后处理工具。帮助医生迅速辨识病变,提升了诊断工作的效率。

3. 4D Flow MRI技术。在心脏疾病研究中,提供了心脏血流动态的详尽图像,辅助医生深入理解心脏病的机制。

4. 快速诊断和治疗的AI平台。在如中风这样的紧急医疗情况下,能够迅速定位病灶并制定治疗计划。

这些设备通过自动检测和定量分析,减轻了医生的工作量,提高了诊断的一致性和可重复性。

未来智能影像设备的发展趋势预示着一个全面集成的时代,一站式平台实现从数据采集到分析的全流程自动化,将大大提高医学影像的工作效率。与此同时,云计算技术的深度融合将使得远程数据存储、访问、协作更加高效便捷,任何地方的医疗专业人员都可以访问影像数据。此外,随着机器学习技术的不断进步,个体化诊断模型也将进一步优化,从而适应不同的生活习惯和患者的个体特征,为医生的诊断提供更准确的依据。在这一发展过程中,数据安全和隐私保护将得到前所未有的重视,通过加强数据加密和隐私保护措施,确保患者信息的安全和保密,为患者和医疗机构提供更安全可靠的服务。这些趋势共同指向了医学影像更加智能化、个性化和安全的未来。

智能影像设备作为医学影像领域的一场革命，正在逐步实现从传统影像到智能分析的飞跃。其发展不仅为医生提供了更强大的诊断工具，也大大提高了患者医疗服务的质量。随着技术的不断创新，智能成像设备将在医学领域发挥越来越重要的作用，为患者提供更精准、高效的医疗服务。

二、健康管理领域应用——智能传感系统

智能传感系统作为健康管理领域的创新技术装备，正逐步成为个人健康监测的重要工具。通过智能传感贴片包含的高精度生物传感器，结合先进的数据处理能力，实现了对个人健康状态的实时、连续监测。智能传感贴片一般采用柔性材料，可以确保与皮肤的良好贴合，提高佩戴舒适性。内置集成多种生物传感器，能够监测心率、血压、血糖、体温等关键生理参数。同时，通过蓝牙或其他无线技术，可以将实时监测数据传输到智能手机或其他接收设备上。通过内置的智能算法平台对收集到的数据进行分析，并提供反馈和建议。

智能传感系统的实际应用案例较为丰富，主要包括：

1. 连续血糖监测。某些智能传感贴片专为糖尿病患者设计，能够提供连续的血糖水平监测，帮助用户更好地管理自己的血糖。

2. 心脏健康管理。通过内置心电图监测功能的贴片，可以用来检测心律异常等心脏问题，为心脏病患者提供实时监测。

3. 睡眠分析。通过监测睡眠期间的生理活动，智能传感系统能够分析睡眠质量，提供改善睡眠的建议。

4. 运动和活动追踪。在运动和日常活动中，智能传感系统能够追踪步数、运动强度和卡路里消耗，帮助用户实现健康目标。

5. 皮肤病变监测。专为皮肤病患者设计的智能贴片可以监测皮肤状况，如湿疹或皮炎，系统跟踪治疗效果。

智能传感设备的发展趋势正集中于实现更高程度的集成化与微型化，通过不断缩小体积并集成更多功能，为用户提供一个全面而高效的健康管理解决方案。复杂设备集成的智能传感系统能够根据每位用户的生理特点和健康历史，提供定制化的监测方案和健康建议，从而实现个性化医疗。此外，智能传感系统能够利用大数据和机器学习技术进行深入的预测性健康分析，通过监测用户的生理数据和健康趋势，提前预警潜在的健康风险，使预防性健康管理成为可能。

最终，智能传感设备与其他智能设备和健康管理平台的智能互联，有助于构建起一个全方位的个人健康生态系统。在这个系统中，用户的健康状况可以得到实时监测、分析和管理，确保健康信息的无缝整合和高度可访问性，从而提升整体的健康监护质量和效率。

智能传感系统的普及对社会和经济产生了积极影响，包括提高医疗服务质量、降低医疗成本、促进健康生活方式等，为健康管理领域带来了新的机遇。智能传感系统在健康管理领域的应用展现了医疗监测技术的创新和进步，但也存在一些潜在的问题，如确保数据的准确性、保护用户隐私、提高用户接受度等。随着技术的不断发展和应用的持续深入，智能传感系统将为个人健康管理带来更多的可能性。

三、康复保健领域应用——智能康复机器人

智能康复机器人的出现，引发了康复护理领域的技术革命。这些机器人通过集成先进的传感器、执行器和人工智能算法，能够提供精确的运动控制和个性化的治疗方案。它们不仅能够模拟自然运动，还能够根据患者的实时反馈和进展调整训练难度和模式，从而实现更有效的康复效果。

在技术集成方面，智能康复机器人采用了多种高精度传感器，在康复过程中监测患者的运动和生理信号，如肌肉电信号，又如力量、关节角度等。这些传感器的数据被实时传输至机器人的控制系统，由内置的智能算法进行分析和处理，以提供适应患者特定需求的训练方案。此外，机器人的机械结构设计模仿人体关节的运动，具有高度灵活性和可调节性，能够满足不同患者和不同康复阶段的需求。

智能康复机器人在临床和日常康复中的应用已经取得了显著成效。它们被广泛应用于中风、脑损伤、脊髓损伤和其他导致运动功能障碍的疾病的康复治疗中。通过智能康复机器人的辅助，患者可以进行有目的、有控制的运动练习，从而加速康复进程，提高康复效果。例如，在肢体运动功能恢复方面，机器人可以帮助患者进行精确的关节活动和肌肉训练，增强肌肉力量和协调性。在步态训练方面，机器人可以通过模拟正常行走模式，帮助患者重建行走功能，提高平衡能力。此外，智能康复机器人还可以用于认知和神经康复，通过特定的认知训练游戏和任务，提高患者的注意力、记忆力和执行功能。

智能康复机器人的进步主要表现在其智能性、定制化、多用途集成以及远程

监测等关键领域。随着人工智能技术的持续发展，下一代的康复机器人将实现更高级别的智能化，更精准地捕捉患者的意图和需求，并定制更加贴合个人的康复计划。集成化的多功能设计意味着机器人将能够同时执行多种类型的康复训练，包括运动、认知和社交等方面，以满足患者全面的康复目标。此外，远程监控的能力将允许医疗专业人员实时监测患者的康复状态，并根据需要及时调整治疗策略，从而提升整体的康复效果。

智能康复机器人的普及对社会和经济发展有着深远的影响，有助于提高康复治疗的效率和效果，缩短了康复周期，使患者能够更快地恢复日常生活能力。其次，智能康复机器人降低了对专业人员的依赖，减少了人力成本，从而降低了整体的医疗成本。智能康复机器人的普及还有助于缩小城乡医疗资源的差距，提高边远地区的康复服务水平。

然而技术标准的统一、医疗数据的共享与隐私保护、专业人才的培养等问题需要在智能康复机器人的发展过程中得到解决。此外，智能康复机器人的成本仍然较高，限制了其在中低收入群体中的普及。为了克服这些挑战，需要加强跨学科合作，促进医疗、工程和信息技术领域的专家共同参与智能康复机器人的研发和应用。与此同时，有关部门应在政策上更多地扶持智能康复机器人研发和应用，进一步降低设备成本，提高普及性。

智能康复机器人在康复保健领域的应用展现出巨大的潜力和价值。随着技术的不断发展和创新，智能康复机器人将为患者提供更加精准、个性化的康复服务，推动康复保健领域向更高效、更智能化的方向发展。

四、主动健康领域应用——数字化老龄科技应对

随着社会价值观的演变，越来越多的老年人开始追求更高的生活质量。目前，许多传统上针对年轻人的行业，如旅游、理财、医美等，也越来越受到“活力长者”的青睐。对于身体能力受限、认知功能下降或需要特别照护的老年人来说，他们更倾向于寻求健康保障和寿命延长，这要求养老机构能够提供包括健康维护、日常照护和医疗服务在内的全面支持。

在世界范围内，养老服务的需求量不断增长，且各地区因文化背景和地理位置的差异而有着不同的服务模式。在中国，养老服务市场正在积极地借鉴国际经验，并寻找适合本国国情的发展策略，这主要体现在两个关键方向上：一方面，倡导并实施“数字化养老”，通过数字技术的运用构建具有中国特色的养老服务

模式；另一方面，采纳“互联网+养老”的策略，将原本服务于年轻人的互联网模式创新性地融入养老服务领域。这些措施的目标是为老年人创造一个更加个性化、便捷和高效率的养老服务环境。

数字技术强化了养老机构的运营管理。例如，手机 App 已经被广泛采用，不仅方便了养老机构和老人家庭之间的互动，还可以让家庭实时监控老人的健康状况、日常活动和饮食情况。互联网作为一个互助平台，允许养老机构公布其物资和服务需求，进而得到社会各界人士的支持，共同为长者构建起一个更加安全的生活环境。同时，智能健康监控设备和移动健康应用程序已成为老年人健康管理中不可或缺的工具，它们不仅凸显了数字化运营平台的重要性，还有效减轻了护理人员的工作负担，提高了服务效率。

公众对养老健康照护服务的认知和需求逐渐增长，数字技术与互联网的融合也逐渐在日常生活中得到普及。在这一背景下，数字化养老平台的作用变得尤为关键，通过汇集所有收集到的数据，并进行深入分析和决策，确保了医疗和护理人员能够通过该平台与用户进行高效的互动。对于养老行业来说，硬件设施的建设和升级只是基础，而数字化养老平台的引入则相当于为硬件赋予了智能，使得整个养老服务系统能够更加顺畅和高效地运作。

一些走在智慧养老服务模式创新前列的省市，利用先进的数字技术，构建了老年健康数据库和智慧养老服务系统。在此基础上，全面普查老年人的家庭环境、健康状况和生活需求，创建综合的老年人口信息库。通过整合公安、社会保障、民政等多个部门的数据资源，实现了在地方政务云平台上的定制化应用，这不仅包括了初步收集的基础信息，还包括了服务系统运行后收集的多维度服务数据，如医疗协助、餐饮服务和家政服务等，从而丰富了数据内容并实现了数据的实时更新。

智慧养老服务平台通过对数据的收集和分析，可以满足老年人生活中多方面的需求。借助数字技术，该平台能够实现云端养老服务，促进数字友好型城市的建设，确保数字化技术能够真正地服务于公共福利。随着人口老龄化的加剧，科技公司需要为老年人提供更安全、更快速、更智能的养老服务。

在智慧养老的发展进程中，数据的采集工作至关重要，是整个体系构建的起点。智慧养老服务平台通过实现养老数据的跨层级互联互通与共享，为推动城市管理体系和治理能力向现代化转型提供了坚实的基础，同时也为智慧城市的构建奠定了信息化的基石。

养老服务作为一个多领域的综合行业，包括住宿、物业管理、餐饮服务、活动组织、教育培训以及金融服务等，其数字化转型的过程不仅需要行业内自身的革新，还需要与其他行业的转型紧密结合。作为以提供优质服务为核心的行业，数字化转型对养老服务而言是一次重大的创新，注重提升服务的品质，同时旨在减少对人力的依赖。

为了实现这一转型，智慧养老服务平台需要与云计算、物联网和人工智能等技术领域的领军企业建立合作伙伴关系，共同推动平台功能的创新与完善，从而为养老服务行业的数字化转型注入活力。这种合作将有助于平台更好地服务于老年人，满足他们多样化的需求，同时提高服务效率和质量。

第八章

产业生态创新

第一节 大健康产业生态系统特征

一、复杂系统理论对大健康产业生态的指导意义

（一）健康产业分类情况及理论需求

国家统计局印发的《健康产业统计分类（2019）》对大健康产业的划分明确体现了其跨越第一、第二、第三产业的广泛性和综合性。大健康产业不仅涵盖了传统的医疗卫生服务，还扩展到了健康事务管理、科研技术服务、健康教育与知识普及、健康促进、金融服务、智慧健康技术、药品流通等多个领域，以及医药制造、医疗设备与器械制造、健康用品制造等制造业领域，甚至包括了医疗卫生机构设施建设和中药材的种植、养殖与采集等农业活动[88]。

大健康产业作为一个新兴产业，具有巨大的市场潜力和社会价值。它不仅与民众的健康福祉息息相关，更是国家经济稳定增长、结构调整和改革创新的重要推动力。为了实现大健康产业的可持续发展，必须充分利用其内在与外在环境、资源优势以及市场需求，构建一个完整科学的复杂系统理论来规划、指导和总结产业发展[89]。

大健康产业生态的复杂性要求我们在追求个体身体健康的同时，还要关注心理、精神、道德、社会和环境等多方面的健康。这需要我们在产品生产、服务提供、信息传播等多个方面进行全面考虑，同时也需要各类组织与机构的积极参与和协同合作。

因此，构建大健康产业生态的复杂系统理论，不仅要有宏观的战略规划和政

策指导,还要有微观的市场分析和产业研究。通过整合各方资源,优化产业结构,提升产业效率,我们可以实现大健康产业的可持续发展,为民众的健康福祉和国家的社会经济发展做出更大的贡献。

(二)复杂适应系统理论

复杂适应系统(Complex Adaptive System, CAS)理论是由约翰·H.霍兰(John H. Holland)在1994年提出的[90],它提供了一个理解复杂系统如何适应和演化的框架。CAS理论强调系统中的个体(或称为"主体")具有学习、预测和适应性行为的能力,这些能力使得它们能够在与其他主体和环境进行交互时不断改变自己的行为规则。以下是关于CAS理论的一些关键点的详细解释:

1. 微观主体的适应性:系统的演化和发展是由系统中微观主体的适应性行为所驱动的。这些微观主体能够根据自身的经验和环境反馈来调整自己的行为规则,从而适应环境的变化。

2. 非线性作用:系统中的微观主体之间的相互作用不是简单的线性关系,而是非线性的。这种非线性作用导致了系统的复杂性,使得系统的演化路径充满了不确定性和多样性。

3. 宏观复杂性的来源:宏观的复杂性现象是由微观主体的相互作用和适应性行为所生成的。这些微观主体通过聚集、非线性作用、流动和多样性等机制,共同构成了系统的宏观复杂性。

4. 系统内在要素的相互作用:要理解系统的复杂性,需要深入研究系统内在要素之间的相互作用。这些相互作用包括主体之间的相互作用、主体与环境之间的相互作用以及主体内部的相互作用等。

5. 四特征:CAS理论的"四特征"包括聚集、非线性、流和多样性。

聚集(Aggregation):个体通过粘着形成较大的、多主体的聚集体。

非线性(Nonlinearity):个体以及它们的属性在发生变化时,并非遵从简单的线性关系。

流(Flow):在个体与环境之间,以及个体相互之间存在着物质流、能量流和信息流。这些流的渠道是否畅通,周转迅速到什么程度,都直接影响系统的演化过程。

多样性(Diversity):在适应过程中,由于种种原因,个体之间的差别会发展与扩大,最终形成分化,产生多样性。

6. 三机制:CAS理论的"三机制"包括标识、内部模型和积木。

标识(Tagging):为了相互识别和选择,个体的标识在个体与环境的相互作用中是非常重要的,因而无论在建模中,还是实际系统中,标识的建立与识别都是关键的步骤。

内部模型(Internal Models):这一点表明了层次的观念。每个个体都有复杂的内部机制,对于整个系统来说,这就统称为内部模型。

积木(Building Blocks):复杂系统常常是在一些相对简单的部件的基础上,通过改变它们的组合方式而形成的。因此,复杂性往往不在于部件的多少和大小,而在于原有积木的重新组合[91]。

CAS 理论提供了一种新的视角来理解复杂系统的演化和发展,强调了微观主体的适应性和相互作用在系统演化中的重要性。这种视角不仅有助于更好地理解自然和社会现象,也为复杂系统的建模和仿真提供了新的思路和方法。

(三)复杂适应系统理论应用于大健康产业生态

将复杂适应系统理论应用于大健康产业生态,可以通过改变产业单独因素来影响最终生态效应。CAS 理论在解释大健康产业生态的长期动态演化上具有优越性,可深入分析创新健康产业集群中主体的共生互动作用和生态系统演化动力,能够采用“自下而上”的方式从微观、宏观不同层面探索产业集群的创新活动,以及非线性发展的深层次原因[92]。CAS 理论对于大健康宏观系统演化的理解,强调其是由微观主体间的适应性交互派生出来的。这一理论在指导大健康产业生态发展方面,提出了重要的观点和建议,终极目的在于支持大健康产业生态采取多元化针对性医疗健康手段,从单纯的“医疗救治”,转向“医养康护”一体化模式发展。

在 CAS 理论的指导下,大健康产业生态展现出独特的“四特征”,这些特征对于理解大健康产业的发展和演化具有重要意义。以下是对这四个特征的详细阐述:

1. 聚集

聚集特征指的是大健康产业能够通过多种方式实现资源的集中和优化配置,进而促进产业联动和价值创新。这些聚集方式包括产品聚集、技术聚集、资金聚集、管理聚集、服务聚集以及市场聚集等。在大健康产业的融合过程中,各种资源和要素相互聚集、相互作用、相互影响,通过借力和提升,共同推动产业的发展,并体现出各自在大健康产业生态中的独特作用和价值。

2. 非线性

非线性特征表明，在大健康产业生态中，不同的产业和产品之间并没有固定的、线性的联系。也就是说，它们并不构成严格的上下游产业链关系。这种非线性关系为大健康产业提供了更大的灵活性和创新空间，使得产业内的各个部分能够根据实际情况进行自由组合和调整，从而更好地适应市场变化和需求。

3. 流

流特征体现在大健康产业生态中各种要素的流动性和动态性，包括技术流动、物质流动、资金流动以及信息流动等。这些流动要素具有变异适应性、乘数效应和再循环效应，意味着它们能够根据环境变化进行自我调整和优化，从而推动整个大健康产业生态的持续创新和发展[93]。

4. 多样性

多样性特征源于大健康产业生态的开放性和可塑性。在这个生态系统中，各要素可以自由组合，根据项目的自身特色、价值和资源进行强强联合。这种多样性不仅增加了大健康产业生态的复杂性和适应性，还为其提供了更多的发展机遇和可能性。

综上所述，“聚集”“非线性”“流”和“多样性”这四个特征共同构成了大健康产业生态的复杂系统框架。在这个框架下，大健康产业能够不断适应环境变化，实现持续创新和发展，从而更好地满足人们的健康需求。

复杂适应系统理论为理解大健康产业的动态性和适应性提供了一个有力的框架，主要包括：

1. 标识

在大健康产业中，主体利用“标识”来生成边界，并区分不同特征。这些标识可以是知识技术标识、区位标识、市场需求标识、要素禀赋标识、制度模式标识和政策标识等。这些标识帮助主体识别、理解和响应环境变化，从而实现适应性和创新[94]。

2. 内部模型

内部模型是CAS理论中的一个核心概念，它指的是主体对未来可能的行为和结果的预期或预测。在大健康产业中，主体（如企业、研究机构、政策制定者等）能够预知不同行为产生的不同结果，并根据这些预期调整自身行为[95]。这种能力使得主体能够主动适应环境变化，而不是被动地应对。

3. 积木

“积木”机制指的是通过重组现有部件或元素来形成新的层次或结构系统。

在大健康产业中，这可以表现为企业间的合作、产业链的整合、新技术的应用等。例如，在国家上海生物医药科技产业基地——张江生物医药基地中，不同企业、科研院所及配套服务之间的紧密合作和资源整合，就是典型的积木重组过程。当环境发生变化时，这些积木可以重新组合并重复使用，以适应新的系统环境。

4. 涌现

CAS 理论强调系统的涌现性，即系统的整体行为或特性不是其部分行为的简单加和，而是由部分之间的相互作用和适应所产生的。在大健康产业中，这种涌现性体现在创新集群的形成、产业链的升级、区域经济的增长等方面。通过主体的适应性行为和积木重组，大健康产业能够不断涌现出新的结构、功能和特性，以适应不断变化的市场需求和技术环境。

再以国家上海生物医药科技产业基地——张江生物医药基地为例，该基地通过集聚国内外生命科学领域的企业、科研院所及配套服务，形成了一个复杂的适应系统。在这个系统中，企业、研究机构和政策制定者等主体通过标识来区分不同特征，利用内部模型来预测和规划行为，并通过积木机制进行资源整合和合作创新。这种相互作用和适应使得张江生物医药基地能够持续进行积木重组，以适应新的市场需求和技术环境，并涌现出更多的创新成果和竞争优势。

二、生态系统三大主题

大健康产业作为一个广泛而复杂的领域，可以从多个角度进行分类和定义。

1. 狭义与广义的大健康和大卫生：从健康社会学的角度来看，大健康有狭义和广义之分。狭义的大健康主要关注个体的生理和心理健康，而广义的大健康则包括生理、心理、社会、环境等多个方面的健康。大卫生（医疗卫生）在广义上与大健康密切相关，但更侧重于医疗和卫生服务的提供，如疾病的预防、诊断和治疗等。

2. 狭义医药产业与健康产业：广义的大健康产业可以进一步细分为狭义的医药产业和健康产业。医药产业主要涉及药品的研发、生产、销售等，是健康产业的重要组成部分。健康产业则更加广泛，包括医疗服务、健康管理、保健品、医疗器械等多个领域，旨在为人们提供全方位的健康服务。

3. 公共服务与健康产业：有专业人士将大健康产业分为以公共服务为导向的健康事业和市场机制发挥主导作用的健康产业。健康事业主要由政府主导，提供公共卫生、基本医疗等公共服务；而健康产业则更多由市场驱动，提供多样化的健康产品和服务[96，97]。

4. 产业链视角的大健康产业定义：从产业链的角度来看，大健康产业是一个覆盖人类全生命周期的产业链[98]，包括健康维持、疾病治疗、医疗修复与健康促进等多个环节。这个产业链以预防为主、治疗为辅，具有维护、改善、促进与管理健康的功能。它涵盖了健康制造（如药品、医疗器械的生产）、健康管理（如健康咨询、体检）和健康服务（如康复服务、养老服务）等多个领域。大健康产业作为一种复杂性与综合性兼备的产业链，不仅跨越了第一产业、第二产业和第三产业，还涉及多个学科领域的知识和技术。

综上所述，大健康产业是一个广泛而复杂的领域，可以从不同的角度进行分类和定义。无论是从健康社会学的角度、产业细分的角度还是产业链的角度，都可以看到大健康产业在维护人类健康方面所发挥的重要作用。

大健康产业集合了多种具有相同属性的健康经济活动，不仅融合了传统的健康产业、学术研究和研发，还涵盖了与健康服务相关的各种经济活动、产业活动和服务活动。2018 年，前瞻产业研究院在报告中将大健康产业细分为五大领域：1. 医疗产业。主体为医疗服务机构，如医院、诊所、社区卫生服务中心等。提供疾病的诊断、治疗、康复等医疗服务，是保障人民健康的基础产业。2. 医药产业。主体为药品、医疗器械、医疗耗材的生产和销售企业。医药产业为大健康产业提供了必要的物质基础，包括各种治疗疾病的药品、用于疾病诊断的医疗器械以及治疗过程中的医疗耗材。3. 保健品产业。主体为保健食品、健康产品的生产和销售企业。保健品产业主要满足人们日常保健和疾病预防的需求，提供各种补充营养素、增强免疫力、调节身体机能的保健食品和健康产品。4. 健康管理服务产业。主体为提供健康检测评估、咨询服务、调理康复和保障促进等服务的机构。健康管理服务产业通过为人们提供个性化的健康管理方案，帮助人们预防疾病、改善生活方式、提高生活质量。5. 健康养老产业。主要关注养老市场，包括养老服务、老年医疗、老年健康管理等。随着人口老龄化趋势的加剧，健康养老产业逐渐成为大健康产业的重要组成部分，为老年人提供全方位的养老和健康服务。

这五大细分领域相互关联、相互促进，共同构成了大健康产业的完整体系。未来，随着人们健康需求的不断增加和医疗技术的不断进步，大健康产业将会迎来更加广阔的发展空间和机遇。

如果按照大健康产业生态系统功能区分，可以划分为三大主题：产品生产、服务提供、信息传播[99—101]。

（一）产品生产

大健康产业生态系统产品既包括医疗药品、生物制药、医疗器械、医疗设备、健康辅具、保健品、农产品及中药材等健康产品的生产制造，也包括健康管理类产品和服务，如定期检查、健康咨询、移动医疗、电子医疗软件、健康监测等。

（二）服务提供

大健康服务是一个广泛的领域，它不仅包括经典的医疗服务，还涵盖了与人们健康紧密相关的多个方面。

1. 经典医疗服务：这是大健康服务的基础和核心。它基于医疗卫生知识和技术，旨在维护与促进人类身体健康状况或预防健康状况恶化。包括疾病的诊断、治疗、康复以及健康教育等服务。

2. 养老服务行业：以养老为中心的服务行业，主要包括养老社区、老年保健等。这些服务为老年人提供了更为舒适和便利的居住环境，同时也关注老年人的身体健康和心理健康，提供各种适合老年人的运动健身和娱乐活动。

3. 健康旅游产业：以旅游开发为中心的医疗旅游、美容旅游等。这类服务将旅游与健康相结合，为人们提供在旅游过程中接受健康服务的机会。例如，医疗旅游可以包括在国外接受先进的医疗服务，而美容旅游则可能涉及在特定的地区进行美容疗程和 SPA 护理。

4. 健康饮食服务行业：以健康饮食为中心的餐饮、营养食品、绿色健康有机食品等服务。这些服务关注食物对人体健康的影响，提供符合健康标准的餐饮和食品。例如，餐厅可以提供低糖、低脂、高纤维的菜单选项，而食品生产商则可能专注于生产无添加、无农药残留的有机食品。

大健康服务的这些方面共同构成了一个全面的健康生态系统，旨在为人们提供全方位的健康保障和服务。随着人们生活水平的提高和健康意识的增强，大健康服务的需求也在不断增加，这为相关行业的发展提供了广阔的市场前景。

（三）信息传播

大健康产业生态系统除了肉眼可见的产品生产及服务提供，还有隐形但愈发重要的信息传播链。广泛应用信息技术和网络技术更是推动大健康产业生态系统创新的重要因素，不仅需要开拓新的大健康管理市场空间，更需要集成健康管理过程系统。信息传播过程中，重要的趋势有智能化、网络化、数据化。具体操作有构建健康管理信息化平台，引入包括智能穿戴设备、传感器、3D 打印、大数据分析等相关的配套企业，聚集医疗大数据产业集群。近年来，政府部门、产业界和社会媒体更是广泛关注了健康教育、健康知识普及，以及健康促进等方面的工作，并投入了巨大努力。

三、生态系统三大功能

大健康产业是与维持健康、修复健康、促进健康相关的一系列健康产品生产经营、服务提供和信息传播等产业的统称，涵盖了三大产业，即第一产业（农业、林业、牧业、渔业等）、第二产业（制造业、建筑业等）和第三产业（现代服务业等）。

大健康产业属于产业集合的概念，包含与健康相关的多个领域和环节[102]。大健康产业生态系统包括完备的种、养、产、供、销、技术、服务和管理等环节，涉及农业、工业、服务业等多个领域。各产业链之间纵横交错，形成立体化的网络结构[103]，确保了大健康产业的顺畅运作和高效发展。根据《健康产业统计分类（2019）》，基于循环经济视角构建大健康生态产业体系三大功能：维护、修复、促进，如图 8.1 所示。

维护
固有产业+产品服务
促进
未来产业
修复
新兴产业
结合大健康市场活动实际工作，围绕大健康消费链及供应链，从维护、修复、促进等环节构建大健康循环产业链。

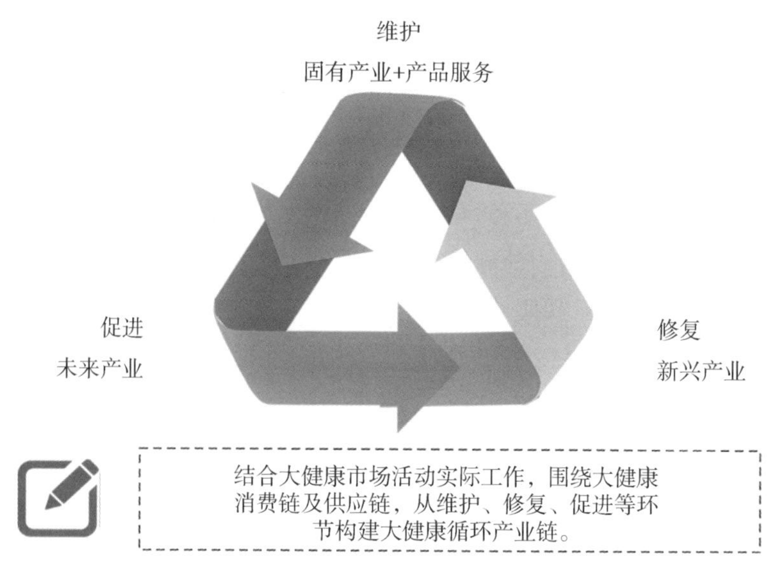

图 8.1　大健康生态产业体系三大功能

（一）维护

大健康产业生态系统拥有自身固有产业，如健康用品、辅具器材与智能设备制造，医疗卫生机构设施建设，中药材种植、养殖和采集。大健康同时提供产品服务，包括医疗卫生服务、健康保健服务及其他健康产品流通服务等。

（二）修复

大健康产业链中不乏新兴产业，如健康事务、健康环境管理与科研技术服务，健康保障与金融服务，智慧健康技术服务，其他与健康相关服务。

（三）促进

以往被研究者重视，而被政策和企业忽视的健康人才教育与健康知识普及、健康促进服务，已逐渐成为大健康的未来产业，促进着大健康产业链的循环。

维护、修复、促进这三大功能在大健康产业中发挥着至关重要的作用，它们结合大健康市场活动的实际需求，构建了一个动态循环的产业链。循环产业链的动力来源于市场需求、政策支持、科技创新、企业转型升级等。通过生产制造环节提供高质量的产品，通过服务环节提供优质的健康管理、咨询等服务，确保消费者得到满意的健康保障。市场需求变化时，通过消费引导，调整产品策略和服务模式，以满足新的需求。在科技创新的推动下，不断衍生新行业、新应用，为产业链注入新的活力。加强大健康知识的普及力度，提高居民的健康意识，促进健康消费。通过政策引导和市场机制，鼓励企业加大研发投入，推动科技创新，提升产业的整体竞争力[104]。

总结来说，大健康产业管理是一项复杂的系统工程，它涉及跨区域、跨部门、跨领域的交互合作，需要自上而下和自下而上的多层次、多链条的协同管理。2019 年，国家发展改革委、教育部、科技部等多部门印发的《促进健康产业高质量发展行动纲要（2019—2022 年）》[105]提出了十项重大工程，其与大健康产业生态系统维护、修复、促进功能的关联性分析如下：

1. 优质医疗健康资源扩容工程：旨在扩大优质医疗健康资源的覆盖范围，提升医疗服务水平，满足人民群众日益增长的健康需求。这直接支持了大健康产业生态系统的维护功能，确保基础医疗服务的稳定性和质量。

2. “互联网＋医疗健康”提升工程：通过应用互联网和大数据技术，提升医疗服务的便捷性和效率。这有助于修复和升级传统的医疗服务模式,使其更加适应现代社会的发展需求。

3. 中医药健康服务提质工程:加强中医药在健康服务中的应用,提升中医药服务的质量和效果。这有助于促进中医药产业的发展,同时丰富了大健康产业的产品和服务种类。

4. 健康服务跨界融合工程:推动健康服务与养老、旅游等其他产业的跨界融合,创新健康服务模式。这符合大健康产业生态系统促进功能的要求,通过多元化服务满足人们的不同健康需求。

5. 健康产业科技创新工程:加强科技创新在健康产业中的应用,推动产业技术的升级和进步。科技创新是维护、修复、促进大健康产业生态系统的重要动力来源。

6. 健康保险发展深化工程:通过发展多样化的健康保险产品,满足人民对健康保障的需求。这有助于提升整个健康产业的服务水平和保障能力。

7. 健康产业集聚发展工程:鼓励健康产业集聚发展,形成具有区域特色的健康产业集群。这有助于提升大健康产业的整体竞争力,促进资源的优化配置。

8. 健康产业人才提升工程:加强健康产业人才的培养和培训,提升从业人员的专业素质和技能水平。人才是产业发展的关键因素,对于大健康产业生态系统的维护、修复、促进都具有重要意义。

9. 健康产业营商环境优化工程:优化健康产业的营商环境,降低企业运营成本,激发市场活力。良好的营商环境是产业发展的重要保障,有助于提升大健康产业的整体发展水平。

10. 健康产业综合监管工程:加强健康产业的综合监管,保障人民群众的健康权益。严格的监管是维护市场秩序、保障产业健康发展的必要条件。

综上所述,《促进健康产业高质量发展行动纲要(2019—2022年)》中提出的十项重大工程契合大健康产业生态系统维护、修复、促进的功能要求,有助于推动大健康产业的持续健康发展。同时,为了满足人民对健康的不同需求,健康产业需要跨行业多部门联合参与,制定统一的计划、决策和运营策略。

第二节　大健康产业生态系统要素及其关系

一、创新:由无到有

大健康产业生态系统的持续发展离不开创新,创新作为当今中国社会最活跃、最具革命性的第一动力,体现着“由无到有”的勇气。创新是驱动大健康产业生态系统成长的核心动力,在中国健康产业发展面临加速升级换代和全球产业竞争日益激烈的背景下,科技大发展才有可能实现创新突破。

大健康产业创新生态系统是一个复杂而开放的系统,它由健康产业内的技术创新群落与技术创新环境共同构成,并通过创新物质、能量和信息的流动形成动态平衡[106]。这个系统具有自适应与修复、学习与发展的功能,能够不断适应外部环境的变化并推动健康产业的持续创新。大健康产业的创新过程,不仅体现在产业创新主体上,即产业和技术的跨越式发展,也体现在健康产业的来源和模式创新上。这些创新活动通过知识传播、技术扩散以及信息循环在创新群落和创新环境之间相互作用,形成了健康产业创新生态系统的核心动力。以往,我国健康产业的发展强调与全球产业链的融合,研发和监管与国际标准接轨,这对提升我国健康产业的国际竞争力起到了重要作用。然而,随着健康产业理论研究的进步和实践经验的积累,构建具有中国特色的动态创新健康生态系统逐渐成为共识。为了实现这一目标,需要发挥大健康产业生态系统中各类主体的能力,包括企业、研究机构、政府、医疗机构等,协调配合,从产品创新、技术创新、工艺创新、销售创新、市场创新等多个方面入手,推动大健康产业生态系统的群体创新、功能创新和意识创新。这些创新活动将促进健康产业内部结构的优化升级,提高健康产品与服务的质量和效率,满足人民群众日益增长的健康需求。

构建自主、完善的健康产业创新生态系统需要多方面的努力。首先,需要加强政策引导和支持,为健康产业创新提供良好的政策环境和制度保障。其次,需要加强产学研合作,推动技术创新和成果转化,促进健康产业的跨越式发展。此外,还需要加强国际间合作与交流,借鉴国际先进经验和技术,提高我国健康产业的国际竞争力。

毋庸置疑,大健康产业具有良好的投资前景与期望回报,必将引发全社会乃至全世界的广泛竞争,其重点在于创新。例如,当前全球医药产业中12个开展新药研发的国家中,中国对全球医药研发的贡献仅为4%左右,遥望创新贡献达50%的美国[107],大健康产业创新大有可为。

大健康产业生态系统想要做到"从无到有"的创新首先需要培育创新的本土文化,大健康产业文化是生命的土壤,是源源不断产出创新的动力。其次大健康需要创新的主方向,以及开拓创新的能力。最后大健康产业生态系统的创新离不开对人才的吸引和持续培养,特别是跨学科的合作,需要将不同领域的人才和知识组织起来。当拥有了创新文化,确定了创新的主方向,还有足够多的人才具备了创新的能力,大健康产业的发展则所向披靡。

二、融合:由独到众

大健康产业生态系统的各大板块,绝不仅仅是独立的"绝缘体",更应该是"由独到众"的互融互通。大健康产业生态系统的融合源自于互联网与大数据的交换,借助于板块边界效应,共同推动大健康产业各大板块共融发展。

如何促进大健康产业生态系统各大板块良性竞争、融合共生、由独到众,真正达到"1+1>2"的协同合力?在以大健康市场为导向的前提下,产业主体已不仅仅是政府与机构,也是科研院所与高校、企业与用户,应用复杂适应系统理论构造完善的创新体系,全面促进大健康产业形成横向、纵向、立体的创新链条。从产品生产、服务提供及信息传播过程中涉及的各项主体凝集创新力量,提高创新能力和效率,最终实现大健康产业生态系统的不断升级变革。在中国日益增长的全面健康需求下,健康互联网技术进行着不断改革和创新,这也是"互联网+"与大健康的完美融合,促进了中国大健康产业的光速发展。对比过去单打独斗的线下医疗模式,由独到众的"互联网+大健康"更合理地管理、分配、调整众多的医疗健康资源,融合资源可以达到充分使用与降低成本之间的平衡[108]。

在大健康产业技术、业态、模式等方面研究创新的基础上,社会各界高度关注创新成果的转化应用。既往的大健康产业创新个体少、水平低,导致产业创新成果难以开发,科技成果难以转化,或是开发转化后质量差限制了技术循环,使得成果难以从研究转化应用至实际生产,投资回报率表现不佳,影响后续投入。长此以往,健康行业影响力弱,知识储备和转让更薄弱,市场反馈差将进一步影响创新积极性,最终形成恶性循环,难以达到预期目标。

进一步整合大健康产业,优势资源的融合是推动产业升级和变革的新发展路径。优势资源融合发展路径是将优势产业如健康旅游、健康食品、健康金融等作为主导,反向带动健康相关科研、医药生产及医疗服务的发展,具有深远的战略意义[3]。

首先,这种融合发展路径契合大健康生态产业政策,能够争取更多的政策保障。随着健康产业的不断发展,政府对这一领域的政策支持力度也在不断增强。优势产业与健康产业的融合,有助于更好地利用这些政策资源,为产业发展提供有力保障。

其次,通过打通科研技术转化,发挥科技引擎作用,可以推动健康产业的技术创新。科研技术是推动产业升级的关键因素,将科研成果转化为实际应用,能够带动整个产业链的发展。优势产业与健康产业的融合,可以吸引更多的科研资源投入,加速科研成果的转化和应用。

第三,构建民间资本,发挥产业市场属性,有助于吸引更多的资本进入健康产业。民间资本是产业发展的重要力量,通过优势产业与健康产业的融合,可以吸引更多的民间资本投入,推动产业的快速发展。同时,民间资本的参与也能够增强产业的市场属性,使产业发展更加符合市场需求。

最后,革新信息技术,推动健康领域新进程,是产业升级的重要方向。信息技术的发展为健康产业提供了更多的可能性,大数据、人工智能等技术的应用,可以提高医疗服务的效率和质量,推动健康产业的发展。优势产业与健康产业的融合,可以加速信息技术的革新和应用,推动健康领域的新进程。

三、升级变革:由旧到新

中国的社会进步和经济腾飞,带动了人群可支配收入的明显增加,同时伴随着人口增长及“老龄化”加剧,人群健康意识增强,必然倒逼大健康“由旧到新”的升级变革。大健康产业生态系统升级变革的“前导力”源于大量新技术的发明和应用,人们不再满足于陈旧的产品、技术、技能;大健康产业生态系统升级变革的“推动力”源于不断涌现的新型健康服务模式和满足健康保障新需要的新产品;大健康产业生态系统升级变革“源动力”来自人群消费需求转变,例如对食品、药品、保健品、健康器械有着更高的安全要求,对健身运动、美容整形、性保健、养老产业、中医养生等热门产业的重视;大健康产业生态系统升级变革的“助推力”则来源广泛,大至全球环境生态污染、全球亚健康流行、全球经济危机导致生存压力增大,近至个人健康意识提高、个人随身智能化设备的成熟与普及。

大健康产业生态系统的生态链发展需不断升级变革，研究者总结了四大趋势[109]：产品升级、服务升级、主体升级和市场升级。

（一）产品升级

大健康产品需关注安全、便捷、情感、尊重、细节、创新、超前等七大核心要素[29]，其产品升级表现在健康产品的技术创新和健康产品的生态有机发展。产品升级需要以用户为中心施行情感化设计，应用物联智能化推动医疗长远发展，特别是严谨设计、注重品质，以及注重细节优化产品体验。

（二）服务升级

1. “旧”的健康服务

传统认识中，“旧”的健康服务往往侧重于服务性和管理性，这主要体现在现代医学的特征上。现代医学以疾病治疗为中心，提供具有明确目标和计划的健康服务。“旧”的健康服务也包含了传统中医特征的健康促进之“道”。中医注重身心和谐、阴阳平衡，以及天人合一的思想，其健康促进方式往往带有深厚的文化性和思想理论性。

2. “新”的大健康服务

“新”的大健康服务强调健康医学覆盖诊前、诊中、诊后的全过程。这种服务模式不仅限于线下医疗机构，更延伸到线上平台，实现了线上与线下的一体化服务。与传统服务不同，大健康服务关注全人群的健康需求，从儿童到老人，从健康人群到慢性病患者，均纳入其服务范围。同时，大健康服务还关注个体的全生命周期，提供从预防、治疗到康复的全方位健康管理。其中，健康管理师扮演了重要的角色。他们协助临床医师，为患者提供个性化的健康指导和管理，帮助患者建立健康的生活方式，预防疾病的发生。随着科技的不断进步，健康产品的技术创新也成为推动大健康服务升级的重要力量。例如，智能穿戴设备、在线健康管理平台等，通过数据收集和分析，为患者提供更精准的健康服务。此外，健康产品的生态有机发展也符合现代人对健康、环保的追求[110]。

3. “由旧到新”的升级变革

在服务模式上，从传统的以疾病治疗为中心的服务模式，转变为以健康管理、预防保健为核心的大健康服务模式。在服务范围上，服务对象从特定患者群体扩展到全人群，服务内容从单一的疾病治疗扩展到健康促进、疾病预防、康复管理等全方位服务。在技术手段上，利用大数据、人工智能等现代信息技术手段，提升健康服务的效率和质量，实现健康服务的智能化、个性化。在健康理念上，从单纯的疾病治疗转变为关注人的整体健康，强调身心和谐、人与自然和谐的健康理念。

（三）主体升级

大健康产业是一个多元化且快速发展的领域，涵盖了医疗、医药、保健品、健康管理服务和健康养老等多个主体产业。这些主体产业的升级和发展，对于提升整个社会的健康水平、促进经济发展具有重要意义。

在医疗产业中，需要进一步推动医院医保改制，通过医保支付方式的改革，推动医院从以治疗为中心向以预防、治疗、康复为一体的健康服务模式转变；推动技术升级，引入先进的医疗技术和设备，提高医疗服务的效率和质量；加快人才培养，加强医学教育和培训，提升医护人员的专业素养和服务能力。

在医药产业中，推进研发创新，鼓励药品、医疗器械和医疗耗材的研发创新，提高产品的技术含量和附加值；做好质量控制，加强药品和医疗器械的质量监管，确保产品的安全性和有效性；推动国际化发展，积极参与国际医药市场的竞争和合作，提升我国医药产业的国际影响力。

在保健品产业中，加强品牌建设，提升产品的知名度和美誉度；注重科学研发，确保产品的功效和安全性；加强市场监管和规范，打击假冒伪劣和虚假宣传行为。

在健康管理服务产业中，加大服务创新，推动健康管理服务的创新和发展，提供更加个性化、精准化的健康管理和咨询服务；促进技术融合，利用大数据、人工智能等先进技术手段，提升健康管理服务的效率和质量；开展跨界合作，加强与健康保险、体育运动、文化娱乐等行业的跨界融合，共同打造健康生态圈。

在健康养老产业中，推动养老服务升级，实现养老服务从基本的生活照料向医疗、康复、精神慰藉等多元化服务转变；开展智慧养老服务，利用互联网、物联网等技术手段，打造智慧养老平台和服务体系。助力产业融合，加强健康养老产业与旅游、文化等产业的融合发展，打造特色养老品牌和项目。

在大健康产业的升级过程中，大企业跨界、中小企业创业、基金投资和国际外商布局等多领域的参与和推动也起到了重要作用。这些领域的参与不仅为大健康产业带来了更多的资金、技术和市场资源，也推动了整个产业的创新和发展。

（四）市场升级

《“健康中国 2030”规划纲要》计划到 2030 年健康服务业总规模超过 16 万亿元，驱动了大健康产业的迅速发展。特别是党的十九大报告提出“实施健康中国战略”以来，健康产业、医疗技术及政策环境都发生了较大变化，大健康产业迎来了“全民需求时代”[111]。大健康产业生态系统市场迎来了全球化、全龄化的升级转变。

大健康产业生态系统正经历着从以医疗为中心向以“防、治、养”与“身、心、智”三个层面为一体的全面升级与转变。一方面，从过去的以治疗为主，转变为预防、治疗、养护并重，强调疾病的早期预防、中期治疗和后期康复的全程管理；另一方面，不仅关注身体健康，还强调心理健康和精神健康，实现身心和谐、内外兼修。这种转变不仅体现在医疗服务的扩展，更在于对健康管理与服务的全要素深度整合，旨在实现健康预防与延年益寿的目标。

在具体实践上，可以采取多元市场融合发展的模式。例如：养生与养老结合，通过结合养生和养老，为老年人提供全方位的健康管理和服务，促进老年人的身心健康；福利养老与市场养老结合，在保障基本福利养老的同时，引入市场机制，提供更加多样化、个性化的养老服务；政府资金与民间资本结合，通过政府引导和民间资本的参与，共同推动大健康产业的发展，形成多元化的投资格局；居家养生与机构养生结合，既鼓励居家养老，又发展机构养老，满足老年人不同的养老需求；养生养老与乡村旅游结合，在乡村旅游中融入养生养老服务，打造具有地方特色的养生养老旅游项目，推动大健康产业与旅游产业的融合发展。

推动产品升级，推出更多符合市场需求、具有创新性的健康产品和服务，如智能健康监测设备、个性化健康管理方案等；推动服务升级，提高服务质量和水平，提供更加专业、细致、人性化的健康管理和服务，如定制健康管理计划、全程医疗陪护等；推动主体升级，鼓励企业创新和发展，培育更多具有市场竞争力和影响力的健康产业企业，同时吸引更多的大企业跨界进入大健康领域；推动市场升级，拓展市场边界和渠道，推动大健康产业与其他产业的融合发展，形成更加广阔的市场空间和商业机会。

综上所述，大健康产业生态系统正朝着以“防、治、养”与“身、心、智”为一体的方向进行全面升级与转变，通过整合健康管理和服务的全要素，实现健康预防与延年益寿的目标。在具体实践中，推动产品升级、服务升级、主体升级和市场升级,为大健康产业的持续发展注入新的活力和动力[112]。

四、延伸和拓展:由近及远

大健康产业生态系统涵盖范围广泛,并延伸至多个系统领域,产业链不完善导致其发展还无法完全满足民众所有需求。因此,各地在发展大健康产业生态系统的过程中,需要重视将区域资源和区域优势相结合,深入挖掘特色资源,积极构建大健康产业生态系统立体产业链,从而推进大健康产业生态系统的纵向延伸和横向协同发展,完成“由近及远”的延伸和拓展。有学者提出“产、学、研、商、金、管”六位一体共融发展理论,如果“供给侧”的“产、学、研”融合发展是传统医疗健康产业改革点,那么“需求侧”的“商、金、管”模式创新(即商业市场、金融资本、管理服务的运作模式)则是大健康产业侧重点,需要在“供给侧”与“需求侧”同时发力。

大健康产业生态系统既往“小、散、乱”的状况影响了创新成果的转化应用。一些投资和企业只看到了近处的利益,盲目涌入健康产业,缺乏资源积累和创新能力,忽视了产业的延伸和拓展,完全没有意识到健康领域投资回报周期长、风险大的特征,造成企业盈利能力差、难以长期生存。一些健康创新应用企业为了短期利益,一味扩大市场份额、抢夺客户、无视产品质量和服务能力的提高,更不注重未来技术、知识的再创新和再增值。

大健康产业生态系统延伸和拓展表现在对现代及未来的先进科学技术的灵活运用,如生物科技、云计算、物联网、“互联网+”等领域。大健康产业融合过程催生了技术升级迭代的新动能,带动了健康产业链条的加速延伸和拓展,推动了健康产业发展方式的重大变革[113]。

大健康产业生态系统正处在产业生命周期的初创期,有着良好的市场前景和较高的行业增长率,但由于市场制度和管理体系的不完善,经营风险相对较大。科技金融的有效介入不仅可以为大健康管理企业提供资金,还能依托专业能力为企业发展的各个阶段提供有针对性、贴近式的增值服务,从而形成支持早、中、后期健康管理企业发展的资金链条,降低健康管理企业投资和经营风险,促进大健康产业的远期发展[112]。

第三节 大健康产业生态系统运行机制

大健康产业是社会复杂联动生态系统中的子板块,其创新生态系统是生态经济和创新理论交叉发展的新前沿[114]。大健康产业生态系统是由内部不同群落与群落、群落与环境之间形成的互利共生、相互依存的生态系统,需要建立良好的合作伙伴关系,提供完整的互动合作的产品、方案、服务等。只有完善前瞻性科学化的理论基础,立足于开放动态的共生演化视角,创造源源不断的机遇机会,才能实现由要素、资本驱动到创新驱动的转变,才有长期稳定发展。有研究者认为大健康产业生态系统运行机制应以开放性、多样性、系统性、共生性、动态性、演化性以及稳定性为主要特征[115],通过共同进化实现自我增殖以及异质协同、竞合共生的运行机制,进而实现生态主体与要素环境的协调发展。

学界对大健康产业生态系统的发展路径及运行机制的研究众多,包括机制保障、体系建设、新模式发展、要素完善、文化培育、支付创新及特色挖掘等方面[36]。从大健康产业内部不同群落(生产群落、应用群落、整合群落)的特征及作用入手,进一步讨论三组群落之间的交换与流通关系,可以探索性地描述大健康产业生态系统运行机制。

一、生产群落

打造大健康产业生态系统的全产业链是大健康产业高质量发展的战略模式,其中生产群落是大健康产业生态系统创新价值链的上游,具有创新优势和敏锐的洞察力,在产业链上占据至关重要的位置。

生产群落作为大健康产业生态系统创新价值链的上游,通过科学研究产出新技术、新知识,是大健康产业创新的引擎和动力源泉。其质量的提升直接关系到健康产业在原始创新、跟随创新、集成创新等多种创新层面上的突破[116]。壮大生产群落需要加强科研资金投入和科研人才培养,一方面,加大对大健康产业相关高校、科技研究部门的财政投入,支持其开展基础性、前沿性、战略性的研究,鼓励企业设立研发基金,与高校、研究机构合作,共同开展科研项目;另一方面,培养和引进高层次科研人才,建立人才激励机制,为科研人员提供良好的工作环境和待遇。同时，要支持大健康产业相关企业加强内部研发，鼓励企业加大研发投入，建立独立的研发机构，形成自主创新能力，充分利用外部创新资源，如与高校、研究机构建立产学研合作机制，共享创新资源，降低创新风险。鼓励企业参与国际科技合作与交流，引进国际先进技术和管理经验，积极应对大健康市场新兴需求，密切关注市场变化，把握消费者需求趋势，及时调整研发方向[11]。鼓励各类新兴生产群落创业、创新，如支持小微企业和初创企业开展技术创新和产品研发。建立健全科技成果转化机制，推动科技成果向现实生产力转化。

不同生产群落具有差异化的特点，在大健康产业生态系统中发挥的作用也各有千秋。例如：高校偏重基础型研究，能够为大健康产业提供理论支持和人才储备；科技研究部门既承担基础性研究，也涉及应用型研究，能够为大健康产业提供技术支持和解决方案；医疗机构兼具基础研究和应用研究能力，能够直接将科研成果应用于临床实践，提高医疗服务水平；研发企业拥有科技研发能力，特别是掌握关键知识和核心技术的企业，能够将创新成果转化为实际产品，推动大健康产业的发展。

提升大健康产业生态系统的生产群落质量，需要从多个方面入手，包括加强科研投入、支持企业研发、积极应对市场需求等。同时，要充分发挥不同生产群落的特点和作用，形成协同创新、共同发展的良好局面。只有这样，才能推动大健康产业在创新价值链上实现全面升级和高质量发展。

二、应用群落

大健康产业生态系统的应用群落主要由购买大健康产业成果并有能力将大健康创新成果产品化的企业构成，这些企业分布于大健康产业价值链的下游，担负需求、消费功能。通过规范大健康市场秩序，增加市场需求，可以吸引更多下游企业及商户，进一步壮大应用群落规模。在医药及医疗器械制造、健康管理、养老服务等板块培育龙头、骨干企业；推动传统大健康企业通过与信息技术、智能制造、电子商务等新技术结合，进行自主创新、转型升级；推广大健康产业的新理念、新技术、新标准，开展健康文化培育、资质水平认定服务，设立行业内优秀标准，鼓励合规企业进入大健康产业。通过吸收大健康创新成果进行再创新和再增值，融合供应商、客户企业、生产服务商、代理商等产业链主体的信息和资源，共同实现新知识、新技术和新观念的应用推广，面向市场开发新的健康产品和服务。实际的大健康互联网金融服务中，应用群落已有 P2P、大数据金融、众筹、互联网信托等模式选择，对大健康产业发展起到了带动和提升作用。

大健康产业生态系统的应用群落是产业发展的重要驱动力，可以吸引和调动多种社会力量，加速新兴技术应用，进而构建完善的产业发展体系。应用群落的作用体现在多种方面，能够迅速识别并应用新兴技术，如大数据、人工智能、云计算等，提升大健康产业的科技含量和服务质量，通过集聚产业资源，形成多层级、多主体的产业格局，推动大健康产业的纵深发展。应用群落内的企业、高校、研究机构等主体之间形成良好的创新互动机制，有助于技术创新和成果转化。

国际大健康产业生态系统的应用群落以产业集聚区模式为主，例如：生物医药产业集聚区模式（美国波士顿—剑桥），在区域集聚了大量生物医药企业和研发机构，形成了完整的产业链和创新生态；健康医疗产业集聚区模式（美国罗切斯特），以医疗服务和健康管理为核心，打造综合性健康医疗产业集聚区；“医药制造 + 医疗 + 旅游”产业集聚区模式（日本静冈县），结合医药制造、医疗服务和旅游业，打造具有地方特色的健康产业集群。其他如“医疗 + 旅游”产业集聚区模式（阿联酋迪拜）、“整形美容 + 旅游”产业集聚区模式（韩国首尔）、医疗器械产业集聚区模式（德国图特林根）、医药产业集聚区模式（日本富山县）、仿制药产业集聚区模式（印度班加罗尔）等，均展示了不同国家和地区在大健康产业应用群落建设方面的特色和经验。

世界各国在推动大健康产业发展过程中，十分注重规范市场秩序，防止低水平重复建设和无序竞争。通过制定法律法规、加强监管等措施，确保产业健康有序发展。借鉴国际经验，我国大健康产业应用群落发展可以从以下四个方面进行重点布局：1. 加强政策引导和支持。完善相关政策，鼓励和支持大健康产业应用群落的发展，提供税收优惠、资金扶持等政策支持。2. 推动产业集聚和升级。结合地方特色和资源优势，推动大健康产业应用群落的集聚和升级，形成具有地方特色的健康产业集群。3. 加强科技创新和人才培养。鼓励企业、高校、研究机构等主体加强科技创新和人才培养，提升大健康产业的科技含量和人才素质。4. 规范市场秩序和竞争。加强市场监管和执法力度，规范市场秩序和竞争行为，防止低水平重复建设和无序竞争。

通过以上措施的实施，我国可以更快形成具有地方特色的大健康产业运行机制及发展模式，推动大健康产业实现高质量发展。

三、整合群落

大健康产业生态系统整合群落作为创新分解群落或创新开发群落，在大健康产业的发展中发挥着至关重要的作用，担负产业生态系统中技术、知识转换和转移的任务，简单来说就是“分解”和“开发”功能。

1. 构成：大健康产业生态系统整合群落主要包括向产业生产活动提供辅助和补充服务的部门及中介创新服务机构。具体而言，这些机构包括政府组织、行业协会、金融机构、产权中介机构、技术市场机构、人才服务机构等。

2. 对象：大健康产业生态系统整合的对象主要是知识、信息、技术、人才、资金、渠道等资源。通过整合这些资源，促进其在健康产业中的共享和有效配置。整合群落的发展水平是衡量大健康产业创新生态系统发展程度的重要标志之一。

3. 作用：一方面，促进大健康产业融合，通过整理、转移、传播大健康产业的创新政策、信息和资源，促进大健康产业创新能力的产生；另一方面，提供公正权威的专业知识和服务，降低大健康产业生态系统创新的成本和风险。

4. 目标：首先，完善整合群落建设，为大健康产业提供更多、更好的辅助和补充服务。其次，鼓励和支持不同领域、不同背景的创新主体参与大健康产业创新，增加创新分解，开发群落的多样性和丰富度。再次，加快健康成果转化，推动大健康产业科技成果的转化和应用，加速大健康产业的发展。最后，推进健康技术交易，建立健全健康技术交易市场体系，促进健康技术的流通和交易。为了实现上述目标，需要整合群落中的技术中介、金融中介、健康产权交易中介等多方主体，加强资金支持，形成创新循环的良性机制；提高大健康中介机构、协会等的服务意识和水平，通过市场化的独立运作方式，为大健康创新成果的转化和应用提供全方位支持，如技术扩散、信息咨询、技术开发、成果共享等；加强整合群落与其他群落之间的联系和合作，充分发挥其催化及黏合剂作用，促进整个创新生态系统的协同发展。这些措施的实施将有助于推动大健康产业生态系统的良性发展，提升整个产业的创新能力和竞争力。

四、群落间流通、交换、促进

大健康产业生态系统内，生产群落中高校、科技研究部门、医疗机构、研发企业等的协同合作促进了关键知识与核心技术的流通，使得医药、医疗器械、健康管理、养老服务等群落完美应用信息和资源。同时，整合群落中的知识、信息、技术、人才、资金和渠道循环促进了生产群落的创新，形成创新性、循环性大健康产业生态系统运行机制，见图 8.2。

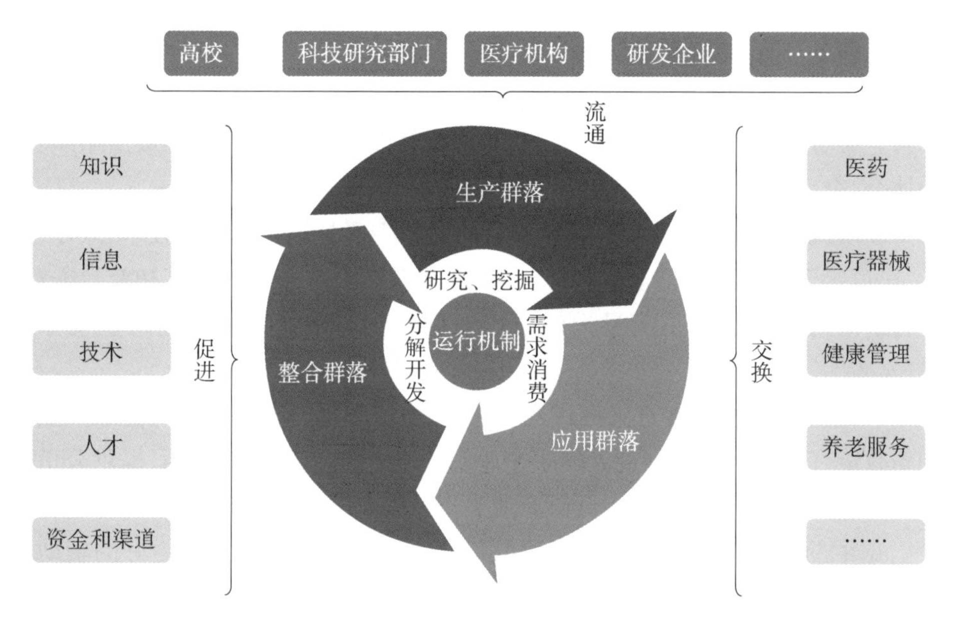

图 8.2　大健康产业生态系统运行机制

具体来说，大健康产业生态系统的各群落密切联系、相互关联，构成创新资源循环流动链条。作为创新研究和挖掘性的生产群落，既可以向整合群落提供大健康创新知识、信息、技术、人才、资金和渠道，也可以向应用群落进行知识产品的流通，同时接受整合群落和应用群落的反馈。作为分解和开发性的整合群落，既向生产群落提供促进的需求，又向应用群落提供交换交流的辅助。各群落之间有分工也有合作，实现创新资源的流动，最终才能结出大健康产业的硕果。

大健康产业系统是一个综合性的生态产业集合，涵盖了与保持、恢复和促进健康紧密相关的产品制造、商业运营、服务供给以及信息传播等领域[117]。该系统既肩负着满足社会公益需求的重要使命，同时也追求着市场盈利的经济效益目标。在外部环境中，大健康产业生态系统面临着消费需求与服务供给之间的不平衡问题，以及产业发展与社会资源、经济环境之间的不匹配挑战。究其内部关系，医疗医药产业传统优势地位稳固，而其他大健康产业整体发展水平相对滞后,各产业间协同创新和融合发展的深度与广度均有所不足[118]。保障大健康产业生态系统的流通、交换、促进,需要一系列更优化的“内外兼修”的运行建议。

1. 政府的努力:在政策层面,应当充分发挥国家大健康政策的引领作用,构建完善的大健康产业创新发展政策框架,营造优质的制度氛围。针对一些陷入无序竞争、行业准入标准过低的市场领域,需强化监管力度。对于发展较为落后的行业板块及企业群体,应提供必要的政策支持,特别是在产业技术研发、知识产权保护等与创新密切相关的环节,更应完善相应的引导和激励政策。

2. 行业的努力:在充分考虑现实状况的基础上,制定出科学、合理、高效的行业标准,同时创新数据统计与调查方法,并构建健全的行业规范指标体系。此外,为了促进行业内部的透明度和互信,建立一个可靠的信息交流平台至关重要。这个平台不仅能够让个人发布自己的健康信息和需求,还要确保服务信息的真实性[119],从而引导市场进行有序竞争。通过平台建设进一步完善资源要素的流动机制,推动大健康产业朝着有序、健康的方向发展。

3. 文化的努力:宣传现代大健康文化理念,塑造大健康新媒体品牌,改变传统“以治病为中心”的医疗健康模式,构建“治未病、重养生”的新健康理念[120]。促进大健康产业中的文化融合与渗透,营造不同群落间知识交流、共享的氛围,为大健康产业的可持续发展增加动力。

4. 环境的努力:硬件环境中加强大健康产业园区、大健康创新基地、大健康疾病康复中心等基础设施的完善,培育服务规范、技术先进、环境优良、配套完备的大健康产业,实现大健康资源的集聚。软件环境中建立大健康智慧平台信息化系统、大健康产业联盟、大健康服务管理等大数据开放体系,引导整合社会优质资源。

第九章
人才培养创新

国力竞争主要体现在科学技术竞争上，归根结底是人才竞争。大健康工程高素质人才将成为衡量国家经济实力、科学技术水平和生产力的重要指标，为国家发展和综合实力提升助力。在“健康中国”战略全面实施，“大健康”理念深刻影响健康价值取向和健康维护行为的背景下，高素质人才将成为推进经济社会发展的重要力量。着眼未来，为响应国家战略、适应产业发展的需要，培养大健康工程领域的专业人才显得尤为关键。

第一节　大健康工程人才需求分析

一、大健康工程人才需求的背景

构建高素质的大健康工程人才队伍对于推动我国大健康产业的发展至关重要，它标志着新时代的紧迫需求。自 2016 年《“健康中国 2030”规划纲要》发布以来，“大健康”理念已经广泛传播，深刻影响了人们对于健康价值的看法以及维护健康的方式。“健康中国”战略的实施，不仅推动了公众健康意识的提升，也为医疗卫生服务体系的改革和发展提供了指导[121]。2021 年 6 月，国家发展和改革委员会进一步明确了发展方向，《“十四五”优质高效医疗卫生服务体系建设实施方案》的发布，旨在扩大优质医疗资源的覆盖面，实现区域间的均衡发展，并增强全周期、全方位的健康服务能力。这些措施共同促进了医疗卫生服务的质量和效率，为实现全面健康奠定了坚实的基础。国家层面一系列大健康相关政策推出，对从事健康相关产业及服务的工程管理人才有了更高的要求。

大健康工程领域的专业人才在大健康工程的理论基础和实践应用中具有深厚造诣，能够综合运用跨学科的知识和技能，解决大健康产业中的复杂问题。他们属于高级复合型人才,在推动大健康产业的创新发展中扮演着关键角色[122,123]。大健康领域的专业人才需要具备国际化的视野,对大健康理论有深刻理解,具备创新思维和团队合作精神,尤其重要的是具备跨学科的创新能力。

大健康工程人才的培养需要打破学科、行业和文化间的界限,实现跨界的教育和训练。然而,传统的工程教育模式主要侧重于技术训练,正遭遇诸多挑战,包括思想上的局限、缺乏协同教育的机制、实际动手能力的不足等,这些都使得教育模式难以跟上产业技术快速发展的步伐。此外,工程学实践教学的环境往往较为封闭,缺少开放和共享的创新实践平台。同时,负责实践教学的教师可能存在知识结构老化,缺少实际多学科工程管理的经验问题。因此,现行的工程教育模式与大健康学科所需的跨学科融合、跨界培养、开放共享以及快速适应新技术的要求之间存在着显著差距[124,125]。

产教融合将是解决上述问题的有效途径和现实需求[126]。很多高校已积极响应国家大健康战略,以创新为引领,着力拓展校企合作。围绕生物医学、药物研发、适老化产品等新方向与企业联合共建,将大健康产业前沿的技术和优秀人力资源引进学校,带入课堂。通过建立校企合作平台和开展新兴学科的实验项目,致力于寻找一种持久的产教结合模式,与行业伙伴共同开发针对大健康工程领域的创新人才培养策略。这种合作旨在实现教育内容与产业需求的紧密结合,为学生提供实际工作环境中的学习和成长机会。

(一)经济社会发展需要大健康建设

2016 年“世界经济论坛”发布《未来职业》报告,对 2020 年人类关键的十大能力进行预测并排名,其中解决复杂问题、批判性思维、创造力位列前三[127]。因此,对于未来的大健康工程人才而言,关键不在于知晓多少知识,而在于能够解决哪些问题。这要求人才培养要紧密关注产业的实际需求,深刻理解大健康工程人才的成长路径。利用学科优势、高质量的课程资源和完善的课程体系,着重培养人才的创新思维和全球视野,同时加强工程实践技能和解决复杂问题的能力,这些都是支撑大健康工程人才培养的核心要素。

21 世纪以来,随着第四次工业革命的到来,中国首次与全球发达国家站在了同一起跑线上,参与到全球竞争之中。大健康产业的兴起不仅预示着经济全球化的进一步加深,也预示着全球价值链将经历重大的变革。面对这一机遇,中国必须积极把握大健康领域的技术创新和产业发展,致力于培育一大批具有高专业素质的大健康工程人才,以此增强我国在国际舞台上的竞争力。

（二）国家战略和需求期待大健康工程

近期，国家制定并推出了多项以大健康为核心的战略政策，积极吸引各类投资进入这一领域，为市场发展注入了新动力。随着这些政策的不断细化和明确，大健康产业开始步入快速增长的轨道。

同时，为了实现这些重大战略目标，满足国家与社会的双重需求，必须前瞻性地规划大健康工程人才的培养，通过建立、优化和发展人才培养体系，培育出一批具有优秀素质的大健康工程人才。在人才需求持续增长的情况下，相关举措对于解决大健康产业发展中的人才数量和质量问题至关重要。

（三）大健康工程发展支持大健康人才建设

当前，全球范围内的工程教育改革正如火如荼地展开，欧美等地区纷纷发布了具有前瞻性的工程教育改革报告，并启动了多项针对人才培养的计划。在这样的国际背景下，中国的高等教育机构也开始积极响应，与大健康产业紧密结合，开设了多个相关专业。这些专业不仅适应国内产业结构转型的需求，而且为高校利用新技术培育大健康产业的工程人才打下了坚实的基础。

面对全球工程教育改革的新趋势，中国的工程教育改革也站在一个新的历史起点上。通过积极适应并引领工程教育的全球发展潮流，新工科建设已经成为这一改革进程中的重要实践，体现了中国在教育改革方面的积极探索和创新。[128]

二、新工科建设背景下我国大健康工程人才培养存在的问题

（一）大健康工程人才培养理念滞后

其一，人才培养目标定位不明。在大健康工程人才培养的目标定位上，实践层面的指导和培养较易忽视。目前，很多高校对实践教学环节的重视度不高，甚至缺少这一关键环节，从而影响了大健康工程人才的培养质量。其二，人才培养封闭、脱离实践。很多学校缺乏市场调研，不能根据市场的需求和变化及时调整教学内容与形式，学科专业布局不合理，课程设置不科学，甚至没有形成完整的人才培养体系。其三，人才培养思维僵化、跨学科的思维整合不足。以学科为基础，整合多学科的知识和理论并形成新的思维方式和知识体

系的能力不足，这种教研脱节的思维方式不利于我国培养高素质复合型大健康工程人才。

（二）大健康工程人才培养模式传统

目前，我国大健康工程人才培养模式仍然沿用传统的教育模式。在教学内容上，教师注重传授专业理论知识，忽视学生的实践训练与动手能力；在教学方式上，教学以教师为中心，单向灌输的教学方式仍居于主导地位，学生缺乏自主学习的能力；在评价标准和考核机制上，过多关注书面知识的掌握情况，忽视综合素质与能力。在课程与知识体系上，内容陈旧，与市场需求脱节；在课程体系的构建上，目前的设置可能缺乏足够的灵活性，对于大健康工程人才市场需求的快速变化反应不够敏捷。这种情况导致课程内容可能与实际工作需求之间存在脱节。同时，在大健康工程人才的培养过程中，学科之间的界限可能过于明显，这限制了学生构建综合性知识体系的能力；专业之间的隔阂也阻碍了学生形成宏观的工程视角，这不利于培养能够适应多变市场需求的复合型人才。因此，需要加强课程的动态调整能力，打破学科间的壁垒，促进跨学科的整合，以提高大健康工程人才的市场适应性和竞争力。

（三）大健康工程人才培养资源不足

教育资源是培养大健康工程人才的重要支撑。我国面临大健康工程人才培养资源不足的困境。一方面，许多高校教师缺乏大健康行业的职业经历和工作背景，没有工程师的职业背景和足够的工程项目参与经验。

另一方面，很多高校的硬件设施不齐全。实验场所和设备是大健康工程项目从构思到设计、实施乃至运行的关键物质基础。教育机构必须对这些硬件设施给予足够的重视，确保实验设备的定期检验和维护，以及根据技术发展及时进行更新换代。由此，学校能够为教师和学生创造一个优良的实验教学环境，并提供必要的基础设施支持，从而更好地促进大健康工程人才的实践技能培养和创新能力发展。此外，需要进一步提高与产业实践的结合，涉及更多前沿性、实质性的工程实践和工程设计等方面的内容，进一步提高学生的大健康工程实践能力和创新创造能力[127]。

第二节 大健康工程人才培养模式创新

一、大健康工程人才培养的目标定位

中国在大健康工程人才的培养上，正致力于塑造具有国际视野和前瞻思维的创新型、复合型人才。这一培养模式的改革体现在教学方法、培养方案、课程体系、教学内容以及研究生教育的连贯性等多个方面。目标是站在国际大健康产业的前沿，以超前的思维和领导全球的能力，重新定义人才的培养标准和评价体系，以培育出能够满足未来产业发展需求的科技人才。

（一）实践能力

大健康工程人才不仅要有扎实的专业知识，还要具备实际操作能力，包括工程设计、工具制造、实验开展、数据分析等。这些能力使人才能够将理论知识应用于解决实际问题，是职业发展中不可或缺的一部分。

（二）综合素质

大健康工程人才应具备跨界思维和整合能力，能够在不同学科间进行知识融合，以及在工程、人文、科学和技术的交叉领域寻找创新机会。同时，还需要具备理论思维、全球视野、领导力、执行力和人文素养等。

（三）创新思维

培养具有创新精神和创新能力的人才，是大健康工程教育的核心目标。这包括培养人才的主动学习、终身学习、快速学习、国际化视野，以及工程创新等方面的能力，还要加强培养人才的计算思维和批判性思维。这种全面的培养策略，旨在解决当前我国在工程人才培养方面存在的创新意识不足、创新思维和能力有待提高等问题，确保大健康工程人才能够适应新时代的技术要求，并在全球健康领域中发挥重要的领导作用。

二、大健康工程人才培养的创新模式

在我国大健康工程领域，培养高素质人才是一项重要任务。为此，必须从多方面着手，包括深入探究人才成长的基本规律、创新人才培养的模式以及优化人才培养的资源配置。通过这些措施，可以制定出一系列切实有效的策略，以确保大健康工程人才的培养既符合行业需求，又能够促进其全面发展[129,130]。

（一）遵循大健康工程人才培养规律

在大健康工程人才的培养策略中，以下几个方面是关键：

首先，要因地制宜制定培养方案。为了打造优势学科和特色专业高校，需要深入理解企业、行业以及各个领域的需求和期望，积极调整学科专业布局，以适应区域经济产业结构。各类高校在制定人才培养方案时，应依据本校既有的特色专业和学科，以大健康工程人才需求为导向，优化课程体系，推动学科间交叉融合，打破学科间的壁垒，提升人才培养质量。

其次，要构建专业培养的新体系。确立了专业培养目标和理念之后，必须建立相应的人才培养体系，以保障这些目标的实现。这个体系涵盖学校结构、课程知识、教师教学、质量评价、教学资源、教学管理、教育认证以及创新创业实践等多个方面，构成了一个复杂的系统工程。高校需要与用人单位紧密沟通，了解行业发展趋势和人才需求，根据市场变化及时调整人才培养方案，不断完善人才培养体系。

最后，要强化学生综合素质和实践能力的培养。大健康工程人才的培养与产业发展紧密相关，人才培养不仅包括技术教育，还应涵盖人文素质的培养。高校要培养出既有深厚理论基础又具备强大工程实践能力的学生，以满足产业发展的需求。高校应重视学生实践能力的培养，避免教学与实践之间的脱节。此外，高校应整合科学、人文、工程等教育资源，培养具有整合能力、实践能力、领导能力和全球视野的复合型、创新型大健康工程人才。

（二）优化大健康工程人才培养模式

人才培养模式是一个全面且综合的体系，由培养目标、学科专业设置、课程组织、教学方法和教学评价等关键要素构成。高等教育机构作为新工科建设的主导者，需要根据社会需求和学校的定位来开展具有特色的大健康专业建设，并确立与之相适应的教育模式。在大健康产业的发展中，课程内容和教学方法的创新至关重要,这要求教育者丰富人才培养的形式,结合新兴技术提供个性化和定制化的学习途径。高等教育机构应重视学生学习态度和方法的培养,强调创造力和实践能力的培育,并构建一个灵活的创新人才培养课程体系。在培养过程中,高校应与政府、企业、科研院所和行业协会等建立合作关系,通过共同制定培养方案、优化课程体系、共建实验实训基地和共享人才资源,逐步完善产教融合、科教结合、校企合作的育人模式。同时,高校应积极采用新颖的教学技术和设施,如虚拟现实技术和移动设备,开设数字课程,创新学习模式,推广混合式学习,支持学生的个性化学习需求。

(三)改善大健康工程人才培养条件

人才是推动经济社会发展的基石,没有坚实的人才支撑,研究和实践就失去了依托。在大健康工程人才的培育上,高校面临的一个主要问题是教师团队缺少工科实践背景。为了解决这一问题,高校需要加快引进人才的步伐,不仅要积极吸纳国内外的优秀人才,还要在扩大教师队伍的同时,提升实践教学的水平,这样才能为培养杰出的大健康工程人才打下坚实的基础。

同时,高校也应重视本土人才的培养,通过组织多样化的教师培训和制定相关政策,鼓励专业教师深入到产业前沿,参与到技术研发和企业管理中去,从而积累经验、增强实践能力。此外,高校还需采取多种激励措施,提高现有教师队伍的综合素质,构建一支既具备理论知识又拥有实践经验的"双师型"师资队伍,以满足工程教育的培养需求。通过这些措施,高校能够为大健康工程人才的培养提供更加全面和深入的支持。

除了人才引进和教师培养外,高校在大健康工程人才培养上还需注重硬件设施的建设和资金的多渠道筹集。大健康工程人才的培养是一个涉及产学研各方的综合体系,需要各方投入知识、技术、资本和管理等关键要素,共同构建一个包含实践教学、技术研发、创新创业和产业培育等方面的实验实训基地。

一个优质的实验环境和实训基地是提升学生实践能力的关键。高校需要重视硬件设施的配套建设,为学生提供方便的实验条件和丰富的实训机会。在资金和资源的获取上,高校既要积极向教育部门寻求支持,也要主动开展外部交流与合作,利用学科优势,与企业建立长期稳定的合作关系,实现资源共享和互利共赢。

通过这种方式,高校可以为大健康工程人才的培养提供一个实践平台,让学生在真实的工作环境中学习和成长,同时促进学术研究与产业需求的紧密结合,推动科技成果的转化和产业的发展[131—133]。

第十章
文化传播创新

健康一直以来都是人类追求的重要目标,“大健康”概念的核心内涵早就体现在中国古人的智慧中。传统文化视角下,中华传统医学和少数民族医学的大健康理念及传播体现了不同地区的文化交融,厚植了中国式现代化的文化根基。新时代背景下,5G、区块链、人工智能、元宇宙等技术变革也极大地推动了大健康文化传播。

第一节　传统文化视角下的大健康及传播

一、传统中医视角下的大健康及其影响

人类的进化史同时也是一部不断与疾病进行抗争的历史。然而医学并非一开始就出现在历史舞台上,它需要人类积累了足够多的自然知识之后才逐渐产生。据《山海经》记载,古代的巫彭、巫抵、巫阳等都是传说中的神医。在中国的商朝和周朝时期,主要是由巫师负责进行基于自然崇拜的魔法医疗和简单的经验医疗。随着时间推移,到了春秋战国时代,巫师和医生的角色开始明显区分开来。司马迁在《史记》中记载了扁鹊高超的医术,并提到“信巫不信医,六不治也”,这反映了医学与巫术已经明确分开。在古代,“医”字最初写作“毉”,字面上可以看出医疗与巫术相关联。到了汉代,许慎在《说文解字》一书中将“毉”字更改为“醫”,这个新字由“医”和表示酒器的“酉”组成,意表医生使用药酒治疗疾病,在文字学上佐证了医学与巫术的彻底分离。

在中国的医学史上,春秋战国时期至秦汉时代见证了众多医学流派的兴起与发展。这一时期,有三部标志性的经典著作分别代表了三种独特的医学体系。《黄帝内经》起源于黄河流域的文化,与儒家和阴阳五行学说紧密相连,主要阐述

了针灸治疗的原理和方法，是针灸医学流派的核心著作；《神农本草经》起源于江淮地区，与道家哲学相融合，专注于药用植物的研究和药物疗法，是药物学派的重要文献；《伤寒杂病论》则是江南地区医学经验的结晶，以汤液治疗为特色，对治疗伤寒及其他杂病有着深刻的见解和实践总结[134]。

这三大医学流派的形成，不仅反映了中国古代医学的多样性，也展现了不同地域文化对医学思想和实践的影响。随着时间的推移，这些流派逐渐成为中国医学的宝贵财富，并对后世的医学发展产生了深远的影响。无论何种流派，传统中医被众多文化名家视为“哲学”。中国医学史有两个重要转型期，一是南宋，一是明末清初。南宋时期的特色在于内在化，中医并不在技术上突破，而是转为追求身心修为及内证；而明末清初则开始所谓的“复古”，试图在历史中寻找真理[135]。这些转变均体现了医学作为哲学的倾向。

中医往往从宏观、全面的视角看待人与天地自然的关系。例如，南朝医药家陶弘景在《本草经集注》中将“邪”作为病因的总纲领，分为气（风）论和鬼祟论。前者包含风寒等外因和饥、饱、劳、佚等内因；而后者的情况有二，一是患者精神衰弱后邪灵趁机而入，二是邪灵直接攻击人身。因此，除了面对疾病的“被动反击”之外，主动养生成为中医的重要理念。

养生的概念古已有之，最早可追溯至《庄子》中的记载，涵盖了生命、存活与成长的意义，并强调了维护、调节与呵护生命的重要性。在中医的深厚理论基础上，养生学发展成为一门综合性的学科，不仅探索了中国传统的身心养护、体能增强、疾病预防以及寿命延长的丰富知识，还研究了相应的实践技巧[136]。中医养生学，作为一门实用性极强的科学，其核心目标是引导人们遵循自然规律，通过合理饮食、适度运动、调整情绪、遵循生活节律等方法，来维护和提升个体的身心健康。它借助于中医的诊疗原则，如阴阳平衡、五行调和等，为人们提供了一套全面的自我保健和疾病预防的生活指导。中医养生学不仅融合了古代智慧与现代医学的研究成果，还倡导了一种健康、和谐的生活方式，帮助人们在快节奏的现代生活中找到身心的平衡点，实现生活质量的提升和生命活力的增强。通过中医养生学的实践，人们可以更好地理解自身的体质特点，采取个性化的养生措施，从而达到预防疾病、延缓衰老、提高生命质量的目的。

大多数的中医养生活动可以由普通人独立进行，例如五禽戏、八段锦等体育运动，也可借助简单的医疗器具和外力，如艾灸和推拿等。这些活动通常遵循两个原则，一是调节个人作息和饮食，以实现道法自然，例如，在冬日里应该早睡晚起，以免阳气外漏；二是同时保持身与心的双重健康，因为精神与身体会相互影响[137]。

中医养生行为已然成为普罗大众维持健康的一个重要选择。以往的实证研究探索了与民众养生行为相关的影响因素，发现人们的精神性观念和中国文化倾向均正向预测了其中医养生行为；同时，民众对中医养生的态度、感知行为规范均正向影响了他们采用中医养生的行为意图[138]。我国是世界上唯一一个现代西方医学与传统中医在医疗卫生系统中各个层级并行不悖的国家[139]，如何在大健康时代充分发挥传统中医的作用，是一个值得持续探讨的话题。

二、少数民族医学视角下的大健康及其影响

我国少数民族地区独特的地域特征和民族文化孕育了特殊的少数民族医药。我国少数民族医药（简称为“民族医药”），通常指的是除汉族医药（一般指狭义中医药）以外的中国各少数民族所创造的具有民族特色的、符合本民族人民需要的特殊的“医术和药物”[140]。中医药与民族医药是不同文化背景和独特地域环境下的产物，是理论体系完全不同的医疗科学。即使是在少数民族融合汉化的背景下，民族医药仍然呈现出其理论规范、思维方式和技术手段的独立性，成为少数民族民众除了常规的西医和中医之外的另一种选择。其中，以藏医药、蒙医药、傣医药、维吾尔医药发展最为突出，并称为我国“四大民族医药”。

尽管最早对民族医药进行文献发掘、梳理和临床观察的是医学领域，但因各少数民族医药扎根于其独特的民族文化和社会基础中，民族医药也吸引了一批社会科学领域学者的关注。人类学和民族学中，最先探讨少数民族医学与该民族的宗教信仰之间的关系。有学者深入满族、达斡尔族、锡伯族等萨满教信仰存在的少数民族地区进行实地考察，发现这些少数民族在寻医问药时也会借助萨满占卜的帮助，治疗过程也伴随着“巫”的成分[141]。而在关于哈尼族的研究中，学者发现“信仰”会影响疾病认知及“仪式治疗”的实践；甚至有学者从心理学角度研究藏族医药，根据藏医理论中的“五源学说”提出“藏医人格心理学”[142]。

以苗族医药（以下简称苗医）为例，苗医是苗族人民在长期与疾病斗争的实践中产生的，是我国民族医药的重要组成部分。苗族是我国古老的少数民族之一，第六次全国人口普查数据显示全国苗族人口达到900多万人，居全国少数民族人口第4位。苗族现已发展成为一个世界性的民族，除我国之外还分布于东南亚的越南、老挝、泰国、缅甸，以及欧洲、美国、澳大利亚等地。

与中医一样，苗医发端于神话传说时代。苗族古歌《谷佛尝百草》讲述了谷佛为解除人类灾难亲自尝百草求药而险遭身亡的壮举。在中国西汉时期，刘向所著的《说苑·辨物》中，记载了一位传奇的医者——苗父。据传，苗父行医时，

以草席为坐,以草扎成狗形作为祈祷对象,面向北方进行祈愿,仅通过简短的十句话祈祷,便能使患者恢复健康。这位苗父,被苗族人尊称为“药王爷爷”,在苗族民间传说中,他是苗医的创始人,为苗族医药的发展立下了汗马功劳。药王爷爷不仅是一位医术高超的医生,更是苗族医药学理论的奠基人。苗族医药学深受生成哲学和生灵学的影响,其理论核心在于认为疾病的产生主要与季节气候变化和外界毒素的侵袭有关。在苗医学中,有六种主要的病因:毒、亏、伤、积、菌、虫,它们被认为是导致人体出现健康问题的关键因素。

苗族医药学的发展,得益于像药王爷爷这样的先贤智慧,他们将自然哲学与医疗实践相结合,形成了一套独特的医学体系。这套体系不仅在苗族地区流传至今,而且对中华医学乃至世界医学都产生了深远的影响。通过对这些传统知识的传承与发展,苗族医药学不断展现出其独特的魅力和价值。苗医的诊断方法包括望诊、听诊、问诊、脉诊和摸诊五种,治疗方法分为外治法和内治法,而外治法很大一部分起源于巫术[143]。

苗医的发展经历了四个时期[144]。一是从原始社会时期到清康熙四十二年(1703)“改土归流”前期,是以早期医药活动和“巫医合一”为代表的奠基期。二是改土归流到鸦片战争爆发时期,苗医受到中原文化和汉族医药的影响,产生和形成独特医理医技,苗族职业医进入形成期。三是清道光二十年到中华人民共和国成立前,是苗族医药理论的成长期。期间,苗医与疾病防治和体育疗法结合有了新发展,苗族药商品化开始发展起来。四是中华人民共和国成立至今,为苗医药发展期,苗医更广泛地应用现代科学技术,进一步开展了化学、药理、临床等研究开发。20 世纪 80 年代初始,国家高度重视少数民族医药的发展。党和政府将发展传统医药写进了《宪法》,原卫生部和国家民族事务委员会也先后印发了《关于调查民族医药的通知》和《关于继承、发扬民族医药学的意见》等重要文件。

贵州省在苗族医药的研究和专业人才培养上取得了显著进展。贵州省中医研究所特别设立了民族医药研究室,专注于民族医药的深入研究。黔东南苗族侗族自治州成立了专门的民族医药研究所,以推动该地区民族医药的发展。剑河、印江、丹寨、从江、贞丰等县,不仅建立了专门的民族医院,还在现有的中医院增设了民族医药科,以提供更全面的医疗服务。贵阳中医学院(现贵州中医药大学)图书馆建立了苗族医药文化数据库,为研究者提供了宝贵的信息资源。中国中医科学院中国医史文献研究所以《中华本草·苗药卷》为蓝本,创建了“中国苗药数据库”,进一步丰富了苗药的研究资料。

贵州省还在苗药产业化方面取得了突破。2003 年有 156 种苗药品种被批准并提升为国家标准，这些药品成为拥有自主知识产权的国家级别药品。包括一枝黄花、功劳木、朱砂根（八爪金龙）、灯盏细辛、杠板归、蓝布正等在内的多种苗药已被正式收录于 2010 年版的《中华人民共和国药典》。2008 年，苗医药的骨伤蛇伤疗法和九节药茶制作工艺因其独特的医疗价值和文化意义，被认定为国家级非物质文化遗产。2011 年，苗医药的癫痫症疗法和钻节风疗法也因其特殊的治疗效果和文化特色，被纳入国家级非物质文化遗产扩展项目名录。这一系列的发展和成就展示了贵州省在苗族医药领域的深入研究和创新，以及对传统文化的保护和传承。

然而，自西方现代医学传入苗族地区，特别是成为农村基本医疗制度的主导以来，苗族医药被打上“非科学”“迷信”的烙印而逐渐式微。近年来随着国家对中医和少数民族传统医药的扶持，医学界对苗族医药的相关研究和苗族成药的研制也越来越多，苗医理疗服务和苗医养生也应运而生。健康理念与行为紧紧根植于文化之中[145]。从传播学角度上看，各种复杂的社会文化因素都可能会影响个体对苗医的使用意愿。苗族医药是苗族文化的重要组成部分，作为文化传承最重要的传播方式之一的“代际沟通”，是否会影响青年一代对苗医的使用意愿？以往的实证研究以计划行为理论为基础，以苗医使用意愿为研究对象，综合相关文献引入民族认同和精神性观念及代际沟通，构建了苗医使用意愿概念模型。研究结果表明：人们对苗医药的行为态度和感知行为控制是直接影响使用意愿的重要因素；民族认同显著正向影响行为态度、描述性规范、感知行为控制；代际沟通（即父母的正面评价）正向影响对苗医的行为态度、描述性规范和感知行为控制；然而精神性观念与各变量均无显著影响；行为态度、主观规范、描述性规范和感知行为控制都可作为独立中介变量产生中介效应；在不同代际沟通因子为自变量时，民族认同和精神性观念起独立中介作用或分别与行为态度、主观规范、描述性规范和感知行为控制形成链式中介[146]。

第二节　新时代大健康文化传播的技术变革

新时代，大健康文化传播展现出智能发展的趋势。互联网、大数据、区块链、人工智能等新一代信息技术对社会的持续赋能，使能力、资源、关系的颗粒度越来越细，连接、匹配的精准度和敏捷性越来越强，为大健康文化的快速广泛传播与个性化智能应用提供了坚实基础，也带来了一系列新的挑战。

一、大健康+元宇宙

元宇宙是一个集成了物理和虚拟现实的计算机生成环境，支持用户、虚拟化身和其他实体之间的互动，由高速互联网、虚拟现实、增强现实、混合现实、扩展现实、区块链、数字孪生和人工智能等技术支持[147]。元宇宙的产业化发展在娱乐、商业、设计、工业制造、城市管理、医疗、教育、办公等领域都将产生创新革命，颠覆性创造出新的商业模式、生活方式、产业模式与治理方式。新时代背景下，大数据、人工智能等信息技术的需求场景越来越多，元宇宙概念与智慧健康十分契合，随着元宇宙相关技术的成熟与应用，医疗健康领域或将重构生态体系。

元宇宙医疗健康促进了人机交互技术在临床手术、药物及医疗器械研发、医疗机器人、医疗培训教学、AI 医生等场景的落地应用，打破空间和时间限制，进一步促进诊疗、健康管理等方向的虚拟世界和现实世界交互融合。元宇宙医院和互联网医院的区别在于互联网医院是平面的，元宇宙医院是立体的，助力医院向去中心化转型，形成分布式的问诊、检查、诊疗节点。结合区块链的数据存储和加密技术，数据将加速互通、加速互认，打通目前的医院信息孤岛。在大健康领域，元宇宙正面临一系列挑战，但同时也孕育着巨大的潜力。

首先，如何在数据共享与隐私安全中取得平衡是智慧医疗研究的核心问题。医疗数据的保护至关重要，需要利用现有的隐私法规和安全技术，如区块链，来确保数据安全，防止未授权访问和滥用。同时，患者应能够控制自己的数据和虚拟身份，并通过技术手段实现数据的共享。在医疗成像数据的共享上，工业界对于公开专有信息往往持谨慎态度。为了解决这一问题，需要建立学术界和工业界之间的合作伙伴关系，共同定义数据共享的规则和标准。医疗科技与人工智能技术的应用，如创建元宇宙中的数字孪生 CT 机，可以为生成和共享虚拟“原始”数据提供新途径。

其次，监管科学也面临着挑战，尤其是在 AI 医疗设备的应用上。深度神经网络的泛化性和安全性问题需要通过监管科学的进一步发展来解决。利用虚拟和仿真扫描生成的数据集，可以为 AI 驱动的医疗设备提供优化和评估的依据。为了促进技术集成和互操作性的实现，还需要开发统一的架构和基础设施来确保各项技术的无缝协作。随着智慧医疗科技的发展，医疗干预的方式也在发生变革。医生和患者使用医疗数据和工具的方式正在改变，医生也要进行相应的培训和认证。例如,开发手术机器人模拟器和课程,并开展继续教育和多机构项目合作。

再者,医疗资源的不均衡分布是一个全球性问题。为了解决这一问题,需要开发成本效益高的扫描仪和软件,优化现有设备的参数,并充分应用新一代信息技术有效分享高质量的资源和专业知识。投资和资金管理对基于人工智能的医疗科技开发及应用至关重要。可以采取分阶段的开发策略,每个阶段根据资源配置需要吸引不同的资金来源,包括行业赠款、风险投资等。

此外,伦理和社会问题不容忽视。元宇宙可能带来虚拟世界中的骚扰和攻击等问题,需要通过制定相应的方法和规则来解决。例如,为虚拟现实建立个人空间,以及增强 AI 模型的可解释性和透明度等。

尽管存在诸多挑战,但通过集体的努力、技术的创新以及政策的支持,这些难题有望逐步攻克,充分释放元宇宙在智慧医疗领域的潜力。

二、大健康+5G

国家高度重视"互联网 + "医疗健康的发展,国务院办公厅印发了《关于促进和规范健康医疗大数据应用发展的指导意见》,工信部印发了《关于推动 5G 加快发展的通知》,科技部也印发了《国家新一代人工智能创新发展试验区建设工作指引》。

1. 5G 技术赋能智慧医疗

5G 技术的兴起正在为数字健康和智慧医疗领域带来前所未有的变革。高吞吐量和低延迟无线连接极大地提升了远程医疗服务和监控的质量,让患者无论身在何处都能获得优质的医疗体验。同时,5G 技术通过赋能可穿戴设备、远程监控等智慧医疗的数据流通,推动了个性化医疗服务的发展,使治疗方案能够根据患者的具体健康数据量身定制。

5G 技术还极大地提高了医疗服务的可及性,提升了紧急医疗服务的响应速度和效率。特别是在偏远地区,通过远程医疗和电子健康服务,医疗资源得以更广泛地覆盖,医疗服务也更加经济高效。此外,5G 的低延迟特性为远程手术和实时诊断提供了技术支撑,医生可以远程操作手术工具或提供专业咨询。5G 网络的实时数据传输能力,为健康监测提供了强大的支持,能够实现患者健康状况的实时监控。同时,5G 技术与大数据、人工智能的结合,进一步推动了数据驱动的医疗决策,医疗大数据分析在辅助诊断和治疗方面发挥了优势。

在 5G 技术的支持下,智能医疗设备、虚拟现实、增强现实等技术在医疗培训和治疗中的应用,有助于优化医疗流程、减少等待时间、提高医疗服务效率,为医疗创新和医学发展提供了新机遇。5G 技术改善了患者的就医体验,提高了患者满意度,促进了医疗专业人员之间的跨学科合作,打破了空间的限制,实现了信息和资源的共享。

2. 5G 技术在大健康领域应用的挑战

5G 网络的部署和维护需要巨额资金投入,频谱分配、大规模多进多出、异构蜂窝架构等技术挑战,也是 5G 技术发展所必须克服的难题。在技术整合的基础上,要确保 5G 技术与现有的电子健康记录系统、医疗设备和其他技术平台的兼容性和数据交换的标准化,解决异构性问题,实现不同系统和设备之间的无缝集成和互操作性。

随着医疗数据量的增加,数据治理变得更加复杂,需要开发和采用先进的数据治理技术。隐私和安全问题随着 5G 网络连接的设备和传感器数量的增加而变得更加突出,尤其是在医疗保健系统中,数据保护和隐私法规的遵守尤为重要,需要实施强大的安全措施来确保患者隐私和数据的安全性。此外,考虑到医疗领域的规范化和政策驱动特性,医疗行业对新技术的接受可能具有延迟效应,医疗专业人员也需要接受 5G 技术及相关应用的培训,以提高他们对新技术的接受度和使用能力。政策和法规的制定也需要跟上技术的发展步伐,建立激励机制和惩罚机制促进 5G 医疗保健服务的发展,并解决可能出现的法律问题。

三、大健康+区块链

《"健康中国 2030"规划纲要》指出,到 2030 年,全国健康服务业总量将超过 16 万亿元。区块链具有去中心化、开放性、安全性和匿名性的特征,这些特点与大健康产业发展的科技需求非常契合,在健康护理、药品防伪、电子病历、个人健康数据库等领域具有广阔的应用空间[148]。大健康与区块链技术的结合,展现了一种创新的解决路径,有望为医疗健康行业带来前所未有的安全性和高效率。大健康产业作为 21 世纪全球经济增长的重要引擎之一,不仅关注个体身体健康,还包含精神、心理、生理、社会、环境、道德等方面的完全健康。

从技术层面来看,区块链在提升智能服务性能方面表现突出。通过去中心化的数据库技术,允许网络中的参与者安全、可追溯且不可篡改地交换和传输数据。这一特性对于大健康产业来说至关重要。例如,在供应链管理与溯源中,区块链技术可以构建透明、可追溯的系统,确保消费者了解产品来源、生产过程等信息,不仅提高了消费者的信赖度,也有助于提高整个产业的透明度和效率。

从应用场景来看，区块链技术在大健康领域的应用前景广阔。通过构建全流程健康管理平台，采用区块链技术帮助医生和医疗机构实现诊前、诊中、诊后的全流程健康管理服务闭环，全面提升了医疗服务能力。这种模式不仅解决了数据共享的问题，还提高了患者满意度，使得患者能够与他们认可的医疗机构和医生进行直接交流。

从政策支持来看，区块链技术在大健康产业中的应用价值显著。2019 年，中共中央政治局就区块链技术发展现状和趋势进行第十八次集体学习，习近平总书记在主持学习时强调，要把区块链作为核心技术自主创新的重要突破口。随着相关政策的落地，区块链技术在大健康产业创新发展中的应用价值不断展现，大健康与区块链技术的结合，不仅是技术创新的需要，也是产业发展的重要趋势。

然而，区块链技术在大健康产业的应用也面临挑战。技术落地需要找到合适的业务场景并市场化，否则技术将仅仅停留在理论层面。此外，医疗数据的孤岛问题和重复检查现象依然存在，这些问题的解决需要更多的技术创新和政策支持。未来，随着技术的成熟和应用的深入，区块链技术将在大健康产业中发挥越来越重要的作用，为人类健康事业贡献更大的力量。

四、大健康+人工智能

AI 在医疗和健康领域的应用非常广泛，涵盖了从基础生物医学研究到临床实践的多个方面[149]。AI 技术能够联合分析基因组学、蛋白质组学、转录组学、表观基因组学和微生物组学等不同类型的生物数据，提供对生物过程的全面理解。通过应用机器学习和深度学习技术，AI 能够整合和分析这些多组学数据，预测药物毒性或疾病表型，为精准医疗提供支持。此外，AI 技术还能够利用社交媒体数据、视频、对话数据和移动传感器数据来研究行为模式与健康状况之间的关系，如通过分析用户的社交媒体发帖内容和阅读偏好来识别慢性疾病风险，或使用移动设备数据来监测抑郁症状的严重程度等。

在医学影像分析方面，AI 技术已经能够使用深度学习模型进行图像的分类和识别，如用于糖尿病视网膜病变、皮肤病变和光学相干断层扫描图像的分析。此外，AI 还能够从 3D 医学图像中创建详细的组织分割图，为临床诊断提供重要参考。

在生理信号处理方面，AI 技术能够应用深度学习技术分析心电图、脑电图等生理信号，检测心律不齐、癫痫发作等病症，助力疾病的早期诊断和治疗。

在电子健康记录方面，AI 技术能够使用机器学习模型分析时间序列数据，通过从电子健康记录中提取和分析临床信息，为临床决策提供支持。

在环境数据分析方面，AI 技术能够探索环境因素如何影响疾病，如心血管疾病、慢性阻塞性肺病、帕金森病、精神疾病、癌症等，为公共卫生决策提供依据。

在药物研发方面，AI 技术能够从药物化学化合物数据、临床试验和自发报告中提取洞见，如使用图卷积网络进行分子结构设计和分析，以及开发信号检测算法来识别药物间的相互作用。

在生物医学文献数据方面，采用自然语言处理技术，能够从文献中提取有用信息，支持健康研究。例如，开发文本挖掘工具来识别文献中的疾病、基因和遗传变异等命名实体，以及它们之间的关系。

相关应用展示了 AI 技术在医疗健康领域中的多样性和深度，从基础研究到临床决策支持，再到个性化医疗和公共卫生，AI 技术正逐步改变医疗健康行业的各个方面。AI 在医疗领域的应用前景广阔，但也面临许多挑战，需要跨学科的合作和创新思维来克服这些障碍，充分释放 AI 在医疗领域的潜力[150]。

AI 在大健康领域应用的技术挑战包括数据集的局限性和模型的可解释性问题。监管挑战需要更新现有的监管框架，以确保 AI 系统的安全性和有效性。责任归属问题随着 AI 在医疗决策中承担更多责任而变得复杂。数据隐私和安全问题需要确保医疗数据的安全和隐私保护。偏见和公平性问题需要确保 AI 系统在数据收集、模型训练和部署后不会对边缘群体产生偏见。实施挑战包括设备成本和图像大小问题。模型信任建立需要 AI 系统是可靠的、方便使用的，并且能够轻松集成到临床工作流程中。跨学科合作需要医疗专业人员、数据科学家、工程师和政策制定者的紧密合作。持续教育和培训需要医疗专业人员接受相应的培训，以理解和有效使用 AI 工具。技术基础设施需要成本高昂的硬件和软件支持。

为了应对这些挑战，需要提高 AI 系统的可靠性、易用性，并集成到临床工作流程中。开发可解释的算法和透明的模型报告，以帮助用户理解 AI 系统的决策过程。通过严格的测试和验证，确保 AI 模型的准确性，并确保研究的可重复性和可复制性。监管机构需要考虑 AI 系统的准确性、鲁棒性、隐私保护等多重标准，可能需要测试人机交互因素并对医疗 AI 系统用户进行适当培训。明确 AI 系统开发者、监管机构、销售商或医疗提供者之间的责任和法律义务。确保 AI 系统在数据收集、模型训练和部署后不会对边缘群体产生偏见。建立安全的数据共享基础设施，使用加密和聚合策略来保护患者数据，防止未经授权的访问和数据泄露。提高模型的透明度，以便研究人员和医疗专业人员能够理解AI系统的决策过程。鼓励不同领域专家之间的合作，以促进AI技术在医疗健康领域的创新和应用。

随着这些关键问题的系统性解决，AI在医疗健康领域的潜力将得到充分释放，从而显著改善患者的医疗体验，推动医疗健康行业的深度转型升级。

第四篇

医疗新质生产力及其典型实践

第十一章
医疗新质生产力的内涵特征、实施路径与发展方向

第一节　新质生产力：经典与再造

生产力概念是马克思主义特别是唯物史观的基本范畴。马克思认为，“劳动生产力是由多种情况决定的，其中包括：工人的平均熟练程度，科学的发展水平和它在工艺上应用的程度，生产过程的社会结合，生产资料的规模和效能，以及自然条件。”[151]恩格斯曾经指出，“人类支配的生产力是无法估量的。资本、劳动和科学的应用，可以使土地的生产力无限地提高。……资本日益增加，劳动力随着人口的增长而增长，科学又日益使自然力受人类支配。这种无法估量的生产能力，一旦被自觉地运用并为大众造福，人类肩负的劳动就会很快地减少到最低限度。”[152]

促进生产力的发展和变革是马克思主义特别是社会主义事业的应有之义。马克思所设想的共产主义就是一个生产力高度发展的社会。“在共产主义社会高级阶段，在迫使个人奴隶般地服从分工的情形已经消失，从而脑力劳动和体力劳动的对立也随之消失之后；在劳动已经不仅仅是谋生的手段，而且本身成了生活的第一需要之后；在随着个人的全面发展，他们的生产力也增长起来，而集体财富的一切源泉都充分涌流之后，——只有在那个时候，才能完全超出资产阶级权利的狭隘眼界，社会才能在自己的旗帜上写上：各尽所能，按需分配！”[153]列宁在十月革命后提出了一个著名公式“共产主义 = 苏维埃政权 + 全国电气化”。中华人民共和国成立后，毛泽东同志曾提出，“社会主义革命的目的是为了解放生产力”。邓小平对社会主义本质的界定就是：“解放生产力，发展生产力，消灭剥削，消除两极分化，最终达到共同富裕。”

生产力特别是新质生产力在中国特色社会主义新时代具有基础性、战略性

地位。党的十八大以来,党中央从科教兴国战略提升到创新驱动发展战略,进入创新型国家并进而建立世界科技中心已经列入“顶层设计”,生产力观念的变革势在必行。2023年9月,习近平总书记指出,“新质生产力是创新起主导作用,摆脱传统经济增长方式、生产力发展路径,具有高科技、高效能、高质量特征,符合新发展理念的先进生产力质态。”对于这种新质生产力质态的具体形式,习近平总书记曾经多次在不同场合做过描述,比较有代表性的描述是在2016年全国科技创新大会上的发言,他说,“一些重大颠覆性技术创新正在创造新产业新业态,信息技术、生物技术、制造技术、新材料技术、新能源技术广泛渗透到几乎所有领域,带动了以绿色、智能、泛在为特征的群体性重大技术变革,大数据、云计算、移动互联网等新一代信息技术同机器人和智能制造技术相互融合步伐加快,科技创新链条更加灵巧,技术更新和成果转化更加快捷,产业更新换代不断加快,使社会生产和消费从工业化向自动化、智能化转变,社会生产力将再次大提高,劳动生产率将再次大飞跃。”2024年的政府工作报告将新质生产力规划为三个方面:“推动产业链供应链优化升级”“积极培育新兴产业和未来产业”“深入推进数字经济创新发展”等。这说明,新质生产力是一个内涵精到、指代明晰的范畴。当然,新质生产力定义的关键点在于它与传统生产力和传统增长方式的区别。

新质生产力是一个蕴含深广的理论整体,其思想概括了十八大以来的创新发展历程。党的十八大报告强调,科技创新是提高社会生产力和综合国力的战略支撑,必须摆在国家发展全局的核心位置。《论科技自立自强》一书多次论及“生产力”及其相近概念,涉及新质生产力的特点、价值、缘起、成因、功能等,历史洞察深远,实践安排周密,理论筹划圆通,因而需要从历史逻辑、实践逻辑和理论逻辑三个方面加以深研。

新质生产力主要有三个特点:高科技、高效能和高质量。

高科技是新质生产力的基础性要件,马克思曾经说过,“劳动时间和已耗费的劳动量,较多地取决于在劳动时间内所运用的动因的力量,而这种动因自身——它们的巨大效率又和生产它们所花费的直接劳动时间不成比例,相反地却取决于一般的科学水平和技术进步,或者说取决于科学在生产上的应用。”[154]《论科技自立自强》一书中指出,要加强基础研究和应用基础研究,提升原始创新能力,注重发挥企业主体作用,加强知识产权保护,尊重创新人才,释放创新活力,培育壮大新兴产业和创新型企业,加快科技成果转化,提升创新体系整体效能[155]。例如《关于〈中共中央关于制定国民经济和社会发展第十三个五年规划的建议〉的说明》就指出,“……确定要抓紧实施已有的 16 个国家科技重大专项,进一步聚焦目标、突出重点,攻克高端通用芯片、集成电路装备、宽带移动通信、高档数控机床、核电站、新药创制等关键核心技术,加快形成若干战略性技术和战略性产品,培育新兴产业。在此基础上,以 2030 年为时间节点,再选择一批体现国家战略意图的重大科技项目,力争有所突破。”[156]

高效能也是新质生产力必须具有的特质。马克思说过,“……从单个工人的分散条件变为社会的、集中的条件,而这些条件由于在空间和时间上的集中以及由于它们被协作工人共同使用,而能更经济地利用。正是由于这一点,它们才能够在劳动过程中既有较高的效能,又能耗费较少的费用,即消耗较少的价值,较快地进入价值形成过程。”[157]《论科技自立自强》一书中指出,新质生产力的高效能就是“努力克服各领域、各部门、各方面科技创新活动中存在的分散封闭、交叉重复等碎片化现象,避免创新中的‘孤岛现象’,加快建立健全各主体、各方面、各环节有机互动、协同高效的国家创新体系”。[158]同时“强化国家战略科技力量,提升国家创新体系整体效能。要优化和强化技术创新体系顶层设计,明确企业、高校、科研院所创新主体在创新链不同环节的功能定位,激发各类主体创新激情和活力”。[159]

高质量也是新质生产力的重要特征。马克思早就说过,“劳动的社会力量日益改进,这种改进是由以下各种因素引起的,即大规模的生产,资本的集中,劳动的联合,分工,机器,生产方法的改良,化学及其他自然因素的应用,靠利用交通和运输工具而达到的时间和空间的缩短,以及其他各种发明,科学就是靠这些发明来驱使自然力为劳动服务,并且劳动的社会性质或协作性质也是由于这些发明而得以发展起来的。”[160]高质量的新质生产力也是由多种因素促成的,《论科技自立自强》一书中指出,我国经济已由高速增长阶段转向高质量发展阶段,正处在转变发展方式、优化经济结构、转换增长动力的攻关期,迫切需要新一代人工智能等重大创新添薪续力。要深入把握新一代人工智能发展的特点,加强人工智能和产业发展融合,为高质量发展提供新动能。要围绕建设现代化经济体系,以供给侧结构性改革为主线,把握数字化、网络化、智能化融合发展契机,在质量变革、效率变革、动力变革中发挥人工智能作用,提高全要素生产率[161]。正是新质生产力具有的高科技、高效能和高质量特征,使它区别于传统生产力。

综观之,新质生产力是高科技、高效能、高质量的生产力,是唯物史观的创造性转化,是生产力理论的中国智慧。

第二节　医疗新质生产力的内涵特征

2016年,习近平总书记在全国卫生与健康大会上指出,树立大卫生、大健康的观念,把以治病为中心转变为以人民健康为中心,这为我国医疗卫生事业高质量发展指明了方向。大健康工程正是符合医疗卫生领域新质生产力发展方向的重要探索,把以治病为中心转变为以人民健康为中心的大健康工程理应成为医疗新质生产力的发展方向。从战略层面来讲,以大健康工程为视角的医疗新质生产力是对传统医疗的传承与突破,是将医疗医药产业全面提升为大健康产业的加速器和助燃剂,是实现大卫生、大健康的内在驱动力。

作为新质生产力的重要方面,医疗新质生产力除了具有新质生产力的基本内涵特征外,还具有自身所特有的特征,主要体现在创新驱动、开放融合、产业支撑、以人民为中心等方面。

第一,医疗新质生产力具有创新驱动特征。在新一轮科技革命和产业变革的背景下,医疗新质生产力的创新驱动特征表现得尤为明显。医疗新质生产力的发展是科技引领的,数字信息技术在医疗健康领域的应用不断深入,如电子健康记录、远程医疗、移动健康应用等,正在改变传统的医疗服务模式,提高服务效率和质量。人工智能技术在医疗影像分析、疾病预测、个性化治疗计划的制定等方面,展示了其在提升医疗新质生产力中的巨大潜力。量子信息技术和元宇宙概念在医疗领域的探索,可能会在未来引领医疗健康服务的新一轮变革。癌症治疗、基因测序、再生医学等前沿医疗技术的攻克,将为医疗新质生产力带来颠覆性的提升。此外,医疗新质生产力的发展是人类知识累积的成果,随着知识的裂变式增长,医疗领域的创新能力将不断提升。随着科技创新周期的缩短,医疗新质生产力的变革性力量将加速壮大,新技术和新方法能够更快地从实验室走向临床,乃至大健康产业,伴随人类社会进入智能化时代,医疗健康服务将更加智能、高效地贯穿全生命周期。

第二,医疗新质生产力具有开放融合特征。医疗健康领域的新技术,如人工智能、远程医疗、可穿戴医疗设备等,与现有医疗技术的融合,推动了医疗服务模式的创新。数据在医疗新质生产力中扮演着核心角色,通过健康数据的收集、分析和共享,可以实现更精准的健康监测与健康服务。同时,医疗新质生产力的发展需要医疗行业与其他行业的跨界合作,如与信息技术、生物技术、材料科学的结合,还需要具备全球视野,通过国际合作和交流,共享全球医疗科技的最新成果。互联网技术的应用使得健康服务不再局限于传统的地理空间,远程医疗和在线健康咨询成为常态。医疗新质生产力的发展还需要社会各界的参与和支持,包括政府、企业、研究机构和公众等。

第三,医疗新质生产力具有产业支撑特征。医疗新质生产力的产业支撑是通过多方面的协同作用实现的,包括市场需求导向、政策支持、人才培养、资本投入、基础设施建设等,共同构成了医疗产业发展的坚实基础。医疗新质生产力紧密关注市场需求,通过提供创新的健康产品和服务来满足公众的健康需求,推动产业的持续增长。通过整合上下游产业链,从原料供应、生产制造到销售服务,形成高效协同的大健康产业生态系统。同时,在特定的地理区域内形成产业集群,通过集群内的企业合作和知识共享,构建一个包括政府部门、学术界、工业界和金融界在内的创新生态系统,提升整个区域的大健康产业竞争力。医疗新质生产力依托于持续的技术创新,包括软件研发、设备改进、技术革新等,这些创新活动是大健康产业发展的核心驱动力,而创新的实现是以产业发展为基础和驱动的。这种创新除了体现在传统的医疗医药领域外,更多地将应用于健康保健、休闲娱乐、体育运动、保险金融等与健康息息相关的全生命周期。这种大健康的研发和创新需要大量资本投入,风险投资、政府资助和企业研发资金等为医疗新质生产力的发展提供了必要的财务支持。研发机构、生产设施、公共设施等基础建设为大健康服务和产品研发提供了物质基础。产业数字化推动大健康产业的数字化转型,通过大数据分析、云计算等技术提高医疗服务的个性化和精准度,加快传统产业的转型升级、战略性新兴产业的发展与未来产业的布局。

第四,医疗新质生产力具有以人民为中心特征。医疗新质生产力贯彻以人民为中心的发展思想的内在要求,体现了医疗卫生行业发展的根本目的,即通过不断的创新和发展,提高大健康服务的质量和效率,满足人民群众对健康生活的需求,促进人的全面发展和社会的和谐进步。医疗新质生产力致力于满足人民群众日益增长的健康需求,包括预防、治疗、康复、保健等全方位的健康服务,强调大健康服务和产品的质量,以提高健康服务的安全性、有效性和可及性,确保用户获得高质量的服务体验,并关注人的全面发展,不仅包括身体健康,还包括心理健康、社会适应能力等,促进个体的全面健康。同时,医疗新质生产力强调医疗机构和医务工作者应承担社会责任,包括公共卫生、健康教育和疾病预防等,在医疗过程中体现人文关怀,尊重患者个体差异,提供个性化、人性化的医疗服务，推动优质医疗资源的公平分配，缩小城乡、地区、不同收入群体之间的医疗资源差距，确保把以治病为中心转向以人民健康为中心。

第三节　医疗新质生产力的实施路径

2024年国务院《政府工作报告》在“积极培育新兴产业和未来产业”部分指出，要加快包括创新药在内的产业发展，不断完善产业生态，促进产业升级；在“加快推动高水平科技自立自强”部分指出，要全面提升自主创新能力，加强健康、养老、助残等民生科技研发应用，深化产学研用结合。这为医疗新质生产力的发展指明了方向，要注重科技创新作为医疗新质生产力发展的核心要素作用，为我国大健康战略的发展注入强大动能。

1. 加快形成医疗新质生产力，满足人民群众的健康需求是战略导向

从传统的疾病治疗模式向现代的健康管理模式转变，涉及医疗服务提供者、政策制定者以及公众健康意识的全面更新。要关注疾病预防、健康促进和疾病治疗的全方位健康服务，强调全生命周期健康管理，提供连续性的医疗服务，以促进个体和社会的整体健康，实现医疗服务的可持续发展，最终提高人民群众的健康水平和生活质量。其中，转变理念，树立大卫生、大健康的观念是关键。大卫生观念强调的是全人群、全生命周期的卫生与健康，不仅仅关注疾病治疗，还包括健康促进、疾病预防和健康教育；大健康观念则更进一步，涵盖身体、心理、社会、环境、道德等多维度的健康，提倡整体健康和全面健康的生活方式。

理念的转变为实施具体政策和行动提供了指导思想。《“健康中国2030”规划纲要》提出推进健康中国建设，提高人民健康水平，其中特别强调坚持以人民为中心的发展思想，牢固树立和贯彻落实新发展理念，坚持正确的卫生与健康工作方针，以提高人民健康水平为核心，全方位、全周期维护和保障人民健康，大幅提高健康水平，显著改善健康公平。《关于促进“互联网+医疗健康”发展的意见》亦提出推进实施健康中国战略，提升医疗卫生现代化管理水平，优化资源配置，创新服务模式，提高服务效率，降低服务成本，满足人民群众日益增长的医疗卫生健康需求。

2. 加快形成医疗新质生产力，强化技术创新是关键驱动力

通过技术创新，开发新的医防融合方法、健康监测设备，提高医养结合效率和质量,推动生物技术、信息技术、新材料技术等在大健康领域的应用。这要求必须增加对大健康产业研发的投入,鼓励原始创新和应用创新,为大健康技术创新提供充足的资金支持,优化科研环境。通过深化科技体制改革,激发科研人员的创新活力,加强知识产权保护,为医疗新质生产力的形成提供坚实的科技支撑。同时,建立大健康技术创新平台,如国家重点实验室、大健康工程技术创新中心等,促进不同学科之间的合作,如生物技术、信息技术、材料科学与医疗健康的交叉融合,以产生创新的医疗解决方案,为大健康产业的创新发展提供源源不断的科技支撑。此外,利用人工智能、大数据和物联网等技术,推动医疗服务的智能化转型。加强国际技术交流与合作,引进国际先进的医疗技术和管理经验,提升本土医疗技术的创新能力。

2024 年 2 月 1 日起,国家发展改革委《产业结构调整指导目录(2024 年本)》正式施行。在医药领域鼓励高端医疗器械创新发展,包括新型基因、蛋白和细胞诊断设备,新型医用诊断设备和试剂,高性能医学影像设备,高端放射治疗设备,急危重症生命支持设备,人工智能辅助医疗设备,移动与远程诊疗设备,高端康复辅助器具,高端植入介入产品,手术机器人等高端外科设备及耗材,生物医用材料、增材制造技术开发与应用。国家政策文件中重点提及这些医疗技术和设备,旨在加快实现医疗高水平技术自立自强,促使原创性、颠覆性的科技创新成果竞相涌现,培育发展新质生产力的新动能。

3. 加快形成医疗新质生产力，推动大健康产业结构优化和升级是重要举措

在医疗新质生产力发展过程中,传统产业会向高端化、智能化、绿色化发展,未来的健康科技会向新领域、新技术、新市场进军,产学研将进一步深度地融合,新产品的转化、科技成果的应用将更加快捷。加快医疗新质生产力的发展是构建现代化大健康产业体系的关键,通过技术创新和产业升级,突出行业关键技术、共性技术和前沿技术的攻关,强化科技成果的示范应用,形成以创新为主导的产业发展新模式,推动医疗健康产业向更高端、更智能的方向发展。此外,积极实施数字化转型行动,加快企业生产经营管理与互联网、大数据、人工智能等技术的深度融合,推动 AI 技术在医药研发中的应用,培育智慧健康典型场景,助力医药卫生机构发展数字健康产业,积极建设智能工厂,开展“5G + 工业互联网”的创新应用,为医疗新质生产力发展注入新动能。

医疗领域同其他重点领域一样,要及时将科技创新成果应用到具体产业和产业链上,改造提升传统产业,培育壮大新兴产业,布局建设未来产业,完善现代化产业体系。2024 年 1 月 8 日,《工业和信息化部等七部门关于推动未来产业创新发展的实施意见》明确提出要推进未来制造、未来信息、未来材料、未来能源、未来空间和未来健康六大方向产业发展。这符合发展新质生产力所要求的“布局建设未来产业方向”，推动医疗领域不断完善现代化产业体系，合力促进医疗新质生产力的发展。此外，发展新质生产力还要求围绕创新链布局和完善医疗产业链，保证医疗产业体系自主可控、安全可靠，实现产学研用相结合。

4. 加快形成医疗新质生产力，深入优化产业政策和制度环境是重要保障

要加快形成一系列政策，为医疗新质生产力的发展提供方向和支持，制定激励政策，鼓励医疗机构和企业进行技术创新，包括提供研发资助、税收优惠、政策性贷款和补贴、知识产权保护等，以降低企业的研发成本和市场风险。制定和完善大健康行业的法规和标准，包括人工智能、养老保健、运动健身、休闲娱乐、文化旅游、保险金融、医疗辅具、医学传播等领域的质量标准、数据保护和隐私法规等，以确保大健康创新的安全性和有效性。同时，还需要加强大健康产业的监管和规范，保障大健康服务的安全和质量；重视医疗科技人才的培养，通过教育和培训提高大健康从业者的创新能力和专业技能；通过政策引导和制度创新，激发市场主体活力，推动大健康产业的高质量发展。

加快推进卫生健康人才队伍的现代化建设。2022 年 8 月，国家卫生健康委员会印发了《“十四五”卫生健康人才发展规划》，提出要提高质量，加强卫生技术人才队伍建设；补齐短板，加强公共卫生人才队伍建设；拓宽渠道，加强基层卫生人才队伍建设；突出特色，加强中医药人才队伍建设；适应需求，加强应对人口老龄化人才队伍建设；协同推进，统筹加强各类人才队伍建设。

鉴于医学传播医工交叉、文理交叉的特点，其作为一个新兴学科的高速发展必然蕴含着新技术、新模式、新产业。将医学科普纳入医疗本职工作，并为医学科普的信息化、智慧化注入活力，推动科普学术化、学科化，建立医学传播学学科体系将是推动大健康理念落地的重要手段。中共中央办公厅、国务院办公厅在《关于新时代进一步加强科学技术普及工作的意见》中明确指出要实现“科学普及与科技创新同等重要的制度安排”。全国各地也先后提出了将科普工作成果纳入卫生技术人员职称晋升代表作制度的规定，为广大医务人员践行“把以治病为中心转向以人民健康为中心”提供了政策保障，也是深化医疗卫生改革的重要举措。

第四节　大健康工程是医疗健康领域新质生产力的发展方向

发展新质生产力是推动高质量发展的内在要求和重要着力点，当前各行各业均在认真学习贯彻习近平总书记关于新质生产力的重要思想，推动新质生产力在各个领域加快形成。各行业领域应当结合实际情况，走出适合本行业实际的高质量发展之路。

新质生产力推进医疗健康行业现代化，不能将其简单化为科技创新与医疗医药的物理叠加。根据马克思主义关于生产力与生产关系的基本理论，先进生产力质态固然具有高科技和创新特征，但具有高科技和创新特征的生产力并不能自动、天然地成为新质生产力。探讨新质生产力推进医疗健康行业现代化需要厘清新质生产力与传统生产力在“质”上的区别，加强对新质生产力引发的大健康理论创新、生产关系变革、泛健康产业升级和医疗行业边界拓展的学理认识，并结合“把以治病为中心转向以人民健康为中心”的新发展格局和“大卫生、大健康”的工作理念，深入理解新质生产力对包括全面深化医疗改革和发展大健康产业在内的国家重大战略的支撑作用。由此，才能更好地贯彻新发展理念，推动符合“质”的要求的医疗健康现代化实践。

医疗健康领域的新质生产力是以创新为主导，突破传统生产力发展路径的先进生产力质态。除了新质生产力具有的高科技、高效能、高质量特征外，还具有精准施策、国际发展、绿色可持续、文化传承、跨界融合等特征。需要综合运用现代科技和管理手段，推动传统医疗医药行业乃至大健康新兴产业的创新与升级。具体说来，要以“全生命周期”视角，加强现代信息技术在大健康产业发展中的深化应用和智能化升级，在大健康领域标准化与国际化、新兴产业链培育、人才培养与品牌建设等方面持续发力。大健康信息化服务、大健康智能制造、大健康创新药物研发、大健康生活场景应用、大健康教育与培训将成为医疗健康领域“未来产业”的赛道。

一、医疗健康领域为什么要发展新质生产力

人口老龄化背景下，医养结合、医防融合、主动健康的现实需求不断涌现，医疗健康领域出现新命题，这也是新质生产力发展的客观条件。加强科技创新，逐步用新的生产力改造和升级原有的传统生产力，不断创造和满足新的需求，大幅提高全要素生产率，实现医疗健康领域从“治疗”向“预防”的根本性转变，是人口高质量发展和中国式现代化的必然要求。

党的十八大以来，以习近平同志为核心的党中央坚持把人民健康放在优先发展的战略地位。2020 年 9 月，习近平总书记主持召开科学家座谈会时强调，我国科技事业发展要坚持“四个面向”。其中，面向人民生命健康，就是坚持科技以人为本、人民至上、生命至上。人最宝贵的是生命，健康是人的幸福生活乃至生命安全的重要前提，人民健康是民族昌盛和国家富强的重要标志。坚持以人民为中心，首先体现为坚持人民至上、生命至上，呵护好人民群众的生命，维护好人民群众的身体健康。这对发展医疗健康领域新质生产力、推进大健康事业高质量发展提出了更加明确的要求。

中国健康教育中心统计数据显示，我国居民健康素养水平稳步提升，已经由 2012 年的 8.8%上升到 2023 年的 29.7%。这在我国公民具备科学素质的比例处于 14%左右的情况下，更加显得难能可贵。作为自己健康的第一责任人，广大人民群众对基本健康知识和理念、健康生活方式与行为、基本技能的重大关切，为医疗健康领域新质生产力的发展提供了深厚的群众基础和广阔的发展空间。

二、医疗健康领域发展什么样的新质生产力

把以治病为中心转向以人民健康为中心，让老百姓“不生病、少生病、晚生病、不生大病”，以较少的经济成本获得较好的健康效果，是医疗健康事业追求的远景目标。

一方面，《国民经济和社会发展统计公报》显示，2019—2023 年我国医疗卫生机构全年总诊疗人次数由 85.2 亿人次上升至 95.6 亿人次，同比增长 12.2%，我国居民疾病负担仍在加重。其中，慢性病已成为危害我国居民健康的“头号杀手”。国家卫生健康委员会数据表明，居民慢性病死亡占总死亡人数的

比例高达86.6%，所耗费的医疗费用以年均20%—30%的速度增长。

另一方面，造成慢性病的主要原因是群众的预防意识薄弱，健康素养有待提高，不良生活方式、生活习惯普遍存在，这就需要转变重治疗、轻预防的卫生健康服务方式，引导群众树立预防观念和健康意识，形成良好的健康素养和生活方式，控制并降低慢性病发生率。同时，发动更多的医务工作者投入预防、保健、康复和科普工作，推动以健康促进为核心的医疗卫生行业评价体系改革。

现阶段，单纯的“治病”已无法满足人民日益增长的健康需求，“健康中国”战略目标的实现需要以“大卫生、大健康”的发展格局为依托。作为一个新兴概念，大健康工程的应运而生符合“健康中国”发展方向，也是推动医疗健康领域新质生产力发展的时代选择。

三、医疗健康领域如何发展新质生产力

医疗健康领域的生产力发展是一个从量变到质变的过程。医疗健康领域新质生产力既遵循传统医疗医药行业生产力发展的一般规律，又有大健康时代的鲜明特征，具有复杂性、综合性和不确定性。从系统工程和全局角度寻求新的治理之道，形成全新的大健康工程体系对发展医疗健康领域新质生产力至关重要。

建设大健康工程体系，首先是传统的医疗医药行业要进一步升级迭代，主动拓宽视野，勇于在更加开放、多元和创新的轨道上深耕细作。通过加深国际协作、丰富创新生态、扩展融资路径等策略，构筑支撑国产创新药品、器械、设备等持续成长的坚实基础。更重要的是转变视野，从以治病为主的医疗医药产业拓展到面向全过程人民健康的大健康产业。不仅包括药品、医疗器械、中药材、医用材料、保健食品、健康用品、体育器械等在内的健康制造业，还包含休闲娱乐、健康管理、智慧养老、康复护理、科学健身、营养保健、健康监测、健康咨询、保险理财等在内的健康服务业，从而形成全生命周期的健康生活。

在此过程中，打造更为完善和高效的研发及产业化支持系统，激励跨学科、跨界别的合作与创新，解决大健康领域的工程技术研发、产业生态构建、管理模式创新、工程人才培养、社会文化传播、标准规范制订等问题，加速大健康领域科研成果的转化应用。其中，大健康与信息技术的深度融合尤其关键，要充分把握科技、产业变革的历史机遇，利用健康大数据、生物技术、人工智能等前沿科技，有效推动新服务模式、新合作业态、新发展动能的产生与应用，促进医疗健康领域新质生产力质的飞跃。

第十二章

医疗新质生产力代表领域与典型实践

2024 年 6 月，第 11 期《求是》杂志发表中共中央总书记、国家主席、中央军委主席习近平的重要文章《发展新质生产力是推动高质量发展的内在要求和重要着力点》。文章指出，新质生产力的显著特点是创新，既包括技术和业态模式层面的创新，也包括管理和制度层面的创新。这为各行各业发展新质生产力指明了方向。

大健康工程作为新兴的技术、学科和产业方向，其现代化体系建设有助于新产业、新模式、新动能的不断涌现，为医疗健康领域的高质量发展提供了充分保障与支撑。无论是传统医疗的科技创新，还是新兴健康产业的蓬勃发展，都焕发出了无限的生机与活力。

第一节　中西医协同诊疗

一、中西医协同诊疗引领临床医疗发展新方向

中西医结合在我国医疗健康体系中具有战略地位，是引领医学科学未来发展的主力军，也是守护我国人民健康的重要选择。加强中西医交叉创新，促进中西医结合学科发展，是将中医药疗效讲清楚、说明白，并用现代科学技术阐明中医药原理的必由之路。这不仅能够提升中医药的临床应用水平，还有助于推动中医药在全球范围内的推广和认可，实现中医药现代化和国际化的目标。

（一）政策保障，中西医协同明确发展定位

中医药作为中国传统医学的重要组成部分，有着悠久的历史和丰富的理论体系，中西医协同以其先进的技术和独特的治疗手段在现代医学领域中发挥着

重要作用。中医药与西医的结合是指将中医药的理论和方法与西医的理论和技术相结合,形成一种综合性的医学模式。

在中西医并行的模式下,中医和西医各自发挥自己的优势,相互补充,共同为患者提供更全面、更有效的医疗服务。例如,在治疗慢性病如高血压病时,中医通过中药调理和针灸治疗,改善患者的整体健康状况,而西医则通过现代药物控制血压水平,二者结合可提高治疗效果。在中西医融合的模式下,中医和西医相互渗透、相互融合,形成一种新的医学理论和实践体系。中西医结合作为当代医疗领域的重要发展战略,旨在充分发挥中医药的独特优势,并与现代医学相互补充、协调发展。

中西医并重是我国医疗卫生事业的基本工作方针之一。近年来,国家制定了一系列政策文件,旨在为推动中西医结合的发展提供坚实的政策支持。早在中华人民共和国成立初期,就提出“中西医一定要结合起来”“把中医中药的知识和西医西药的知识结合起来,创造中国统一的新医学新药学”。党的十一届三中全会后,全国中医和中西医结合工作会议明确提出“中医、西医、中西医结合三支力量都要大力发展,长期并存”的方针。1997 年我国的卫生工作方针是:“中西医并重、中医药现代化、促进中西医结合。”2017 年《中华人民共和国中医药法》明确提出“实行中西医并重的方针”。2019 年习近平总书记再次做出“中西医并重”的重要指示[162]。2021 年国家卫生健康委、国家中医药局和中央军委后勤保障部卫生局发布《关于进一步加强综合医院中医药工作推动中西医协同发展的意见》,提出在综合医院各临床科室加强中西医协作。根据临床需求,强化综合医院临床科室中医类别医师配备,与临床类别医师共同打造中西医结合团队,按照综合医院登记注册的中医科、中西医结合科、民族医学科等诊疗科目,开展中西医联合诊疗。鼓励针对中西医结合优势病种专门组建中西医结合专科专病科室。相关政策的落实,彰显了党和国家发挥两种医学各自所长保障人民健康的决心和信心,激活了中国医学发展的潜力,让中西医协同发展成果为解决当代医学难题贡献中国智慧。

(二)模式转变,中西医协同提升临床疗效

随着社会的进步和科技的发展,人们对医疗的需求日益提高,单一的生物医学模式已无法满足这种需求。现代医学发展日益多元化和复杂化,患者对治疗效果和医疗体验的期望不断提升,这促使生物医学模式逐渐向生物—心理—社会—环境综合模式转变,医疗卫生体系也正在从以疾病治疗为中心转向以人民

健康为中心。通过融合不同医学体系的优势,形成综合性的医疗模式,能够更好地应对复杂疾病,提升临床疗效。中西医协同作为这种模式转变的重要体现,是将中医和西医两种不同的医学体系有机结合起来,发挥各自的优势和特点,共同提升临床疗效。这一模式转变不仅体现在医疗理念上,更体现在临床实践和方法上。中西医协同的诊疗模式可以综合中医的整体观念和西医的精确治疗,为患者提供更为全面、个性化的治疗方案,满足现代社会对医疗的多元化需求。

1. 提供综合治疗方案

通过临床研究和实践,总结中西医各自在诊疗方面的优势,并在实际应用中相互补充。例如,中医在慢性病调理、康复保健等方面具有独特的优势,而西医在急性病、手术等方面更为擅长。通过协同应用,可以为患者提供更加全面、个性化的治疗及康复方案。

2. 提高治愈率和生活质量

中西医协同有助于减少医疗过程中的不良反应和并发症,合理使用中西医治疗方法,可以降低单一疗法可能带来的相关副作用,提高患者的治疗体验和满意度。例如,在癌症治疗中,通过中药配合化疗和放疗,减轻副作用,可以提高患者的生存质量。在糖尿病治疗中,中医通过中药调理和针灸治疗,改善患者的整体健康状况,而西医则通过药物和胰岛素控制血糖水平,二者结合显著提高了治疗效果。中西医结合的治疗方案不仅在缓解症状、缩短病程方面取得了显著效果,还在患者康复阶段发挥了重要作用,显著提高了治愈率和生活质量。相关成功案例表明,中西医协同能够充分发挥两者的优势,为复杂疾病及突发公共卫生事件的治疗提供新的思路和方法。

中医学强调整体观和辨证施治[163],注重人体与自然环境的和谐统一[164],而西医学则侧重于疾病的精确诊断和治疗,两者结合可以更全面地了解疾病和患者状态。中医的“治未病”理念有助于疾病的早期预防和干预,与西医的疾病预防策略相结合,为患者提供更为全面、个性化的治疗方案,形成更为完善的预防体系[165]。通过加强理论研究和临床实践,完善协同治疗机制和方法,促进中西医之间的交流与合作,加大政策支持和公众教育力度,有望为患者提供更加优质、高效的医疗服务,进一步提升整体医疗水平。

(三)文化融合,中西医协同创建医学新科学

中西医协同体现了中华文化对西方医学的兼收并蓄,形成新的医学理论和方法,促进不同医学体系之间的交流与融合,推动医学科学的不断发展[166]。在

这一过程中，文化融合扮演着至关重要的角色，不仅推动医学进步，也满足了现代社会对综合医疗服务日益增长的需求。

文化融合为中西医协同提供了深厚的理论基础。中医强调整体观念和辨证论治，注重人与自然、人与社会的和谐统一；而西医则倾向于精确分析、实证研究和个体化治疗。两种医学体系各自蕴含着丰富的文化精髓和哲学思想，通过文化融合，可以更全面地理解人体和疾病的本质，进而推动医学理论的创新和发展。

文化融合促进了中西医在临床实践中的协同合作。在临床工作中，中医和西医医生可以通过共同学习和交流，相互借鉴并补充各自的优势。例如，中医的望、闻、问、切四诊合参与西医的视、触、叩、听的体格检查可以提供患者的全面身体信息，而西医的现代诊疗设备与技术则可以为中医提供更准确的诊断信息。这种协同合作不仅提高了临床疗效，还减少了医疗资源的浪费，提高了医疗服务的效率和质量。

文化融合推动了中西医在科研领域的合作与创新。通过共同研究，可以深入探索疾病的发病机制和治疗方法，发现新的治疗靶点和药物，推动医学科学的进步。这种合作也促进了中医和西医在科研方法和技术上的相互借鉴与融合，形成更具创新性和实用性的科研成果。通过跨学科的研究，阐明疾病机理，探索新的治疗和健康维护方法，有助于推动中医药的现代化和国际化[167]。

在现代医学的冲击下，中医面临着传承与发展的挑战。中西医协同实践为中医的传承与发展提供了新的思路和方法，使中医在现代社会中焕发新的生机和活力。中医作为中国传统文化的重要组成部分，具有悠久的历史和深厚的文化底蕴，通过文化融合和中西医协同，中医不仅能够传承传统精髓，还能在现代医学的框架下不断创新，提升其科学性和实用性。因此，文化融合是推动中西医协同创建医学新科学的重要动力。中西医协同不仅提升了临床疗效，还促进了医学理论的创新、科研的突破以及医学人才的培养。通过加强文化交流与合作，可以实现中医和西医的优势互补和共同发展，为人类的健康事业作出更大的贡献。

二、中西医协同临床诊疗实践案例：创伤性疾病中医芳香病房建设

创伤性疾病一直是威胁人民生命健康的重大疾病，也是 45 岁以下人群的第一位致死原因。数据表明，我国每年因交通事故、高坠、机械伤等导致的创伤超

过6000万人次。在实际诊疗中,严重创伤往往伴有感染、疼痛、焦虑等情况,现有西医治疗存在局限性。西医通常从病变部位出发,找出病因,再通过药物、手术等方法进行治疗,具有标准化、"指南化"等特点,然而难以解决创伤中的所有痛点。例如,创伤后意识障碍表现为嗜睡、昏迷甚至植物状态;创伤后胃肠功能障碍,表现为胃纳差、排便排气减少、恶心呕吐等;创伤后免疫功能紊乱表现为感染发生率增加,容易导致脓毒症、多器官功能障碍综合征等;创伤后应激障碍表现为焦虑、抑郁、失眠等反应;创伤救治就医体验中,西医对于创伤患者"标准化"诊治,沟通交流、人文关怀、整体评估不足。凡此种种,推动了中西医协同临床诊疗的理论研究与实践探索。

在国内,已有部分西医综合性医院与中医医院合作,共同建设了面向创伤性疾病的中医芳香病房,针对临床问题,实现了创伤性疾病治疗过程中的中医芳香疗法与现代医疗相结合,是中西医协同诊疗模式在急诊创伤性疾病救治领域的创新发展。

(一)芳香病房的设计理念与建设方案

针对个体体质和病情的独特性,中医不仅关注个体身体的病理变化,更注重整体平衡(整体观念)和个体特点(辨证论治),和西医理念互补,为解决创伤救治中的痛点提供了新的方案。

自古至今,中医以其独特的整体观与辨证施治理念,强调人与天地自然的和谐共生。中医芳香疗法有着非常悠久的历史,早在殷商时期的甲骨文中就有对熏燎、艾蒸和酿制香酒的记载,东汉时期的《神农本草经》较为详尽地阐述了芳香中药的药物性质。明代,随着方药学的发展,《普济方》较全面地总结了15世纪以来芳香疗法的经验;《本草纲目》更为广博地记载了共90余种"芳草""香木",同时介绍了涂法、敷法、扑法、吹法、含漱法、浴法等给药方式,为后世芳香疗法的创新奠定了基础。

目前,在上海等地出现的面向创伤性疾病的芳香病房是中西医结合理念在急诊创伤救治领域的创新应用。芳香病房总体以米色作为主基调,与中医药倡导的自然和谐、天人合一的理念相契合;运用暖色调及成对摆放的物品营造出一种温馨、宁静、有次序感的氛围,有助于患者放松心情,缓解紧张情绪;墙面装饰二十四节气水墨画、中医经络挂钟、香薰和香佩等展示品,充分彰显祖国医学的文化特色;病房内设置了芳香药物给药器,形成芳香环境,用嗅吸疗法辅助疗愈创伤性疾病。

1. 中西人文交融，实现医者大爱

中西医虽然是两种不同的医学，但其人文精神是互融互通的。无论是《大医精诚》还是希波克拉底誓言，都体现着尊重生命的内核，以患者为本的精神，更是镌刻在中华大地每位医者的心中。在医学理念上，中医强调“天人合一”的整体观念，注重人与自然、人与社会的和谐关系；而西医则以实证科学为基础，强调精确诊断和个体化治疗。然而，随着医学模式的转变，人们越来越认识到身心健康的重要性，开始关注患者的心理、社会和环境因素。这种转变使得中西医在医学理念上开始相互借鉴与融合，共同关注患者的全面健康。

创伤性疾病的中医芳香病房的建设正是体现着“仁者爱人”之心，让药香走进病房，为创伤治疗注入“新活力”，充分体现了人文关怀与医疗创新的完美融合。芳香疗法治疗创伤性疾病，融合了中医的芳香疗法理念与西医的创伤治疗技术，能够为患者提供更全面、个性化的治疗方案。在中医理论中，芳香中药具有疏通气机、开窍醒神、疏肝解郁等功效。通过运用芳香疗法，可以刺激患者的嗅觉系统，调节其生理与心理状态，缓解疼痛和焦虑情绪，为患者提供心理支持和安慰。创伤性疾病中医芳香病房应用中医芳香疗法能够为患者提供更优质的治疗环境减轻病痛，体现了以患者为中心的救治理念，关注患者的个体差异和需求，尊重和关怀患者，疗愈患者的情绪及身心。实现“有时在治愈、常常在帮助、总是在安慰”的中西医协同实践场景。

2. 根植整体理论，中西医协同诊断

中医经典理论分为整体观念和辨证论治两大标准。整体观念认为人是一个统一整体，各脏腑互相影响。随着医学的进步与发展，人们逐步认识到这其中的科学内涵。现代医学对创伤性疾病建立了完善的诊断标准，根据疾病的发生发展分期治疗。而中医在整体理论的指导下，围绕疾病本身兼顾全身状况，开展辨证论治。在现代医学领域，中西医协同诊断已经逐渐成为一种重要的诊疗模式。它根植于整体理论，既继承了中医的宏观思维和辨证施治特点，又融合了西医的精确诊断和实证科学方法，是医学理论的创新和发展。

在病史采集方面，中西医协同诊断注重全面、细致地了解患者的病情、既往史和家族史等信息。通过对比中医的望闻问切和西医的问诊、体格检查等方式，可以更准确地判断患者的病情和体质特点。中医通过观察患者的面色、舌苔、脉象等，初步判断病情，而现代检查手段如实验室检查、影像学检查等则提供精确的数据支持。中西医协同诊断将这两种方法有机结合，相互补充，提高了诊断的准确性和可靠性。

在病理机制解析方面，中西医协同诊断注重从宏观和微观两个层面揭示疾病的本质。中医通过分析阴阳失衡、气血不和等病理机制，西医则通过研究细胞、分子等微观变化，共同揭示疾病的发生和发展过程。这种双重解析有助于更全面地理解疾病的本质，为制定更有效的治疗方案提供依据。

中西医协同诊断的理论基础在于整合中医的阴阳五行、气血津液等宏观理论与西医的解剖、生理、病理等微观理论。中西医协同，对疾病和证候进行双重诊断，更有利于认识疾病本质和建立完善治疗方案，在创伤救治领域拥有大量的应用场景。例如，脑震荡患者，除通过病史、症状、影像学等现代化检查手段明确疾病诊断和疾病分期外，应用整体观念，还可以通过疼痛、呕吐、发热等伴随症状及舌苔、脉象，按中医辨证分为瘀血主络、痰蒙清窍、热陷心包等不同证型。一种疾病，双重诊断，为后续疾病治疗方案和预后转归提供更为立体的依据。整体观念与现代医学相融合，关注创伤性疾病完整过程，建立“院前—院中—院后”一体化的急救、诊治、康复全过程，并将中医芳香疗法贯穿始终。

3. 顺应天人相应，芳香环境疗愈

整体观念的另一个重要观点是人与自然界是一个统一整体，它基于“天人相应”的哲学观[169]，强调人体自身的整体性并认为人体与外界环境是统一和相互关联的，人类的健康不仅仅是内部脏腑的平衡，还包括与外界自然环境的和谐。中医整体观念的应用对人体健康具有重要意义，创伤性疾病中医芳香病房建设就是充分考虑到环境的时空概念。芳香病房营造的疗愈环境强调将人体视为自然的一部分，使患者在充满芳香气息的环境氛围中得到身心的放松与疗愈。

芳香中药具有辛香走窜之性，通关开窍醒神之功，药效迅速，可行血中瘀滞，通诸窍之不利，开经络之壅遏，启闭回苏，治疗孔窍不利，神昏闭证，如清代医家王清任认为“鼻通于脑，所闻香臭皆归于脑”。通过古法新用，将中医芳香疗法应用于现代急诊创伤救治，有助于调理和改善创伤后身体与心理状态，缓解疼痛、调节情绪、改善睡眠，提高患者的生存质量，提升就医体验和满意度，开辟现代创伤救治的新篇章。

中药芳香环境疏肝解郁，能够让创伤患者通过味觉改善心理状况，提高人体的自愈能力和抵抗力，加快创伤性疾病的康复。顺应节气变化，选用不同的中药药味和给药方法，如潮湿季节，选用苍术、砂仁等芳香辟秽之品，能够减少空气污染，起到抗感染的辅助作用。在一天内根据昼夜节律，调和阴阳，如脑震荡患者白昼佐以芳香开窍，强调认知功能恢复；夜晚佐以芳香安神，以辅助睡眠，促进肌体恢复。总的来说，这种疗愈理念不仅适用于创伤性疾病的康复，还可以在精神健康、慢性病管理等多个领域发挥作用。

（二）芳香病房的创新价值

中西医结合的芳香病房建设是新质生产力的重要表现，开拓了辅助疗愈为抓手的中医急诊救治应用新领域，开发了芳香疗法为核心的中西医协同急诊诊疗新技术，开创了创伤病种为导向的芳香中药专方研制新产业，开启了芳香功能为先导的中医药文创产品开发新业态，开辟了智能评估为载体的中西医结合病房管理新模式。

1. 基于辨证论治，创制专病专方

辨证论治是中医治疗疾病的基本原则，也是中医学对疾病的一种特殊的研究和处理方法，但辨证论治的一人一方，使其推广应用受到限制。在创伤性疾病中医芳香病房的实施过程，可以选用基于辨证论治基础上的中药芳香专病专方。“专病专方”是中医辨证论治中一种精准而有效的治疗方法[169]，即针对某一特定的疾病或病理状态，使用特定的中药方剂进行治疗。这一方法通过深入了解疾病的病因、病机和症状特点，制定针对性的治疗策略，选择合适的药物组成专方，进而实现个体化治疗，提高疗效。

建设创伤性疾病中医芳香病房，根据不同病种的主要症状、病理变化等因素，通过个体辨证由博返约，确定专病主证，创建专方。“芳香解郁”法可调节情绪相关脑区功能[170]，有助于改善由慢性应激所致的神经损伤；“芳香开窍”法可以改善微循环，增强心肌收缩力，促进脑神经纤维束的恢复；“芳香辟秽”法可驱除空气中或人体的有害病邪，有效防治疫病；“芳香理脾”法可调节舌苔菌群和胃肠激素，改善胃肠运动等。吸收现代调香技术，结合现代制剂工艺，采用环境香熏、敷贴、香佩、雾化等多种手段应用于不同的病种、疾病不同的阶段。同时考虑应用的普适性，能解决西医通道辨证难的问题，兼顾个体性、提高作用。

2. 智慧医疗赋能，建立疗效评价平台

中医药疗效评定一直是中医药研究中的难点，传统的疗效评价方法往往依赖于医生的主观判断，缺乏统一的标准。近年来，大数据、人工智能等新技术对社会发展产生深刻影响，数据已经成为一种全新的生产要素，推动新一轮的科技革命和产业升级。融合现代科技与中医理论建设智慧医疗平台，能够实现对患者病情的实时监控、数据分析和智能诊断，精确地掌握患者的病情变化，促进中西医数据共享与跨学科协同，制定更有效的治疗方案，集成中西医多种治疗方法的效果，提高医疗服务的质量和效率。

以创伤性疾病为例，芳香病房利用智能床垫等数字化监测设备，与传统评价方法相结合，可以全面收集患者既往病史、生命体征、睡眠、情绪参数等各类信息，构建起"病证结合"的智慧评估体系，为中西医结合的创伤救治疗效评估注入新的活力。例如，对于脑震荡患者，平台可以实时监测其脑部活动、心率和血压等数据，通过智能分析评估病情发展，调整治疗方案。智慧医疗赋能的疗效评价平台在数据综合管理、分析和挖掘等方面具有显著优势，有助于发现潜在的医疗模式、治疗方法和过程优化的机会。

3. 科学研究方法，开发产品和市场

科学研究与技术创新是推动医学发展的重要引擎。立足科学研究，促进成果转化，推动相关产品和服务进入国际市场，促进大健康产业的发展，是中医芳香疗法发展的重要路径。创伤性疾病中医芳香病房基于临床服务与疗效，为探究中药芳香疗法辅助治疗创伤性疾病的临床疗效和机制创造有利的条件。未来的工作将侧重于运用现代科学技术和方法，进行重点病种的临床规范化研究，包括相关组方配伍原理、剂型改革、制剂工艺及应用机制研究等。从中医药学理论和实践出发，探索创伤性疾病重点病种辨证施治的规律，以规律性而非经验性的方式来解决创伤性疾病的治疗难题，提高治疗效果。

中医芳香疗法的应用不仅在医学领域展现出独特的价值，还促进了中药材的种植、加工、提取以及芳香产品的生产和销售等产业的发展，推动芳香疗法和植物精油产品的市场规模不断扩大，将资源优势转化为产业优势[171]，助力中医芳香疗法产业的发展。通过优化药物组合、改进剂型与制剂工艺，创新研发系列芳香制剂和产品[172]，打造集预防、保健和治疗为一体的中西医协同的特色芳香疗法体系，不仅能够丰富面向全人群的健康管理方案，也为大健康产业的市场化发展提供了新方向。

4. 学科人才培养，扩大国际交流

中西医文化融合有助于培养具有全面素养的医学人才。中医教育注重培养学生的传统文化素养和人文精神，西医教育则强调科学精神和实证思维。通过加强中西医教育的交流与合作，可以培养出既具备中医思维又掌握西医技术的复合型人才，以便更好地理解和应用中西医协同的理念和方法，为患者提供更全面、更优质的医疗服务。这些复合型人才不仅在临床上发挥作用，还能在科研和教育领域推动中西医结合的发展。通过人才培养、国际合作，中医芳香疗法的理念和实践可以得到更广泛地传播，增强公众对中医药的认识和接受度，提升中医药的国际影响力，推动中医药相关产品和服务进入国际市场，促进大健康产业发展和中华文化的国际传播，为中医药的传承与创新提供新质生产力。

建立涵盖中医基础理论、芳香疗法原理、芳香制剂应用、临床实践等多方面内容的课程体系，在教学和实践中培养学生的中西医结合诊疗能力及操作技能。激发学生的创新思维和创新潜力，为中医芳香疗法的发展注入新的活力。此外，需要加强国际合作，通过举办国际学术会议、会展等方式，吸引专家学者共同探讨中医芳香疗法的前景和挑战，提升其国际知名度。利用互联网、社交媒体等渠道，加强对中医芳香疗法的国际传播，多角度展示其独特价值。国内高校和科研院所要积极与国际知名机构或大学开展项目合作，共同研究中医芳香疗法的疗效和安全性等问题，促进教育、科研交流，推动中医文化的国际认可和应用。

第二节　序贯医疗与创伤救治

创伤医学是一门综合学科，因患者病情的未知性以及病情变化的急骤性，需要在最短时间内采取有效的救治措施，通常需要多学科共同参与。大量临床研究显示，严重多发伤患者若能在创伤发生后的“黄金一小时”内接受快速有效的治疗，其早期死亡率将大大降低。其中，院前急救与院内救治之间的信息不对称和管理不统一是造成创伤患者救治绿色通道效率欠佳的主要原因。此外，重治疗、轻预防的传统医疗模式也导致安全制度、医学科普、护理康复等全过程创伤防治体系缺失，使得传统创伤救治模式的效率有待提高，无法从系统视角解决现代创伤防治面临的复杂问题。“序贯医疗”正是为了解决上述议题而产生的以创伤救治为代表的全周期医疗服务学术理念。

“序贯医疗”的概念起源于现代创伤医学，以创伤急救患者为主要服务对象，旨在通过安全教育、急救科普、院前院内的信息平台共享、联合教学查房及居家康复护理等活动，推动公众、患者、医院、院前急救机构、康复机构等主体的多重互动，形成“以人为本”的全过程创伤防治体系。“序贯”一词体现了事物内在之间时空连贯、协调融合的客观规律，基于“序贯医疗”理论的集成化创伤中心建设，是在传统创伤中心建设理念的基础上，提倡时序交替、空间合理安排、资源集成与优化配置，是对诊疗流程进行整体贯穿和连接的高质量医学诠释与实践。

一、序贯医疗的理论框架与实践价值

（一）序贯医疗的研究背景

急诊拥挤是目前国内外较为普遍的现象，带来了患者病死率较高、住院时间较长、医疗费用增加等不良后果，并成为一个世界性的公共卫生问题。我国急救患者的诊疗过程通常分为院前急救、院内救治、社区康复三个阶段。院前院内的衔接通常需要调度中心、急救中心与医院三者之间协同合作，而通常急救中心与医院隶属于不同业务系统，彼此之间存在信息壁垒，在急救过程中会存在信息的延误延迟或部分丢失，增加了急救风险和不确定性[173]。患者出院后，社区康复和居家护理也缺乏相应的指导。

对于患者，尤其是急危重症患者来说，在狭窄的黄金抢救窗口期中，采取确定性救治的时间节点越早，其生存率越高。然而，当前院前急救、院内救治和社区康复三个阶段病程仍为“环节型”，院前急救团队负责将患者转运至医院急诊部门，由急诊部门医生接诊、救治，伤情复杂时往往需要邀请专科医生会诊，再进入专科病房继续治疗。这种机制下，任一环节交接时间过长都可能导致救治过程脱节进而延误治疗。创伤救治病程管理应是连续性全过程的，既往“环节型”的诊疗模式已经无法满足现代急救的需求。[174]

在具体实践中，院前急救医生无从得知患者到院后的抢救、治疗、康复情况，也无法验证自身工作的准确性和有效性。同样，院内急诊医生忙于救治，往往忽略出院随访和康复指导；患者出院后，也缺乏专门的医护人员为其提供针对性服务。现代创伤救治需要院前急救、院内救治、院后康复的协同连贯，从急救患者电子病历、急救器械设备、急救技术、早期康复干预等方面建立“院前—院内—院后”高效协同机制，以促进创伤急救决策效率与医务人员技术能力的提升。进一步地，将创伤救治链向社会预防与健康促进延伸，使患者获得更加科学、合理的全过程创伤诊疗服务，进而降低创伤事件发生率，提升创伤救治成功率，降低患者致残率和致死率。

（二）序贯医疗的概念内涵

序贯医疗是以创伤等急诊、急救患者为核心服务对象，贯穿社会预防、院前急救、院内救治、院后康复全过程的创伤防治服务体系，倡导在创伤救治全过程中形成新理论、新技术、新应用。特别是通过院前院内的信息平台共享、联合教学查房、医学科普与安全教育等多向互动方式，将原本隶属系统不同、业务阶段有差异的院前急救与院内救治由“无缝衔接”上升为“融合渗透”，推动院前院内的交接方式由“断点式”向“交错式”升级，并以此为核心，形成“院前—院内—院后”协同连贯的全过程创伤防治新体系。

“序贯医疗”不仅是一个新兴医学术语，更是综合考虑了环境、交通、人文、建筑、信息、心理等社会因素的全景式学术概念。在中华优秀传统文化的深厚底蕴中，“序”与“贯”是两个紧密相连的概念，它们共同勾勒出事物发展规律的完整图景。“序”的含义包括对事物次第和排列的描述，古人通过对东—西方位的观察，确立了时间有序交替的理念，形成了一种自然的“秩序”观。“贯”的本义是穿钱的绳索，后来引申为贯穿和连接，与“通”“连”等概念相辅相成，强调了事物之间内在联系的重要性，这种联系超越了物理上的连续，指向了意义和目的上的统一。

因此，“序”代表着事物发展中的有序性和规律性，强调了时间的有序交替和空间的合理安排。“贯”则突出了事物之间的连贯性和整体性，是从宏观的角度理解和把握事物的内在联系。两者的结合，将“时”与“位”有效链接，强调了各种元素、系统之间的相互协调与融合，体现了对“和”的秩序与状态动态平衡的追求与路径。将这一理念融入创伤急救的实践，可以得到以下深刻的启示：

1. 时和：医疗团队必须精准地把握救治的最佳时机，这要求快速而准确的诊断，以及对治疗时机的敏锐判断，确保“适时”救治。

2. 位和：医疗团队成员应根据各自的专业能力和患者的具体需求，找到自己在救治过程中的最佳位置，实现资源和人力的最优配置。

3. 序和：在救治过程中，按照病情的轻重缓急，有序地执行各项医疗措施，确保治疗的连续性和有效性。此外，医疗团队需要持续关注患者的病情变化，及时调整治疗方案，确保治疗的连续性和有效性。

4. 贯和：医疗团队成员之间需要保持密切的沟通和协作，确保信息、资源和行动的连贯性，形成一个协调一致、高效运作的救治系统。同时，医疗团队需要全面考虑患者的生理、心理和社会需求，制定全面的治疗方案。在救治过程中，医疗团队的行动和决策应保持一致性，确保所有成员对治疗计划有共同的理解，并朝着同一目标努力。

综上所述，创伤救治中的“序贯”思维不仅仅是医疗行为的顺序和连贯性，更是对时间、空间、系统的整体把握和协调。序贯医疗要求医疗团队在社会预防、院前急救、院内救治、院后康复的全流程创伤防治中，既遵循时间规律，考虑空间的合理布局，同时还要注重各个环节之间的协调和配合，以及与患者及其家属之间的沟通与理解。这种深刻的理解，不仅提升了医疗实践的效率和质量，也体现了中华文化对和谐与秩序的不懈追求以及对生命的至高尊重。

（三）序贯医疗的实践价值

1. “以人为本”的服务理念

相比传统以客观指标或不良事件为核心的医疗评价模式，序贯医疗更加关注患者的心理、社会职能、生活质量等综合疗效评价，强调疗效跟踪评价流程的优化。重视患者对自身健康维护的参与，建立评价反馈机制，鼓励患者及其家属积极配合医疗团队的工作，共同维护个体的健康状况。通过院前急救单位与院内急诊科室的联合教学查房、创伤高危人群科普、创新人文关爱等方式，实现“院前-院内-院后”的多向互动，提升救治效率，增进医患交流，共同维护良好医患关系。

序贯医疗的服务理念是“以人为本”，通过对医疗急救体系进行系统性重构，促进“以治病为中心”向“以人民健康为中心”转变。建立“院前-院内-院后”交叉融合机制，形成各个医疗主体间的良性互动，丰富创伤急救医学内涵，创新引领高效救治体系建设，提升医务工作者和患者双边的获得感。创伤学科的发展、患者就医体验的改善、医务人员职业获得感的提升是序贯医疗体系建设源源不断的内生动力，将序贯医疗倡导的创伤急救模式和以人为本的理念广泛应用于现代医学对保障人民生命健康意义重大。

2. 面向全生命周期的健康管理

随着老龄化社会创伤疾病谱的变化，急性创伤的康复与慢性创面的护理都成为创伤医学在基层社区医疗服务的重点发展方向[175]。面向全生命周期的健康管理，依托医联体、医共体，整合医疗资源、养老资源、康复资源，建立医养康一体的整合型健康管理模式，形成“医院-社区-居家”分层分级的院后康复系统，并开展面向全社会的健康促进与科普宣教活动，推进社会预防、院前急救、院内救治、院后康复等各阶段的医疗健康服务程序连贯，推动全流程渗透融合的“序贯医疗”体系建设完善。

在院前-院内的衔接上，应用通信技术、计算机多媒体网络技术辅助多目标大数据决策，为急救资源调度提供丰富准确的综合医院信息、急救车辆信息、交通道路信息等实时联动的资料支持，在“救急、就近”以外特别关注“就能力”的博弈,实现"就优送医",提高院前救治效率和救治水平。在院内-院后的衔接上,可以发展"综合性医院 + 康复医院 + 社区卫生服务中心"的合作联盟形式,按职能、距离、规模、服务能力等要素对医养康资源进行组合调配,为患者提供从院内急诊病房到院后康复病房的序贯服务,释放综合性医院的病床压力,促进分级诊疗制度优化落地。

3. 跨学科、跨领域综合应用前景广阔

由于社会经济发展,人民对美好生活的要求不断提高,创伤急救患者对营养、康复、人文关怀等方面的需求也在逐渐扩大,探索创伤急救与营养、美容、康复、中医药、医学人文等学科的融合创新发展模式,形成跨学科协同诊疗与大健康管理体系刻不容缓。序贯医疗具有典型的交叉学科属性,在医疗健康领域的应用前景广阔,能够为包括创伤在内的广大急诊、急救患者提供程序连贯的医疗救治服务,满足不同人群的复杂健康需求。除了综合性医院、专科医院、院前急救中心、社区卫生服务中心,航空救援、海上搜救、养老企业、康复医院、疾控中心、健康促进单位、大健康研究机构等也是序贯医疗的主要应用单位。应用新一代信息技术支援海陆空立体救援,通过智能算法实现医疗卫生资源的优化调度,能够有效缩短急救受理和医疗介入的时间窗口,提高应急医学救援的速度和质量,为急救患者赢得宝贵的救护时间。此外,序贯医疗还能够促进央地协同、军民融合等建设过程中的跨学科、跨领域联动,更好地服务广大人民群众。

二、基于序贯医疗的集成化创伤中心建设

(一) 序贯医疗赋能创伤救治

创伤是严重威胁我国劳动力人口健康和国家经济社会发展的重要公共卫生问题[176]。世界卫生组织统计,每年全球有超过 500 万人因创伤死亡,占全球总死亡人数的 8%[177]。《中国统计年鉴》最新数据显示,我国城乡居民因创伤死亡的人数占总死亡人数的比例约为 7%,过去五年创伤因素一直位居主要疾病死因前五位。创伤不仅会消耗大量卫生资源,还会给个人、家庭和社会带来巨大的疾病负担和经济负担[178, 179]。面向人民生命安全,依托以人为本的序贯医疗理念发展创伤学科,指导创伤救治功能载体建设,是减少创伤发生、降低创伤致残率和致死率的重要举措。

为提升急危重症救治能力,全国各地,各级医院正在加大力度构建急诊急救

“五大中心”体系，即胸痛中心、卒中中心、创伤中心、危重孕产妇救治中心、危重新生儿救治中心。其中，胸痛中心主要涉及心血管科，卒中中心主要涉及神经科，危重孕产妇救治中心主要涉及妇产科，危重新生儿救治中心主要涉及儿科，相关中心建设关联的学科较为集中。然而，创伤急救通常同时面临多种任务、病情复杂和时间紧迫的压力，致伤因素和受伤部位具有高度不确定性[180]，故创伤救治涉及诸多学科，创伤患者在不同医院就诊时的首诊科室也存在差异，院内救治流程也不尽相同。这种情况下，我国创伤中心尚未能形成成熟统一的建设标准和制度规范。

创伤救治系统不完备会使患者致伤、致残和死亡风险提高，由于全国各地医疗管理水平的差异性，目前各类创伤中心的建设模式和服务能力参差不齐，缺乏完整的创伤急救网络和运行机制。现运行的创伤中心急救模式普遍存在院前院内信息沟通不顺畅、病程管理不连续、协调机制不完善等问题，容易导致急诊室拥堵、救治过程脱节、决策效率不高等现象，影响危重创伤的救治。

在创伤救治中融入“序贯医疗”理念，通过院前急救的延伸和院内救治的跨前，促进院前院内的救治协同，能够有效提升创伤患者的救治成功率，降低创伤的致残率和死亡率。相比传统断点式交接的创伤救治模式，序贯医疗更强调通过不同救治环节的交错融合渗透实现创伤救治全流程的一体化管理，如图 12.1 所示。

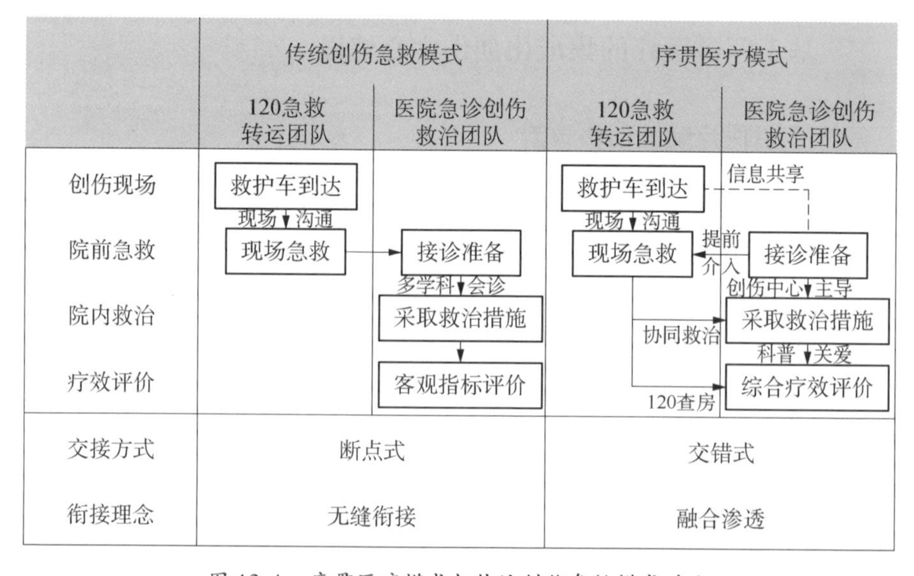

图 12.1　序贯医疗模式与传统创伤急救模式对比

序贯医疗为院前急救120转运团队与院内急诊创伤救治团队的深度合作提供了基础，从救护车到达创伤现场开始，医院即可提前接到预报，并根据共享信息提前做好接诊准备，极大程度上缩短了患者到院后创伤团队的启动时间。院内救治经验丰富的医务人员也可以通过远程会诊提前介入现场急救，协助院前急救团队对急危重症创伤患者进行伤情甄别，协同高效地实施院前急救、复苏和转运，真正实现"上车即入院"。患者到院后，由创伤中心主导救治并制定抢救方案、采取救治措施，联合院前急救团队、医院各专科实施协同救治，有助于全面掌握患者信息，提升决策效率，第一时间实现损伤控制。

序贯医疗将多发伤、复合伤的抢救，损伤控制手术的进行，以及创伤患者的住院与康复，一并纳入体系化管理，能够为创伤患者提供"一站式"服务[181]，在提升创伤救治效能、改善患者体验等方面具有优势，这种理论革新对创伤中心的建设具有指导意义。

（二）创伤中心的要素集成

危重创伤患者的抢救过程是一场与时间的赛跑，而创伤中心的建设肩负着保障人民生命健康的重要使命。针对严重创伤患者的救治研究显示，相比非创伤中心的医院，创伤中心的救治能够降低25%的死亡率[182, 183]。然而，创伤中心的建设是一项复杂系统工程，需要考虑人力、物力、财力等多种要素的投入产出均衡，系统最优目标的实现需要对决策、计划、组织、指挥、协调、评价等复杂过程中的各个环节进行优化。

考虑创伤患者的就诊场景，建立动线模型和拓扑结构分析模型，如图12.2所示。创伤中心的功能建设需要与创伤患者的救治需求相匹配，针对救护车来院患者、自行来院患者、抢救患者、住院患者等不同情况建立个性化就诊流程，以此为基础形成创伤中心的理想动线。为了确保创伤救治效率，创伤中心应当设置高度集成化的专业空间，将人员、场地、设施、设备等要素从传统科室分离出来，再重新打包集成为具有创伤救治专业属性的模块，根据诊疗动线设置，结构化嵌入创伤中心，尽可能地缩短转运路线、降低排队时间、减少重复流动，保持绿色通道畅通，实现创伤中心的精益化管理。

集成化创伤中心是以挽救生命为核心、以损伤控制为关键技术，通过设置独立的创伤救治空间系统、设立专门的创伤综合救治决策部门及诊疗团队，集成场地、人员、设施以及相关诊疗环节，一体化承载学科建设与技术应用的现代化创伤救治平台。其中，集成化主要体现在空间集成化、功能集成化、管理集成化、专

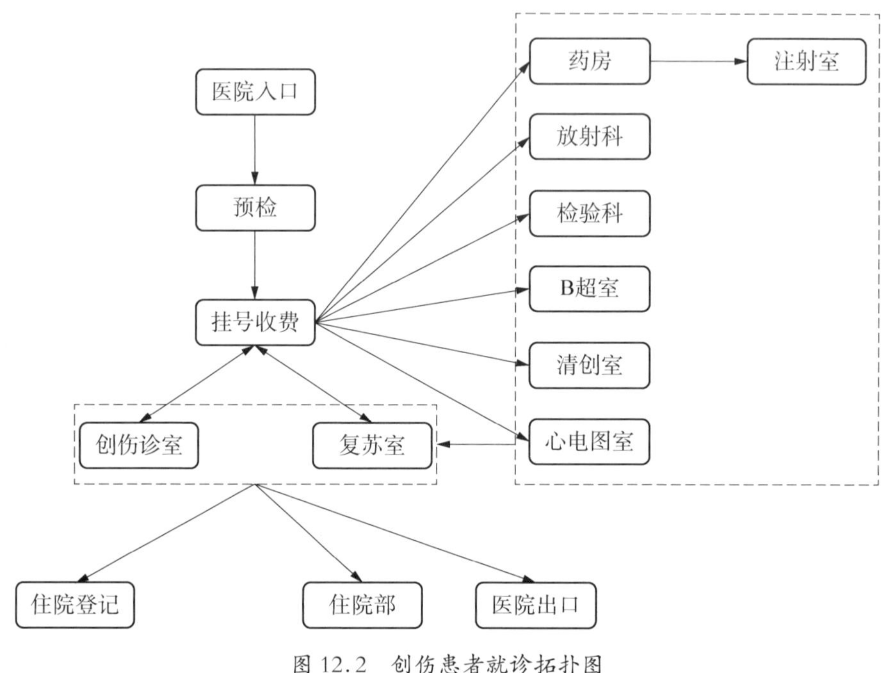

图 12.2　创伤患者就诊拓扑图

业集成化四个方面。凭借空间集成化与功能集成化的优势，可以缩短患者在不同救治功能区域转运停留时间，为确保"绿色通道"的通畅运行提供了"硬件支持"。依托管理集成化和专业集成化，创伤中心具有主导多学科诊疗的能力，可以为"绿色通道"的高效实施提供"软件支持"。

1. 空间集成化

空间集成化的核心在于，开辟独立的创伤中心空间，将抢救、复苏、检查、诊疗、观察等创伤救治功能单元集中到相对独立且较少打扰的同一空间场地，最大限度地减少危重创伤患者在院内诊疗活动的时间和距离，降低风险、提升效率。

一体化空间能够有效避免不必要的干扰，以免延误治疗，为患者提供高效率的医疗服务，在"黄金一小时"的狭窄时间窗中争取更多抢救时间。目前，我国绝大多数地区的创伤中心建设并未在空间上与其他外科、内科急症的救治区域分离，一些规模较大的医院会预留创伤抢救专用床位，但复苏室等大型空间通常是共用状态。这种情况下，某些感染性疾病对环境造成的污染可能会影响创伤患者的开放性伤口，而创伤患者的紧急抢救过程也可能会对其他患者的诊疗产生影响，甚至造成不良后果。

创伤中心高度集成的专业救治空间单元能够减少影响救治效果的混杂因

素，对于动线规划和人员安排可以做到精细化。集中的功能区域和紧凑的救治空间，一方面缩短了患者在抢救、诊疗、手术、观察等不同功能区域转运的时间，另一方面也减少了医务人员的无效活动，保障了抢救设备、治疗药物等医疗资源的高效调度，使整个救治流程始终保持在创伤中心的空间范畴，为患者提供快速、全面的诊疗服务。集成化的创伤中心可以具备独立的诊室、清创室、治疗室、创伤抢救与复苏室、留观室等功能单元空间，通过预留“120”专属进出通道，始终保持绿色通道畅通，以加快转运效率，缩短转运时间。为方便抢救和及时观察患者病情变化，可以在集成化创伤中心设置独立的医生办公室、护士办公室和值班室，并为信息化设备、辅助诊疗器械的管理配套建设相关机房、库房等设施。集成化创伤中心的布局概念图如图 12.3 所示。

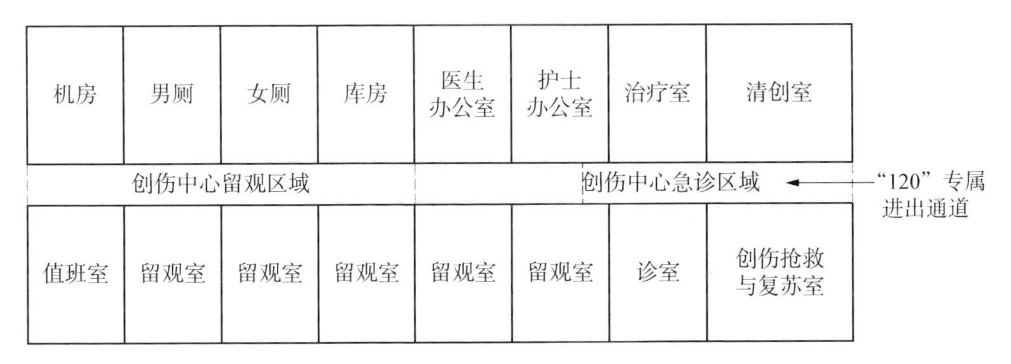

图 12.3　集成化创伤中心布局概念图

2. 功能集成化

功能集成化的核心在于，在创伤中心场地有限的情况下，科学设计创伤救治主阵地，优化创伤中心与院内其他相关合作部门的动线与空间，使得多学科合作的空间效率最优、时间成本最低。

创伤救治需要紧急手术，除了转运路径最短，创伤中心还需要集成完整的救治功能。创伤患者往往是开放性的伤口，外科手术对于无菌操作的要求较高，创伤中心需要配备独立的手术器械、物资和耗材，确保抢救工作的安全快速开展。一般医院的手术室是以各科室共用为前提设计建造的，从布局的角度虽然考虑了外科患者的转运路线，使手术室尽可能地靠近住院部，但对于大型综合性医院而言，住院手术室与急诊科室的距离相对较远。因此，创伤中心可以在急诊区域设置独立的手术空间，实施部分损伤控制手术，完善集成化空间的抢救功能，减少转运途中的风险性，增加抢救成功的可能性。对于伤情相对轻微的患者，可以在清创室和治疗室配备清创缝合术、夹板固定术、石膏固定术、换药术等常规操作所需治疗物品，为创伤患者提供独立的治疗功能区域。创伤中心的诊室可以用于接诊自行来院的患者，观察室可以用于收治需要留院观察的患者，在功能上实现轻症与重症的集成化管理，但在创伤中心的空间内需保障不同功能单元的分离，以避免人员混杂造成医护人员注意力分散而顾此失彼。

创伤中心的功能集成化是从整体出发，形成工伤事故、交通事故与自然灾害等突发事件应急响应的能力，向前实现院前急救延伸，向后实现术后营养功能康复，建设“平急结合”的多功能平台。有条件的大型综合性医院还可以配备直升机停机坪，形成海陆空立体化救援体系，提升整体救援能力。除了抢救功能，创伤中心还应优化一站式功能保障，提升急危重症患者的“绿色通道”效率，减少因挂号、收费、检查、检验、治疗操作等过程中可能带来的救治时间延误，争取缩短停留时间。对于轻症患者，创伤中心可以设置专用自助挂号、缴费机器，加强信息化与移动应用建设，多样化满足患者便捷挂号与支付的需求。创伤中心的功能集成化有助于提升批量伤员处置能力、救援储备能力和应急响应能力，充分应对紧急事态，保障人民生命健康。

3. 管理集成化

管理集成化的核心在于，成立或指定创伤多学科中的某一独立科室对创伤中心进行属地化管理，成为整个创伤中心运转的承载和枢纽。以往，多科室之间协作效率有限，反复地会诊和分区检查会耽搁时间[184]，造成创伤院内复苏与确定性治疗的中间衔接过长，严重影响创伤救治效率[185]。

管理集成化强调以创伤中心作为平台，对创伤专属救治空间内的整体创伤救治过程及其所涉及的人、财、物进行属地化管理。秉承“应收尽收、应治尽治”的救治原则，由创伤中心的医护团队主导危重症患者的诊疗程序，肩负起临床决策的职责，引导并联合各专科，迅速展开救治。目前，我国创伤救治模式以专科主导的多学科会诊为主[186]，但各科室存在专业壁垒，且多科专家不在同一时间熟悉病情，相互之间沟通交流不畅，对患者缺少整体把握，导致协作存在盲区，缺乏科学的联动机制[187]，严重削弱了诊疗的效能。属地化的创伤中心管理模式能够最大限度发挥创伤中心的平台作用，强化独立临床决策，而不仅仅依靠多学科会诊，这对创伤中心医务人员的综合素养提出了高要求。

为实现创伤中心的集成化、属地化管理，需要配备专岗医生和护士，通过设置若干急救组，交替轮转、平急结合对创伤救治任务进行统筹，协调医疗资源、引导多学科合作，共同管理创伤救治全流程医疗服务。特别需要指出的是，应当授予创伤中心的救治团队高于传统临床科室的救治权限，以便在关键时刻突破专业壁垒、独立完成全程急诊救治。每位成员都需要具备创伤患者转运、护理、营养等方面的基本医疗知识，一站式保障创伤中心患者的医疗护理和后勤服务。集成化管理模式确保了创伤中心救治团队的医疗主导性，能够为患者提供高质量的医疗服务。

4. 专业集成化

专业集成化的核心在于，创伤中心的医疗团队，特别是进行属地化管理的相关科室，必须至少具备"生命支持—损伤控制"的独立医疗能力，可以充分应对多发伤、复合伤等复杂危重创伤患者的综合救治，将"首诊负责制"提升为"首诊治疗制"。

通常情况下，单一临床科室的综合能力有限，知识和专业技能覆盖不全面[188]，专科化趋势明显。面对急危重症患者的复杂伤情，大多依赖多学科会诊，整体观念不足，可能延迟救治时间，甚至影响救治效果。创伤中心的救治效率与患者致残率和死亡率密切相关，早期的快速评估、迅速复苏、再评估和手术等相关措施必须快速而准确，这需要创伤中心的医疗团队集成创伤相关学科领域的专业知识、技术和技能，以支持独立决策，实现一站式救治。

由于创伤救治的复杂性，创伤中心的医生需要一专多能，能力覆盖创伤骨科、神经外科、普通外科、胸外科、泌尿外科、重症医学等相关学科，以确保能够在第一时间对创伤患者进行全面的伤情评估，在短时间内作出正确的判断并实施确定性救治措施，包括损伤控制性手术和重症监护治疗，一站式启动患者生命支持。集成化创伤中心通过各个学科的深度合作，在各个专业之间形成高度协同的工作模式，实现对重大创伤患者及时、高效、全面的诊治。

（三）集成化创伤中心的价值重建

1. "首诊治疗制"的模式创新

2018 年 4 月，国家卫生健康委员会印发《医疗质量安全核心制度要点》，将"首诊负责制度"列为 18 项医疗质量安全核心制度的第一条，要求患者的首位接诊医师（首诊医师）在一次就诊过程结束前或由其他医师接诊前，负责该患者的全程诊疗管理。序贯医疗通过创伤救治全流程体系建设，促进了社会预防、院前急救、院内救治和院后康复的全要素生产率提升。特别是在院内救治实践中，依托序贯医疗理论建设集成化创伤中心，搭建立体化医疗空间，在空间配置、人员管理上具有独立性，在专业能力、功能定位上又具有整合性，使创伤中心能够主导创伤救治的综合决策。在此基础上,集成化创伤中心能够将“首诊负责制”提升为“首诊治疗制”,降低协调成本,提高危重症患者救治成功率。这意味着,首位接诊医师不仅要负责患者全程诊疗管理,更应有能力承担危重创伤患者的全程救治,这对医护技能水平提出了更高的要求,也是集成化创伤中心的核心价值。

2. 智慧城市创伤急救网络建设

序贯医疗围绕院前、院内、院后共同诊疗的患者,通过电子信息平台达成基于病例交集的患者救治信息共享,在数据隐私保护的基础上建立全过程创伤数据库,促进调度中心、急救中心、综合医院、社区医院、康复医院、疾控中心等单位的多边互动与流程协同,搭建创伤急救网络,为智慧城市建设提供数据引擎,保障创伤救治全过程的有序性、延续性和连贯性。通过统一信息平台整合多中心资料,建立创伤急救大数据库,支持序贯医疗的高效决策,从而实现集成化创伤中心医疗资源的优化配置。在序贯医疗的合作联盟框架下,创伤急救网络的数据采集更易实现标准化、结构化、规范化,从而保障数据质量和数据安全。创伤医疗大数据的高效整合利用不仅提升了城市创伤急救工作的智慧性,也能够促进创伤临床救治规范研究,推动创伤医学的高质量发展。

统筹社会资源直达基层开展创伤救治科普,及时做好政策解读、知识普及和舆情引导等工作也是创伤中心的重要任务。我国居民对急救知识和技能的掌握程度不高,居民心肺复苏掌握率不足 1%[189]。通过各类资源集成以及序贯医疗的联盟合作,集成化创伤中心得以联合各单位开展面向社会大众的急救和健康宣传教育,提高公众健康意识、自救和互救能力。通过制度建设、技术提升、管理创新、社会参与和文化支撑,以集成化创伤中心为核心的网络化的结构增强了城市创伤急救体系的韧性,是城市治理能力现代化水平提升的重要体现。

三、面向现代创伤救治的新质生产力探索

(一) 增强现实(AR)技术

1992 年,Thomas 和 David[190] 首次提出了“增强现实(Augmented Reality, AR)”的概念,这是一种新型人机交互技术,通过头戴式显示器让用户从视觉上进入虚拟世界,实现了将计算机生成的示意图叠加并稳定在真实世界物体的特定位置上。AR 技术利用计算机视觉、图像处理、3D 建模等关键技术,将计算机生成的文字、图像、3D 模型、视频等虚拟信息实时地“融入”到真实世界场景中,

增强了用户对真实世界的感知。

随着 AR 技术在医疗健康领域不断取得革新性突破，该技术逐渐成为学界和产业界关注的热点，并展现出广阔的应用前景。近年来，AR 技术在医疗领域尤其是外科手术中的应用逐渐受到重视，骨科、神经外科、肿瘤科等多学科都已有相关应用范例，其在精准医疗、手术导航、医学教育、护理实践等领域的应用日益广泛。

总体而言，当前 AR 技术在外科领域的创新应用主要集中在术前规划与模拟、术中导航与辅助、术后康复训练等方面。在术前阶段，利用 AR 技术可以对患者影像数据进行三维可视化，帮助医生更直观地了解病灶的解剖位置和周围组织结构，从而制定更精准的手术方案。在术中阶段，AR 技术能将术前规划与实时手术视频进行配准，为医生提供更直观的导航信息，提高手术精准性和安全性。此外，AR 技术还可用于术后康复训练，通过虚拟场景与现实环境相结合的方式，激发患者康复积极性，加快康复进程。

AR 技术在辅助医生进行疑难复杂疾病诊断、手术规划和患者教育等方面展现出了显著的优势。以骨盆骨折手术为例，骨盆骨折是创伤性骨折中最为复杂的骨折类型之一，手术操作难度和潜在风险较大，往往需要在手术过程中频繁借助 X 线透视定位来确保准确性，这对医生的术中影像辨识能力提出了较为严苛的要求。然而，AR 技术为骨盆骨折手术的可视化定位提供了新的可能性。该技术通过集成现实场景与虚拟信息，在现实世界、虚拟世界和用户之间构建了一个交互反馈的信息桥梁。医生通过佩戴头戴式显示器，在同一视野内既能直观看到真实的骨盆手术界面，又能观察到体表下虚拟的骨盆全息影像，与患者实际的骨盆位置相匹配，极大地解决了术中定位难的问题，如图 12.4 所示。

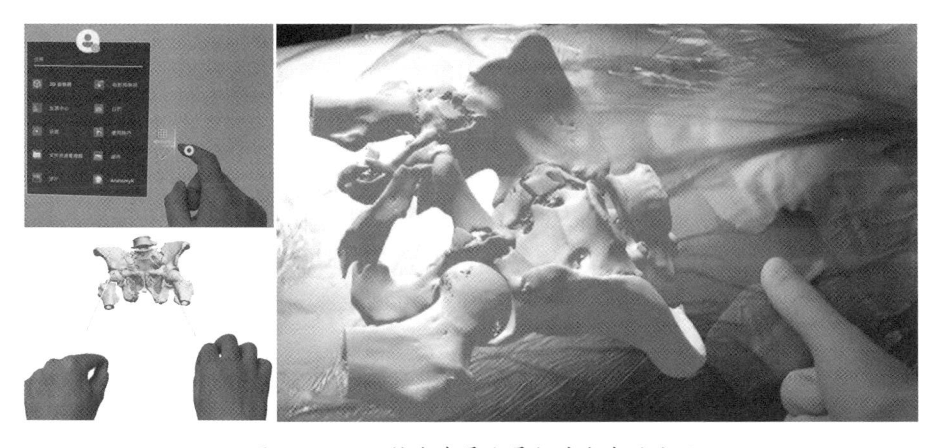

图 12.4　AR 技术在骨盆骨折手术中的应用

在手术前，通过 CT、MRI 等高精度医学影像设备，可以获取患者骨盆的详细三维模型。在此基础上，利用计算机辅助设计软件，能够为每位患者个性化定制手术方案，例如：根据主要血管及神经的位置，确定手术的入路、钢板的位置，以及植入螺钉的长度、位置、角度等。这些虚拟的手术规划信息，同样可以被导入到头戴式显示器中，以便在手术中调取。手术进行时，头戴式显示器还可以实时反馈手术器械的位置和角度，帮助医生及时调整手术操作，确保手术的安全性和准确性。

AR 技术在创伤救治领域的应用是医疗技术创新突破的典型代表，是创伤救治领域新质生产力的探索和体现。通过将虚拟信息与真实手术场景相融合，为医生提供了前所未有的手术视野和操作体验，极大地提高了手术的精准度和效率，推动了医疗健康领域的现代化。

通过 AR 技术制定更加精准、个性化的手术方案，有助于减少手术风险、缩短康复周期，从而提高医疗服务质量，提升患者的就医体验和满意度。这种医疗科技创新和以患者为中心的服务理念，正是“序贯医疗”所追求的高质量发展。未来，AR 技术将在更多医疗健康场景中得到成熟应用，带动相关创新产业的结构优化和服务升级。

（二）人工智能（AI）辅助决策

当前，人工智能技术已经在医疗健康领域发挥了重要作用，并广泛应用于医学影像识别、临床智能诊疗、医学教育实践等方面。知识图谱、机器学习、图像识别、自然语言处理等人工智能技术在创伤医学中的应用能够大幅提升临床决策效率，基于不同场景辅助创伤救治团队制定更加精准的治疗方案。

以四肢显微外科为例，肢体离断、皮肤软组织缺损等疾病的显微修复技术难度较大，操作复杂且精细，需要在有限时间内精准地连接断裂的骨骼、血管、神经、肌腱等组织。此外，术后监测、护理和功能康复也十分关键，需要持续监测患肢的血液循环情况，如温度、颜色、毛细血管充盈时间等，并及时调整护理计划。术后康复阶段需要制定针对性方案，以提高患肢功能恢复的速度和效果。诊疗全过程涉及众多环节，每个环节都需要快速、精准地做出决策，如手术时机的判断、患者情况的评估、血管危象的处理等，这要求医务人员具备丰富的临床经验和高超的医疗技术。

人工智能技术的应用大大提升了四肢显微外科领域的诊疗效率，如图 12.5 所示。云计算能够在术前结合手术的适应证与禁忌证，基于患者的年龄、营养状况、精神状况、既往病史、医学影像数据等信息计算再植风险指数和手术成功率，协助医生制定诊疗方案；图像识别技术能够在术中帮助医生快速查找并识别患肢的血管、神经和肌腱，缩短手术时间；深度学习能够在术后血管危象发生时，生成结构化知识帮助医生判断其产生的原因；知识图谱推理能够针对血管痉挛、血管栓塞等不同情况推荐相应的治疗方案。

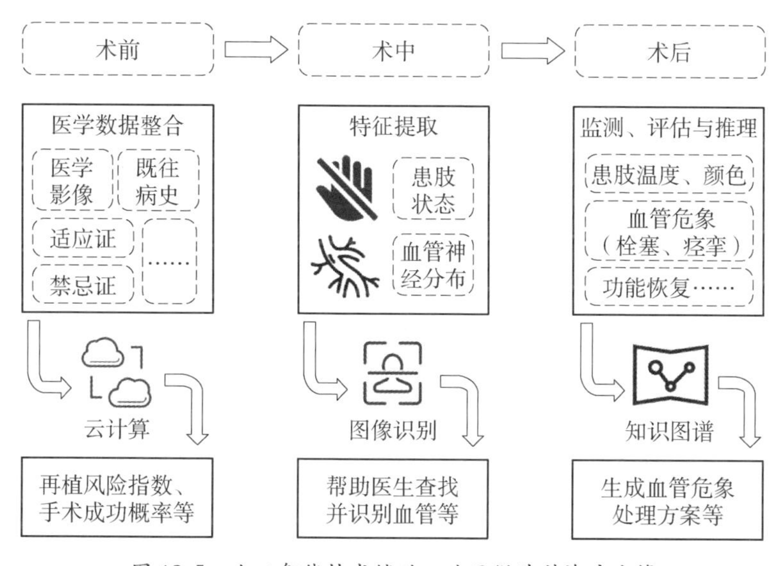

图 12.5 人工智能技术辅助四肢显微外科诊疗决策

此外，人工智能技术在四肢显微外科人才培养上也具有独特优势。例如，根据不同医生的技术能力水平、知识结构特点、行为偏好特征等，制定个性化人才培养方案，加速人才成长。掌握人工智能等新一代信息技术，有利于培养医工复合型卓越医学创新人才，服务国家健康战略需求，促进医疗健康领域新质生产力的发展。

第三节 应急医学

随着全球化进程的加速和气候变化的影响，全球范围内突发灾难事件频繁发生，自然灾害、人为灾难以及公共卫生事件接踵而至。这些突发事件不仅对人类生命财产安全构成了严重威胁，还对各国的应急管理和医疗救援提出了更高的要求。在这种背景下，应急管理逐渐成为各国政府和社会各界关注的焦点。然而，应急管理作为一门新兴的交叉学科，目前仍处于不断探索和完善的阶段。

传统的应急管理主要集中在灾前预防、灾中应急响应和灾后恢复三个方面，通常侧重于公共管理和社会治理。这种管理模式在应对常规灾难时发挥了重要作用，但在面对突发灾难事件中的生命救治等重大问题时，显得相对不足。因此，将应急医学作为一个相对独立的学科进行研究和发展，显得尤为重要和迫切[191]。

应急医学是指在突发灾难事件中，针对受灾人群进行紧急医疗救治、心理救援和公共卫生干预的一门学科，不仅涉及医疗救治，还包括应急传播与舆情应对、资源配置与协调等方面。在大健康工程中，以新质生产力指导应急医学的理论研究与应用实践，从技术革命性突破、生产要素创新性配置、产业深度转型升级等方面探索现代应急医学体系建设，对应急医学的学科发展意义重大。

一、应急医学的“三柱理论”

应急医学作为一门新兴的交叉学科，在面对突发灾难事件时，发挥着至关重要的作用。应急医学集合了医学、公共卫生、心理学、社会学等多学科的知识和技能，旨在最大限度地减少灾难对人类生命健康的危害，保障社会的正常运转和稳定，是一门高度综合性、实践性和应用性的学科。

与传统医学相比，应急医学具有以下几个显著特点：1.应用场景的特殊性。应急医学的主要应用场景是突发灾难事件，如地震、洪水、疫情、战争等，这些场景具有突发性、复杂性和高风险性，需要在极短的时间内做出快速反应和决策。2.救治对象的多样性。在应急医学中，救治对象不仅包括受伤人员和受灾病患，还包括更广泛的受灾人群。因此，应急医学需要兼顾生理和心理两方面的救治，提供全面的医疗和心理支持。3.应用主体的多元性。应急医学的应用主体不仅包括医护人员，还包括政府机构、非政府组织、志愿者等多个方面，需要多方协作，共同应对灾难事件中的各种挑战。4.社会影响的广泛性。应急医学的社会影响不仅体现在灾难救治过程中，还体现在灾后康复和重建中。通过有效的应急医疗救治，可以减少灾难对社会的负面影响，促进社会的和谐与稳定。

总的来看，医疗救治、心理救援、文化传播是应急医学的三个核心支柱，共同构成了应急医学的理论框架，为学科发展提供了科学指导，称为“三柱理论”[192]。

（一）医疗救治为根本

医疗救治是应急医学的核心内容，是应急医学的根本任务。在突发灾难事件中，医疗救治的目标是最大限度地减少伤亡，保障受灾人群的生命安全[193]。

1. 快速响应

在突发灾难事件发生后，快速响应是医疗救治的首要任务，这需要以高效的指挥调度系统、快速的医疗队伍集结能力、完善的应急医疗设备等为依托[194]。第一，应急医学需要具备高效的指挥调度系统，确保在灾难发生后，能够迅速进行指挥调度，协调各方资源和力量，开展紧急救治工作。指挥调度系统需要具备快速反应、信息共享、高效协作等特点。第二，应急医学需要具备快速的医疗队伍集结能力，确保在灾难发生后，能够迅速集结专业医疗团队，开展紧急救治工作。医疗队伍集结能力需要具备快速反应、学科交叉、团队协作等特点。第三，应急医学需要具备完善的应急医疗设备，确保在灾难发生后，能够迅速调配医疗设备，开展紧急救治工作。应急医疗设备需要具备高效、便携、可靠等特点。

2. 场景解构

医疗救治涵盖了从灾难现场救治到后续康复治疗的全过程，根据救治场景制定医疗救治策略，需要综合考虑灾难类型、受灾人群的健康状况、医疗资源的配置等多个因素，包括灾难现场救治、中转救治、医院救治、康复治疗等[195]。第一，灾难现场救治是突发灾难事件发生后的首要任务，现场救治的主要目标是稳定伤者的生命体征，防止病情恶化。因此，现场救治需要具备快速评估、紧急救护、转运伤员等能力。第二，在灾难现场救治后，伤员通常需要转运到临时医疗点或医院进行进一步治疗。中转救治的主要任务是保证伤员在转运过程中的安全和病情稳定。因此，中转救治需要具备专业的医疗救护设备和人员，以及快速的交通运输手段。第三，在医院救治阶段，伤员将接受全面的医疗检查和治疗。医院救治的主要任务是针对伤员的具体病情，制定个性化的治疗方案，进行手术治疗、药物治疗等专业治疗。第四，医院救治结束后，伤员通常需要进行康复治疗，以恢复正常的生理功能和生活能力。康复治疗的主要任务是通过物理治疗、心理辅导等手段，帮助伤员恢复健康，重返社会。

3. 专业救治

在进行医疗救治时，需要具备专业的医疗技术和设备，确保救治的科学性和有效性。专业救治需要由专业医疗团队进行，包括医生、护士、急救人员等[196]。第一，应急医学需要具备专业的医疗技术，确保在灾难发生后，能够迅速进行专业救治，保障受灾人群的生命安全。医疗技术需要具备先进性、科学性、实用性等特点。第二，应急医学需要具备专业的医疗设备，确保在灾难救援中，能够帮助医生进行迅速、准确的诊断，以及在紧急情况下维持伤病患者的生命功能。医疗设备需要具备高效、便携、可靠等特点。第三，应急医学需要具备专业的医疗团队，以有效预防、控制和妥善处理各类突发公共卫生事件，保障医务人员、伤病患者、受灾人群乃至社会公众的身心健康和生命安全。医疗团队需要具备专业技能、团队协作、快速反应等特点。

4. 全程保障

在医疗救治过程中，需要进行全程保障，确保救治工作的顺利进行。全程保障包括医疗物资的供应、医疗人员的保障、医疗设备的维护等。第一，应急医学需要具备充足的医疗物资供应，确保在灾难发生后，能够迅速调配医疗物资，保障救治工作的顺利进行。医疗物资供应需要具备快速反应、高效调配、可靠保障等特点。第二，应急医学需要具备充足的医疗人员保障，确保在灾难发生后，能够迅速调配医疗人员，开展紧急救治工作。医疗人员保障需要具备迅速就位、高效调配、组织有序等特点。第三，应急医学需要完善医疗设备维护，确保相关设备在任何情况下都处于良好状态，能够随时调配，用于开展紧急救治工作。医疗设备维护需要具备高效、常态、安全等特点。

（二）心理救援为重点

心理救援是应急医学的重要组成部分，是应急医学的重点任务。在突发灾难事件中，受灾人群往往会经历极大的心理创伤，产生恐惧、焦虑、抑郁等负面情绪[197]。因此，心理救援的目标是帮助受灾人群缓解心理压力，恢复心理健康[198]。心理救援分为心理评估、心理干预和心理康复三个阶段。

1. 心理评估

在进行心理救援前，需要对受灾人群进行心理评估，了解其心理状况和需求。心理评估的主要方法包括心理问卷调查、面谈、心理测量等。心理问卷调查是心理评估的重要方法，通过设计科学的问卷，了解受灾人群的心理状况和需求。心理问卷调查需要具备科学性、实用性、便捷性等特点。面谈是心理评估的重要方法，通过与受灾人群进行面对面的交流，了解其心理状况和需求。面谈需要具备专业性、舒适性、隐私性等特点。心理测量是心理评估的重要方法，通过设计科学的测量工具，了解受灾人群的心理状况和需求。心理测量需要具备科学性、客观性、适用性等特点。

2. 心理干预

根据心理评估的结果,制定个性化的心理干预方案。心理干预的主要方法包括心理疏导、情绪支持、危机干预等。心理干预需要由专业的心理医生或心理咨询师进行,确保干预的科学性和有效性。心理疏导是心理干预的重要方法,通过与受灾人群进行交流,帮助其缓解心理压力,恢复心理健康。心理疏导需要具备个性化、导向性、保密性等特点。情绪支持是心理干预的重要方法,通过提供情绪支持,帮助受灾人群缓解心理压力,恢复心理健康。情绪支持需要具备专业性、实用性、独立性等特点。危机干预是心理干预的重要方法,通过及时的危机干预,帮助受灾人群缓解心理压力,恢复心理健康。危机干预需要具备专业性、即时性、阶段性等特点。

3. 心理康复

在心理干预结束后,受灾人群通常需要进行心理康复,逐渐恢复正常的心理状态。心理康复的主要方法包括心理咨询、团体治疗、认知行为疗法等。心理咨询是心理康复的重要方法,通过与受灾人群进行个性化的心理咨询,帮助其恢复心理健康。心理咨询需要具备多样性、双向性、渐进性等特点。团体治疗是心理康复的重要方法,通过组织受灾人群参加团体治疗,帮助其恢复心理健康。团体治疗需要具备广泛性、体验性、规范性等特点。认知行为疗法是心理康复的重要方法,通过调整受灾人群的不良认知和行为,帮助其恢复心理健康。认知行为疗法需要具备结构化、短程性、高效性等特点。

（三）文化传播为关键

文化传播是应急医学的重要内容,是应急医学的关键任务[199]。在突发灾难事件中,信息的及时传递和舆情的有效管理,对于应急救治工作的顺利开展具有重要意义[200]。

1. 信息发布

在突发灾难事件发生后,及时发布灾难信息对于提高公众的防灾意识和应急能力具有重要作用。信息发布不仅要快速,还要准确,以防止谣言的传播和社会恐慌的蔓延,主要途径包括新闻发布会、媒体报道、社交媒体等。新闻发布会是信息发布的重要形式之一,通过官方渠道及时发布灾难信息,可以提高信息的权威性和可信度。在新闻发布会上,相关发言人和专家可以解答公众的疑问,消除公众的恐慌情绪。媒体报道是信息发布的重要手段,通过报纸、电视、广播、互联网等媒体,及时传播灾难信息,可以迅速覆盖到广大受众。同时,媒体报道还可以通过多样化的形式，如新闻、专题报道、评论等，深入解读灾难事件，提高公众的防灾意识和应急能力。社交媒体是信息发布的重要渠道，通过社交媒体平台，可以快速传播灾难信息，覆盖到更多的受众。还可以利用社交媒体的互动功能，与公众进行实时交流，了解公众的需求和反馈。

2. 舆情监测

在灾难信息发布后，需要对社会舆情进行监测，了解公众的反应和情绪。舆情监测的主要目的是及时发现和应对谣言和负面信息，引导社会舆论、稳定社会情绪，主要方法包括网络舆情监测系统、舆情分析报告等。网络舆情监测系统是舆情监测的重要工具，通过对网络信息的实时监测和分析，可以及时发现谣言和负面信息，并采取相应的措施进行处置。网络舆情监测系统需要具备快速反应、全面覆盖、精准分析等特点。舆情分析报告是舆情监测的重要成果，通过对舆情数据的分析和总结，了解公众的反应和情绪，为决策提供依据。舆情分析报告需要具备科学性、准确性、全面性等特点。

3. 舆情引导

根据舆情监测的结果，制定舆情引导方案，引导公众正确认识和应对灾难。舆情引导的主要目的是消除谣言和误解，稳定社会情绪，增强公众的信心和防灾能力，主要方法包括权威专家解读、正面典型报道、负面信息澄清等。权威专家解读是舆情引导的重要手段，通过邀请权威专家进行灾难事件的解读和分析，可以提高信息的权威性和可信度，消除公众的恐慌情绪。正面典型报道是舆情引导的重要方式，通过报道在灾难救援中表现突出的个人和团队，树立正面典型，增强公众的信心和防灾能力。负面信息澄清是舆情引导的重要内容，通过及时澄清谣言和误解，消除公众的恐慌情绪，防止谣言的传播和社会恐慌的蔓延。

二、应急医学领域的先进生产力

（一）应急医学领域的技术革命性突破

技术革命性突破为应急医学提供了强大的技术支持，人工智能、大数据分析、远程医疗、生物技术等创新技术逐渐应用于应急医学领域，在灾难信息监测与分析、智能机器人辅助、远程会诊与治疗、快速检测与诊断等方面发挥了重要作用。通过技术的应用，应急医学能够更快速、更高效地应对突发灾难事件，通过提升救治效率和准确性挽救更多的生命[201]。

1. 人工智能与应急医学

智能诊断与治疗:人工智能技术可以通过数据分析和机器学习,对灾难现场的伤员进行快速诊断和治疗。例如,人工智能可以通过分析医学影像数据,快速诊断出伤员的病情,并提供个性化的治疗方案。

智能机器人辅助:智能机器人可以在灾难现场进行救援和治疗,减轻医护人员的负担,提高救治效率。例如,机器人可以在危险环境中进行搜救,搬运伤员,进行初步治疗等。

智能决策支持系统:人工智能可以通过大数据分析和模型预测,为应急医学提供决策支持。例如,人工智能可以通过分析灾难信息,为指挥调度系统提供最优的资源配置方案。

2. 大数据与应急医学

灾难信息监测与分析:大数据技术可以通过对灾难信息的实时监测和分析,及时了解灾情,为应急救治提供科学依据。例如,通过大数据分析,可以快速评估灾难的影响范围和程度,制定最优的救治方案。

资源调配与管理:大数据技术可以通过对医疗资源的实时监测和管理,提高资源的利用效率。例如,通过大数据分析,可以实时了解医疗资源的分布和需求情况,进行最优的资源调配。

患者信息管理:大数据技术可以通过对患者信息的实时监测和管理,提高医疗救治的效率和效果。例如,通过大数据分析,可以实时了解患者的病情和治疗情况,制定个性化的治疗方案。

3. 远程医疗与应急医学

远程会诊与治疗:远程医疗技术可以通过远程会诊和治疗,帮助灾区的患者获得及时的医疗救治。例如,通过远程视频会诊,专家可以对灾区的患者进行远程诊断和治疗,提供专业的医疗指导。

远程监测与管理:远程医疗技术可以通过远程监测和管理,提高医疗救治的效率和效果。例如,通过远程监测设备,可以实时监测患者的生命体征,及时发现和处理异常情况。

远程培训与教育:远程医疗技术可以通过远程培训和教育,提高医护人员的专业水平和应急能力。例如,通过远程视频培训,可以对医护人员进行应急医学知识和技能的培训,提高其应急救治能力。

4. 生物技术与应急医学

快速检测与诊断:生物技术可以通过快速检测和诊断,及时发现和处理灾难中的疾病和伤害。例如,通过生物技术,可以快速检测出传染病病原体,进行快速诊断和治疗。

生物制品与药物:生物技术可以通过研发和生产生物制品和药物,提高医疗救治的效果。例如,通过生物技术,可以研发出高效的疫苗和药物,提高传染病的防控能力。

再生医学与康复:生物技术可以通过再生医学和康复技术,提高灾后康复的效果。例如,通过再生医学技术,可以进行组织和器官的再生和修复,提高伤员的康复能力。

(二)应急医学领域的生产要素创新性配置

生产要素的创新性配置为应急医学提供了强大的资源保障,通过优化人力资源、医疗资源和信息资源的配置,开展专业培训与教育、多学科协作、医疗物资的储备与调配、信息共享与交流等活动,生产要素的创新性配置有助于提升应急医学的整体水平[202]。

1. 人力资源的优化配置

应急医学需要大量的专业医护人员和应急救援队伍。生产要素的创新性配置可以通过优化人力资源,提高医护人员和应急救援队伍的利用效率。通过创新的培训和教育模式,提高医护人员和应急救援队伍的专业水平和应急能力。例如,通过线上培训、模拟演练、实战演习等方式,强化医护人员和应急救援队伍的应急救治技能。通过多学科协作,优化医护人员和应急救援队伍的配置,提高救治效率。例如,在灾难救援中,可以通过多学科团队的协作,进行综合救治,提高救治效果。通过志愿者的参与,补充医护人员和应急救援队伍的力量,提高救治效率。例如,在突发灾难事件中,可以通过招募和培训志愿者,参与应急救治工作,缓解医护人员和应急救援队伍的压力。

2. 医疗资源的优化配置

应急医学需要大量的医疗资源,包括医疗设备、药品、医疗物资等。生产要素的创新性配置可以通过优化医疗资源的配置,提高医疗资源的利用效率。通过创新的储备和调配模式,提高医疗物资的利用效率。例如,通过建立应急医疗物资储备库,进行科学的储备和管理,提高医疗物资的应急调配能力。通过创新的共享和调配机制,提高医疗设备的利用效率。例如,通过建立医疗设备共享平台,实现医疗设备的共享和调配,提高医疗设备的应急利用能力。通过创新的研发和生产模式,提高应急药品的供给能力。例如,通过快速应急药品研发平台,进行快速研发和生产，提高应急药品的供给能力。

3. 信息资源的优化配置

应急医学需要大量的信息资源，包括灾难信息、患者信息、医疗信息等。生产要素的创新性配置可以通过优化信息资源的配置、创新信息共享和交流模式，提高信息资源的利用效率。例如，通过建立应急信息共享平台，实现灾难信息、患者信息、医疗信息的实时共享和交流，提高应急救治的效率和效果。通过创新的信息分析和决策支持模式，提高信息资源的使用价值。例如，通过大数据分析和人工智能技术，实现灾难信息的实时分析和预测，为应急救治提供科学决策支持。通过创新的信息安全和隐私保护模式，降低信息资源的安全风险。例如，通过建立信息安全和隐私保护机制，确保灾难信息、患者信息、医疗信息的安全和隐私，提高公众对信息资源利用的信任度。

（三）应急医学领域的产业深度转型升级

应急医学是一个高度综合性、实践性和应用性的学科，产业的深度转型升级为应急医学提供了强大的产业支持，通过医疗健康产业的整合与协同、应急医学服务模式的创新、应急医学管理模式的优化，提高了应急医学的效率和效能。通过医疗健康产业链的整合、移动应急医疗服务模式的升级、应急指挥调度系统的智能优化等方式，产业的深度转型升级有助于提升应急医学的整体水平[203]。

1. 医疗健康产业的整合与协同

应急医学需要多学科、多领域的协同合作，通过医疗健康产业链的整合，优化医疗设备制造、药品研发生产、医疗健康服务提供等环节，实现产业链的协同合作。进一步地，促进医疗健康产业与信息技术、人工智能、生物技术等产业的协同创新，推动应急医学的发展和进步。其中，医疗健康产业的资源共享是关键，建立医疗健康资源共享平台，实现泛健康服务、医疗健康器械、医疗设备、药品等资源的共享和调配，有助于提高应急医学的资源利用效率。

2. 应急医学服务模式的创新

应急医学需要不断创新服务模式，在兼顾标准化与个性化的同时扩大应急救治的范围。例如，一站式应急医疗服务模式，能够通过服务中心提供集灾难预警、灾中救治、灾后康复等为一体的全流程服务，提高应急救治的综合能力；移动应急医疗服务模式，通过建立移动应急医疗单位，能够提供现场救治、远程会诊、移动监测等服务，提高应急救治的灵活性和便捷性；社区应急医疗服务模式，通过建立社区应急医疗服务网络，能够提供社区预警、社区救治、社区康复等服务，提高应急救治的基层能力。

3. **应急医学管理模式的优化**

应急医学需要科学的管理模式，以提高应急救治的效率和效果。首先是应急指挥调度系统的优化，通过建立智能化的应急指挥调度系统，实现灾难信息的实时监测与分析、救治资源的科学调配与管理，提高应急救治的指挥调度能力。其次是应急资源管理系统的优化，通过建立智能化的应急资源管理系统，实现医疗资源、救治人员、救援物资的集约化管理与调配，提高应急资源的利用效率。然后是应急信息管理系统的优化，通过建立智能化的应急信息管理系统，实现灾难信息、患者信息、医疗信息的实时共享与交流，提高应急信息的管理与利用效率。

三、新质生产力与应急医学的融合发展

新质生产力与应急医学之间存在着紧密的关系，以新质生产力指导应急医学的技术创新、资源配置与产业深度转型升级，能够驱动应急医学的理论研究与实践应用产生质的飞跃。新质生产力与应急医学的融合发展是一个系统工程，需要从技术、资源、产业等多个方面进行系统性的规划和实施，其中亦面临诸多挑战，需要制定相应的对策加以应对[204, 205]。

（一）新质生产力与应急医学的融合发展路径

1. **技术融合路径**

通过技术的深度融合，提升应急医学的技术水平和救治效果。推动人工智能、大数据、物联网等智能技术在应急医学中的应用，提升应急救治的智能化水平。开发智能诊断系统、智能决策支持系统、智能机器人辅助系统，提高应急救治的效率和准确性。加强远程医疗技术的应用，提升应急医疗服务的覆盖范围和便捷性。建立远程会诊平台、远程监测系统、远程培训系统，实现医疗资源的远程化配置和共享，提高应急医疗服务的灵活性和便捷性。加大生物技术的研发力度，提升应急医学的技术水平和救治效果。研发高效的检测诊断技术、生物制品和药物、组织和器官修复技术，提高应急医疗救治的技术水平和效果。

2. **资源融合路径**

通过资源的优化配置和共享，提升应急医学的资源利用效率和救治能力。建立应急医疗资源共享平台，实现医疗设备、药品、医疗物资等资源的共享和调

配。建立医疗设备共享平台、药品共享平台、医疗物资共享平台，提高应急医疗资源的利用效率。通过专业培训与教育、多学科协作、志愿者参与等手段，优化应急救治团队的人力资源配置，提高应急救治的专业水平和应急能力。建立应急医疗培训体系，开展应急救治技能培训，提高医护人员的应急救治能力。通过信息共享与交流、信息分析与决策支持、信息安全与隐私保护等手段，加强应急信息资源的管理，提高信息资源的利用效率。建立应急信息共享平台，提高灾难信息、患者信息、医疗信息的共享和利用效率。

3. 产业融合路径

通过产业的深度整合和协同创新，提升应急医学的产业支持和救治范围。通过整合医疗设备制造、药品研发生产、医疗服务提供等环节，形成协同合作机制，提高应急救治的整体水平。例如，建立应急医疗产业联盟，实现产业链的协同合作和资源共享，提高应急医疗救治的产业支持能力。通过创新一站式应急医疗服务、移动应急医疗服务、社区应急医疗服务等服务模式，提供全方位、便捷化的应急医疗服务，提高应急救治的综合能力。建立一站式应急医疗服务中心，提供灾难预警、灾中救治、灾后康复等全流程一体化服务，提高应急救治的综合能力。通过智能化的应急指挥调度系统、应急资源管理系统、应急信息管理系统等智能管理手段，实现应急救治的科学化、智能化管理，提高应急救治的管理水平。建立智能化的应急指挥调度系统，实现灾难信息的实时监测与分析、救治资源的科学调配与管理，提高应急救治的指挥调度能力。

（二）新质生产力与应急医学融合发展的挑战与对策

1. 技术挑战与对策

新质生产力的技术革命性突破在应急医学中应用时，面临着技术适配性、技术标准化、技术安全性等问题。人工智能技术在应急医学中的应用需要解决数据隐私保护、算法透明性等问题。因此，需要加大应急医学技术的研发力度，提高技术的适配性和可操作性。开展人工智能、大数据、远程医疗、生物技术等在应急医学中的应用研究，拓展技术的应用场景。建立应急医学技术标准和规范，提升技术的标准化水平。加强应急医学技术的安全性和隐私保护，提升技术的安全性和公信力。建立数据隐私保护机制，确保灾难信息、患者信息、医疗信息的安全和隐私，提高公众对应急医学技术的信任度。

2. 资源挑战与对策

新质生产力的资源优化配置在应急医学中应用时，面临着资源配置不均、资源调配不畅、资源利用效率低等问题。应急医疗资源在灾难发生时,可能出现供需失衡的问题。建立应急医疗资源共享与调配机制,提高资源的利用效率。建立医疗设备、药品、医疗物资等资源的共享平台,优化应急医疗资源的配置与管理,提高资源的供给能力和利用效率。建立应急医疗物资储备库,进行科学的储备和管理,提高医疗物资的应急调配能力。建立应急医疗资源整合平台,实现资源的整合与协调,提高资源的综合利用效率。

3. 产业挑战与对策

新质生产力的产业深度转型升级在应急医学中应用时,面临着产业链整合难度大、产业协同创新不足、产业资源共享困难等问题。医疗设备制造、药品研发生产等环节的产业链整合难度较大。推动应急医学相关产业的整合与协同,实现产业链的协同发展。建立应急医疗产业联盟,实现医疗设备制造、药品研发生产、医疗服务提供等环节的协同合作,提高应急医疗救治的产业支持能力。加强应急医学相关产业的创新与合作,推动协同创新和资源共享。开展应急医学技术、服务模式、管理模式等方面的创新研究,提升应急医学相关产业的资源共享与利用效率,实现资源的优化配置和综合利用。

(三)新质生产力与应急医学融合发展的未来展望

通过技术的深度融合、资源的优化配置、产业的深度转型升级,应急医学将迎来更加广阔的发展空间和发展前景。

1. 技术驱动的应急医学未来

未来,随着人工智能、大数据、物联网、远程医疗、生物技术等先进技术的不断发展和应用,应急医学将迎来技术驱动的发展新时代。通过人工智能技术的应用,实现应急医疗服务的智能化。开发智能诊断系统、智能决策支持系统、智能机器人辅助系统,提高应急救治的效率和效果。通过大数据技术的应用,实现应急决策的数据驱动。建立灾难信息监测与分析系统、资源调配与管理系统、患者信息管理系统,提高应急决策的科学性和准确性。通过远程医疗技术的应用,实现应急医疗服务的远程化。建立远程会诊平台、远程监测系统、远程培训系统,提高应急医疗服务的覆盖范围和便捷性。

2. 资源优化的应急医学未来

随着生产要素的创新性配置和资源的优化配置,应急医学将迎来资源优化的发展新时代。通过建立应急医疗资源共享平台,实现医疗设备、药品、医疗物资等资源的共享和调配,提高应急医疗资源的利用效率。通过专业培训与教育、多学科协作、志愿者参与等手段，建立专业化的应急救治团队，提高应急救治的专业水平和应急能力。通过信息共享与交流、信息分析与决策支持、信息安全与隐私保护等手段，加强应急信息资源的管理，提高应急信息的管理与利用效率。

3. 产业协同的应急医学未来

随着产业的深度转型升级和协同创新，应急医学将迎来产业协同的发展新时代。通过医疗产业链的整合与协同，建立协同化的医疗产业链，提高应急救治的整体水平。通过创新一站式应急医疗服务、移动应急医疗服务、社区应急医疗服务等服务模式，提供全方位、便捷化的应急医疗服务，提高应急救治的综合能力。通过智能化的应急指挥调度系统、应急资源管理系统、应急信息管理系统等智能管理手段，实现应急救治的科学化、智能化管理，提高应急救治的管理水平。

第四节　智慧养老

一、社会养老服务现状与模式创新

根据2023年国民经济和社会发展统计公报，全国60周岁及以上老年人口29697万人，占总人口的21.1%；全国65周岁及以上老年人口21676万人，占总人口的15.4%。我国进入深度老龄化社会有两个特点：一是速度快，二是人均GDP低。老年人口规模庞大，老龄化速度快，高龄化、空巢化、少子化、未富先老，已经成为社会问题。当前，我国正在积极应对人口老龄化，相关制度框架基本建立，老龄事业和产业有效协同、高质量发展，居家社区机构相协调、医养康养相结合的养老服务体系和健康支撑体系加快健全，全社会积极应对人口老龄化的格局初步形成。然而，老年人的健康风险防范、失能照护保障、养老服务模式的制度和发展却依然滞后，老年人潜在服务需求无法得到有效满足。

（一）社会养老服务的供需分析

1. 养老服务供给情况

我国社会养老服务供给呈现总量不足、结构失衡的问题，主要体现在高质量服务供给不足、管理体制不完善、运作机制不成熟、服务体系不健全等方面。

在服务质量上，相对于机构养老，居家和社区养老服务资源不足，服务模式和功能较为单一，呈现低端基础项目竞争激烈、高端个性化项目相对匮乏的现状，整体服务能力和质量水平有待提升，难以满足老年群体对医疗、健康、养老的复合服务需求。现有养老机构主要提供日常供养型服务，绝大多数不具备医疗护理功能，失能老年人最需要的养护型和医护型养老机构严重不足，且普遍服务质量不高，缺乏专业性。相当数量的养老机构和组织所提供的养老服务质量与老年人及其家属的期望还存在一定差距。

在管理体制上，缺乏顶层设计和统一规划，各部门资源分配不均，责任边界不够清晰，跨组织机构、跨职能部门的协同能力不足，导致政策保障存在功能错位和主体错位等现象。养老服务领域的市场资本投入受到阻碍，难以打破服务壁垒，市场潜力未能释放，导致行业组织发展缓慢，进而影响服务内容与市场需求的契合。在政府的重视下，养老服务政策不断完善，服务供给量持续增加。然而，养老产业投入多、回报低、服务风险大，目前居家养老服务仍以公益性为主，养老服务的内容标准和质量水平难以提升，无法满足老年人日益增长的美好生活需要。政府购买养老服务是“政府购买服务→市场提供服务→社区对接服务→老人接受服务”自上而下地单向执行，缺乏“老人反馈→社区协调→政府监管→市场完善”的自下而上的服务闭环。

在运作机制上，目前居家养老服务的主要形式是政府为特殊对象购买或提供公益性服务，由于地方财政支持力度有限，服务运营难以扩大发展，社会资源整合及资本投入积极性不高，老年人的消费理念、经济能力和子女的孝道观念、养老观念也有待转变，家庭购买所需养老服务的意识尚未确立，养老服务的支付意愿较低，市场化运作模式仍在探索中。

在体系建设上，社会养老资源碎片化、孤立化现象突出，养老体系建设滞后导致了资源的粗放式使用和难以循环。一方面，社会养老服务机构普遍存在运营困难、难以提供规范化与专业化服务的问题；另一方面，绝大多数老年人难以成为养老服务的有效需求方，也很难得到专业化服务。政策目标偏移导致的资源配置错位加重了养老资源的浪费，养老服务投入的城乡差距、地区差异对社会养老供给的公平性产生负面影响，普惠养老服务体系的建设仍然任重道远。

2. 养老服务需求情况

马斯洛需求层次理论将人的需求分为五层：生理需求、安全需求、社交需求、尊重需求、自我实现，人的需求依次由较低层次到较高层次，最底层即为刚需。

基于此，可以将老人的健康状态分为五个阶段，每个阶段养老服务需求不同，见表12.1。

表12.1　不同阶段的老年人需求

类型	说明	需求	医疗	康复	护理
可自理老人	有生活自理能力，自己可以照顾自己	以休闲娱乐，打发时间为主。对各种兴趣班，集体活动需求最大	大多集中在基础、预防医疗和紧急救助	以健康辅助、运动康复及养生调理为主	需求很低，仅需要对突发事件的事后护理
介助老人	需要依赖扶手、拐杖等辅助工具进行日常生活	辅助生活	辅助医疗	长期康复管理	中度护理
介护老人	日常生活需要他人护理	照护	需要专业医疗服务	需要专业康复训练	专业护理，精神慰藉
失智老人	阿尔茨海默病患者等	看护及照护	需要专业医疗服务	需要专业的记忆障碍康复治疗	协助护理、障碍看护
临终老人	末期患者，临终前期	减少痛苦，提升临终前的生活品质	安宁和缓医疗支持	需要专业的心理治疗	安宁疗护、医疗护理

目前老年需求的相关研究多停留在个体需求层面，将服务需求整体化、笼统化，并简单以“需求率”为结论，而未对老年人的需求做出深度剖析和程度划分。为此，有必要做到以下几点：从管理角度出发，研究老年人的需求，主要目的是为了致力于养老服务体系的建设，完善制度设计、优化财政支持、强化统筹监督，保基本兜底线，资源均衡配置；从市场角度出发，研究老年人的需求，主要目的是为了建立商业养老模式，多业态创新融合发展，促进养老消费动力，扩大养老产业规模；从服务角度出发，研究老人真正的需求，特别是老人需求的程度及层次，分析老人真正的刚需。

老年人的刚性服务需求主要有四个方面。第一，生活物资的配送。解决老年人最基本的吃饭生存问题，也是最基本的生理需求，柴米油盐、生活必需品的供给。第二，慢病的配药。心脑血管疾病、癌症、慢性呼吸系统疾病、糖尿病和口腔疾病，以及内分泌、肾脏、骨骼、神经等疾病的无故擅自停药、被迫断药、忽视自我管理等，可能会导致病情复发或加重，将直接影响到老人的生命。第三，突发疾病时的紧急救援。老人身体机能退化，老年病症逐渐增多，因此发生突发紧急情况的概率较高，能够通过简单的方式呼救，第一时间获得帮助和救援，降低和减少风险系数，从而保全性命，也是老人生存的本能需求之一。第四，失能半失能老人所需要的照护。完全或部分丧失生活能力的老人，如吞咽功能障碍、言语障碍、认知功能障碍、运动障碍等，饮食起居、大小便均需要护理人员帮助，长期卧床还会发生压疮，甚至直接影响到生命。

回归马斯洛需求层次理论，以上四项需求其实就是最基本的生理需求，必须得到保证，并建立服务供给体系，这也是大健康产业的重要发展方向。

（二）社会养老模式的发展与创新

1. "9073"养老模式

"9073"养老模式指的是，90%的老年人由家庭自我照顾，采取以家庭为基础的居家养老，7%享受社区居家养老（照顾）服务，3%享受机构养老服务。2013年印发的《国务院关于加快发展养老服务业的若干意见》正式提出，建设以居家为基础、社区为依托、机构为支撑的养老服务体系。

"9073"养老模式意义在于更好地为中国老年人提供养老保障，为中国养老指明了方向，造就了诸多创新实践。但也应当看到，随着养老市场的不断发展，养老格局也在不断突破、更新，发生着质的改变。"9073"只是一个时期养老模式的一种规划及指引，是否最终能够实现，还需不断地验证。随着养老市场的不断发展，政策资源的倾斜，全民养老理念的提升，养老服务特别是覆盖较多人群的居家养老服务已经逐步向专业化水平迈进。一种新的养老格局已经形成，那就是养老服务的市场化、社会化。养老服务业正由单一服务供给，向多元服务供给转变；由单一组织形式，向多种组织形式转变，即中国养老事业发展的方向将从传统的家庭养老逐步转变为以专业化、人性化、产业化为特点的社会化养老。

养老服务市场化，建立社会养老体系。引导社会力量、企业介入养老服务产业，依靠市场的力量，解决养老资源供给、创新与激励不足的问题。政府需要承担起政策制定、资源调配和服务监督的作用，由社会机构提供养老服务或产品。政府资助、扶持其充分发挥社会力量的作用。建立起一个以"政府为本、市场运营、中介组织运作或服务实体承包"的社会养老体系，明晰政府、市场、社会的功能定位，最大限度地发挥市场和社会的作用。

社会养老服务体系要着眼于老年人的实际需求，保基本、保托底，满足需求、提升老年生活质量。提供必需的生活服务、疾病治疗、康复护理、紧急救援，优先保障困难老年人的服务需求，兼顾其他老年人的服务要求，将医养融合落实到社区养老、机构养老模式中。政府主导，完善扶持政策，发挥社会组织力量，参与、支持、发展社会养老，形成产业化、市场化。加快专业人才培养，提升服务质量，制定配套的服务标准、运行机制和监管制度，运用现代科技，提高服务管理水平。

2. 医养康一体化养老模式

随着老龄化趋势的深入，患病、失能或半失能老人的治疗和护理问题困扰着千家万户，养老服务中的医疗康复需求也愈加显著，但系统连续服务能力不足的弱点也暴露无遗。家庭养老难这一问题将越发凸显，加上养老机构在医疗与康复服务供给方面存在明显欠缺，以及医疗机构工作重心集中在临床的事实，医疗、康复、养老三者的供需矛盾有加剧的趋势。

医养康一体化就是将现代医疗服务技术与养老保障模式有效结合，实现“有病治病、无病疗养”的养老创新，以全面满足多层次、多样化健康养老需求，加速推进医养康结合发展，代表着养老服务业未来发展的方向。当前国内更多关注医养结合的试点情况，在医养结合实践问题和相应对策方面的研究内容较为缺乏。我国医养康总体资源不足且分配不合理，体系协同方面存在短板。医养康涉及多领域资源，卫生、民政、残联等多部门管理，存在条块分割、机构壁垒的弊端，在数据互联共享、标准互认共订、服务互促共进、设施互通共建等方面的连接不够顺畅、协作不够紧密，且容易造成资源浪费。因此，有必要加快推动“医养康一体化”养老模式有效落地，为解决养老服务这一世界性难题提供中国方案、中国智慧。

现代城市医养康一体化的管理运行体系建设面临诸多挑战。第一，形成医养康服务一体化多元协同管理模式，需要解决医、养、康服务一体化协同运作的驱动力问题，激活可持续发展业态，研究平台与相关资源协同运作的有效方式，通过建设医养康一体化关键环节质控管理和效果评价体系，实现服务的可持续改善与闭环管理。第二，构建医养康服务知识体系，形成“知识体系建设→智能服务研发→医养康管理干预”的管理路径，针对重点疾病建设高风险因素的预测引擎、医养康管理干预推荐引擎，形成智能化干预推荐服务并就服务结果进行评价优化，为个性化居民疾病预测与健康管理的应用提供知识、技术、工具支撑。第三，构建医养康服务一体化数据治理体系，理清医养康数据融合治理的关键指标并形成评价体系，创新数据服务技术、数据融合引擎技术等，建设面向多源异构数据的数据库，形成医养康服务一体化数据治理技术方案和统一评价标准。第四，开发多功能、多场景驱动的医养康一体化服务平台，集成医疗资源、服务资源、社区互助资源，形成基于居家养老和社区康养服务的智慧社区解决方案，促进日常健康管理与应急医疗响应相结合的服务应用。第五，创新数字健康产品，并开展适老化研究。以适老化为目标研发数字健康监测产品和数字治疗产品，建立操作灵活、数据接入方便、适合各种智能终端的适老化智能化信息管理软件，建立核心性能、可靠性和软件的可拓展性等质量评价标准，形成我国数字健康产品质量评价体系。

二、智慧养老的内涵与特性

智慧养老是以信息化养老终端采集数据为基础，以实际管理和服务需求为出发点，利用互联网、移动通讯网、物联网等手段建立系统服务与互动平台，形成一套智能化管理体系，通过整合公共服务资源和社会服务资源来满足老年人在安全看护、健康管理、生活照料、休闲娱乐、亲情关爱等方面的养老需求，提供了一种新型的养老解决方案。

搭建信息化、智能化养老服务体系，能够实现个人、家庭、社区、机构与健康养老资源的有效对接和优化配置，提升养老服务质量效率水平。以平台为核心，通过呼叫中心、智能终端设备，服务供应商管理系统、大数据处理中心，监控中心为居家养老的老年人打造一个智能居家照护场景，让老年人身处其中，轻松实现与子女和第三方养老机构的亲情、医护互动。

（一）智慧养老的内涵与优势

智慧养老是基于网络信息化技术支持老年群体的生活服务和管理，通过传感网系统和信息服务平台实现互联网、社交网、物联网、移动计算等技术与老年人的良性交互，向老年群体提供居家、社区及机构的养老服务，在提升老年生活质量的同时发挥老年群体的经验智慧，智慧养老有助于提升居家养老服务体系的效率，可以为更多的老年人提供定制化、智能化的养老服务。

智慧养老是一种综合性服务创新。智慧养老进一步扩展了养老服务的内涵。智慧养老更强调了如何利用互联网、物联网等远程通信设施以及智能终端信息收集技术服务为老年生活提供更经济、更便利、更快捷的服务，为老年人更好地发挥自身能力提供支持。其主要优势包括整合资源，推动养老服务信息系统与政务信息系统、公共数据互联共享，助力养老服务资源整合和供需衔接；便捷服务，把信息化、智能化引入运用到老人的生活中，让老年人可以更加方便快捷地获取信息和服务,服务产品更加人性化和个性化;就医方式的改变,智能终端、大数据、云医院、远程医疗等改变着患者传统的就医方式与习惯,提供线上线下结合的系统健康管理;医养融合服务平台,通过现代互联网技术元素与医疗卫生产业资源相结合,为老人提供更为便捷的医疗服务;适老科技辅助,充分利用信息技术发展的有利条件,提升劳动效率,减轻劳动力负担。

（二）智慧养老的创新理念

“以人为本”的养老理念创新。老人受生活经历与身体条件所限,学习速度慢,新技术排斥心理较普遍,“智能鸿沟”由此产生。鉴于此,智能手机、可穿戴设备、应急报警器等智能终端产品在设计时要以简洁为主,字体增大、音量提高、功能按键突出,降低智能产品的操作难度,提升老人的自我效能感,使其在产品交互系统的引导下熟练使用智能产品,通过智能设备实现对老年人包括行动路线、健康指标、消费行为等情况的监测,实现对老年人安全保障、身体状况、兴趣偏好等方面的具体了解,从每个老年人特有的生活习惯和服务需求出发,尽可能设计出针对实际个体的老年服务项目,让科学、有效、个性、完备的养老服务体系建设成为可能,充分体现“以人为本”的思想。

多元整合的协同机制创新。智慧养老打破了各主体之间信息沟通的壁垒。纵向上,智慧养老借助数据系统实现了不同层级之间功能的划分;市级别建立智慧养老数据中心,重点实现该市老人、养老机构、养老服务运营商等涉老数据分析,利用数据制定养老政策、监管养老机构、筛选服务商、评估养老工作;区级别建立统一智慧养老平台,对上执行市一级养老政策,确定本辖区老人养老补贴标准;对下侧重对养老服务的指导和监督。横向上,智慧养老有助于实现各养老主体之间的深度协作,政府不再包揽各项养老服务,工作重点转移至政策支持、市场监管,养老服务运营商进行专业化运作,负责智慧健康养老信息平台的操作管理。

科技集成的技术手段创新。融合各类互联网、物联网、大数据等技术支持老人的服务与管理需求,辅助养老事业发展,是智慧养老的“智慧”所在。通过监测生命体征,慢性病管理、风险预警、探知老人需求,为老人提供个性化的服务。

高效智能的服务方式创新。智慧养老以智能产品代替人工。通过简化服务提供程序、减少信息传输迟延,老人能以更少时间获取服务,对应人员能以更快速度、更低成本提供服务。以平台与设备为支撑,为信息的互联互通提供条件,提高养老服务效率。

（三）智慧养老的大健康工程突破

1. 理念突破

在传统“9073”理论的基础上，把养老分为两类，除政府托底养老外，市场化运营养老产业将蓬勃发展。未来人力成本将会越来越高，而养老照护需求会持续增长，养老理念需要不断突破，AI＋智能摄像头、智能分析、人脸识别、热成像等视频技术能够为高龄空巢老人的住养安全提供全天候实时的监护，微型化智能传感技术，室内外高精度定位技术，大容量、微型化供能技术，低功耗、高性能微处理器和轻量操作系统等等都会得到长足发展。因此一些重复简单的工作将由智能设备来实现和完成，养老的智慧化时代即将到来。

2. 业态突破

构建养老系统、医疗系统及服务实体系统三者多元动力协同机制，充分运用和融合城市信息模型（City Information Modeling，CIM）、建筑信息模型（Building Information Modeling，BIM）、地理信息系统（Geographic Information System，GIS）等新一代信息技术及信息基础设施，集成建设多功能、多场景的医养康一体化应用平台建设，以及支持上述平台持续运行的数据治理、智能干预、环境支持和数字健康产品质量评价体系研究，形成智慧康养社区解决方案。实现老年人以居家主动健康管理为基础的，贯通居家健康监测、院前急救、医院救治、康复治疗、回归社区健康管理的全生命周期医养康闭环服务。

3. 技术突破

研究面向数据共享壁垒的医养康服务大数据融合引擎技术，针对底层数据源数据规模大、数据关系复杂等特点开展研究。研究数据资源地图；通过任务画像技术准确精细地刻画各数据融合任务，并建立画像；研究数据资源和任务描述向量化，并建立孪生网络语义匹配模型；最后实现数据转存或无共享壁垒访问。

三、智慧健康养老平台建设

2019年，《国务院办公厅关于推进养老服务发展的意见》提出实施“互联网＋养老”行动，持续推动智慧健康养老产业发展，拓展信息技术在养老领域的应用，制定智慧健康养老产品及服务推广目录，开展智慧健康养老应用试点示范。2021年，《智慧健康养老产业发展行动计划（2021—2025年）》指出，智慧健康养老产业是以智能产品和信息系统平台为载体，面向人民群众的健康及养老服务需求，深度融合应用物联网、大数据、云计算、人工智能等新一代信息技术的新兴产业形态。2022年，《民政部贯彻落实〈国务院关于加强数字政府建设的指导意见〉的实施方案》指出，加快汇聚形成全口径、全量的老年人和养老服务机构信息资源，为智慧养老和医养结合、养老服务机构监管提供有力支撑。2023年，《国家标准化管理委员会关于印发〈2023年国家标准立项指南〉的通知》将机构养老、居家养老、智慧养老和适老化改造等生活性服务标准列为立项重点。随着国家政策的不断落实，智慧健康养老平台的建设进入新发展阶段，从功能、技术和应用场景等方面进行了全面升级，为老年人的健康管理提供了个性化、精准化的解决方案，也成为智慧养老产业市场化发展的重要推动力。

（一）以复杂功能为导向整合社会健康养老资源

传统养老模式服务资源分散，功能不健全，用户满意度低。《中国城市养老服务需求报告2022》显示，新时代养老观念呈现新特征，老年人的健康观念更加积极，会主动开展健康管理预防疾病，更渴望融入社会并贡献价值。智慧健康养老平台面向老年人的医疗、养老、康复、护理等大健康需求，对社会健康养老资源进行了整合，不仅能够管理老年人健康档案、对服务和活动的偏好等基础信息，也能够针对助餐助浴、辅具租赁、养老保健、适老化改造等生活需要提供专项养老和健康保障服务。有些平台还关注到了新时代老年人融入社会的心理诉求，在志愿者服务和养老咨询服务等领域进行了功能开发，充分利用政府和社会资源，进行知识挖掘形成养老知识库，满足老年人的娱乐、陪伴和交流需要。此外，随着独居生活群体的规模增长趋势日益显著，独居老人的安全问题成为智慧健康养老平台关注的重点。红外热成像技术既能监测老年人活动状况及周围环境，又能够较好地保护隐私，现已成熟运用于远程智能监测，有助于及时排查安全隐患、发现安全问题，结合人工或自动报警功能，可以实现平台应急响应。

智慧健康养老平台打破了时空限制和地域限制，促进了社会各类养老资源的整合与系统优化配置。尤其是基于开放、共享理念构建的智慧云平台，采用软件即服务（Software as a Service，SaaS）等开发模式，实现了业务、功能与技术的高度协同，多功能中台通过后台技术对前台业务能力进行抽象和共享，快速完成整个系统的大健康功能聚焦和迭代，激活平台进行持续创新。与部分地方定制化的养老平台相比，智慧云平台的建设周期短、生命周期长、资源高度集约，只需要完成基础软硬件开发就可以接入用户并迅速扩大使用，后续只需根据市场需求变化进行功能创新、持续改进和日常维护。

（二）以应用场景为中心开发多源康养数据集成技术

基于居家养老、社区养老和机构养老等多元化场景，以地理信息、大数据、物联网等技术手段为基础，通过面向地理信息数据、应用系统数据、物联网智能设备数据的管理和采集等方式，有效收集和处理家庭设施、公共食堂、活动中心、养老院、护理院等单元的养老数据，能够实现城市多源康养数据资源在智慧健康养老平台上的集成与融合治理，为系统智能决策提供计算依据，促进康养融合数据的价值转化，进而推动智慧健康养老产业的市场化发展，如图 12.6 所示。

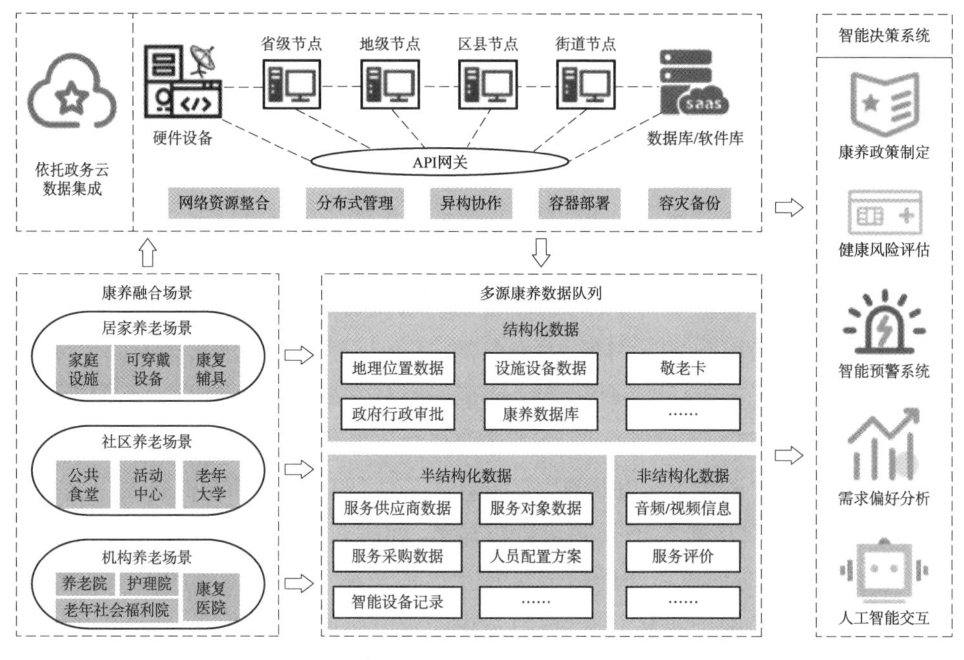

图 12.6 康养融合场景下的多源数据集成与应用

传统养老系统中，不同养老场景之间的信息交换受到地域限制，平台之间数据不能互联互通，难以满足用户的异地养老需求，平台管理成本高，用户体验差。智慧健康养老平台通过技术创新，集成和共享康养融合场景下的计算机系统、通信系统、康养数据库、养老政策文件等数据，能够打破养老资源的地域限制，促进多源异构数据的融合。微服务架构通过容器技术能够在应用层面将服务项目进一步分解为独立开发、单独部署、彼此隔离的微服务，实现系统的分布式管理，提高平台的容错性，促进养老服务项目的快速演化与迭代。云平台技术能够支持云计算环境中老年用户的单点登录和多地、多个资源的自由通信。灵活的数据开发方式搭配任务调度引擎,使得各地区、各层级智慧健康养老平台之间的数据同步和资源调度性能较高,能够实现统一规划、数据共享和场景协同,为政府康养政策的制定、老年群体健康风险监测与评估等提供智能决策支持,满足老年人跨社区、跨地市、跨省的异地养老需求,将健康管理、急救、康复延伸到家庭社区。

(三)以医防融合为目标形成全流程健康管理模式

人口老龄化背景下,疾病谱向慢性病转变的趋势显著,慢性病成为老年人生命健康和生活质量的最大威胁。以往慢病管理体系中,疾控系统与医疗系统、健康养老产业之间存在信息壁垒,以人为中心的老年人群“预防—治疗—康复”的慢性病综合管理体系还不成熟,尚无法实现慢病数据的实时更新和临床快速响应。智慧健康养老平台通过分布式可视化交互管理系统,能够与老年人家庭监测设备、养老机构和社区设施的监控设备等建立数字化连接,采集和分析老年人日常生活、社区健康管理、医院紧急就医等全流程健康数据,通过意外监测技术、视频监控等,在第一时间发现老人的异常状况,并通过云呼叫服务与老人及其家庭取得联系,必要时提供 110/120/119 报警服务。

在非紧急情况下,智慧健康养老平台能够为老年人提供陪同就医服务,提前帮助老人预约门诊、配药、体检等医疗健康项目,全程陪护老人看病问诊,为失能老人提供就医便利。对有功能康复需求的老人,提供专业的康复团队指导,根据其患病情况、手术情况、术后康复情况制定康复方案,为老人提供专人上门护理,督导老人进行功能训练。在医防融合模式下,老年人的健康管理计划可以通过智慧健康养老平台同步至签约的家庭医生,方便医生进行远程视频查房,平台的坐席服务团队也能够通过云呼叫服务定期联络老人,主动关爱老人生活,动态跟踪其健康状况。

智慧健康养老平台具有资源整合与大数据优势,集成老人签约家庭医生、健康体检,以及社区健康小屋的信息,通过智能算法与用户画像等技术能够协助社区高效开展慢病筛查、健康干预等工作,为政府的老年慢病管理和康养政策制定提供数据保障。此外,结合用户行为与偏好分析,通过平台智能推送健康科普菜单,并根据平台老人标签特征反馈的不同地区老年人群健康状况,有针对性地开展科普活动,向居民进行健康宣教,培育健康生活习惯,有助于促进治疗向预防转变,推动基层社区医防融合能力的提升。

第五节　食品安全与环境健康

一、食品安全

国以民为本,民以食为天,食以安为先。随着居民可支配收入的增长和消费升级,人们对食品安全的重视程度也越来越高。加强食品安全治理,提高食品供应安全水平,关系到全体国民的身体健康和生命安全,也是健康中国战略的前提和基础。党的十九大报告提出:“实施食品安全战略,让人民吃得放心。”当前人民群众对美好生活最基本、最直接、最现实、最迫切的需要就是食品安全。只有充分保障食品的健康与安全,广大民众才能吃得放心,才能够保障人民健康与生命安全,国家的经济才能健康和可持续发展,长此以往国家才能繁荣昌盛。因此,解决食品安全问题,保证每个人都能吃上安全放心食品,这自然而然成了亟须解决的问题。

(一)食品安全与健康

食品安全与健康是经常谈论的话题,也是国家关心的重大民生问题。这两者之间到底存在什么样的联系?“让食物成为你的药物,而不要让药物成为你的食物”,古希腊名医希波克拉底的这句格言更加准确地描述了食品与健康的关系[206]。只有在确保食品安全的前提下,这一原则才能在现实中发挥作用。那么什么是“食品安全”呢?

“食品安全”一词是1974年由联合国粮农组织提出,其主要内容包括三个方面:1.从食品安全性角度来看,要求食品应当“无毒无害”。“无毒无害”是指人在正常食用情况下摄入食品,不会对人体造成危害。离开剂量谈危害是不科学的,世界上没有零风险的食品,“无毒无害”是基于正常的饮食所做的科学分析。2.符合应有的营养要求。营养要求不但应包括人体代谢所需要的蛋白质、脂肪、碳水化合物、维生素、矿物质等营养素的含量,还应包括该食品的消化吸收率和对人体维持正常的生理功能应发挥的作用。3.对人体健康不造成任何危害,包括急性、亚急性或者慢性危害。

《中华人民共和国食品安全法》中对食品安全定义:指食品无毒、无害,符合应当有的营养要求,对人体健康不造成任何急性、亚急性或者慢性危害。这个定义也完全符合联合国粮农组织对食品安全的说明。食品安全主要由三个层次组成:第一层次是食品数量安全,指的是一个国家或地区的食品数量能够满足区域内人们的生活需求,人们有能力购买且能够买到的满足基本生活需求的食品。要想保证数量安全,需提供足够便利的和足量的供应。第二层次是食品质量安全,指的是食品中含有人们生存所需的养分物质,达到人类饮食需求的卫生标准和健康标准。要想确保食品质量达到规定要求,需要建立相应的产品和过程标准体系,所有的供应链相关方都应遵守这些标准要求,生产和供应合规安全的产品。第三层次是食品可持续安全,指的是从可持续发展层次分析,人类在获取食品过程中要遵循环境可持续、资源可持续的基本原则。

如图 12.7 所示,食品安全的三个层次也反映出过去、现在和未来对食品的关注点。当前,我国食品已经基本解决了吃饱的问题,关心的是如何吃好,因此现在谈到的食品安全也更多地关注质量层次。随着对食品质量的重视,食品安全水平将得到大大改善,相信未来将越来越关注可持续层次。中国提出 2060 年达到"碳中和"的承诺,也定会大大推动食品工业的可持续发展。

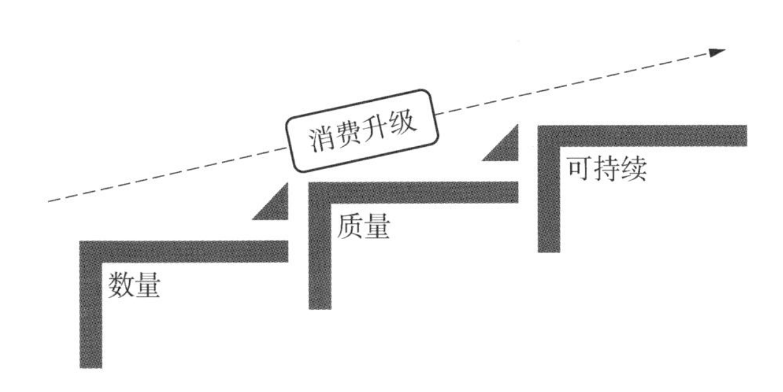

图 12.7 食品安全的三个层次

俗话说,食品安全是生产出来的。如今在食品生产中,食品加工方式多种多样,原料的来源也越来越复杂,对食品安全的挑战也越来越大。例如,在加工过程中,人们可能会添加一些未经允许的添加物,或者掺入一些可能有害健康的掺杂物。此外,在生产和加工过程中,食品也可能会受到生物、物理和化学的污染。这些问题产品如果投放到市场中,将会大大危害消费者的健康。

综上所述,没有食品安全就没有大健康。食品安全与健康息息相关,只有充分保障食品安全,人类健康追求才可能实现。

（二）我国食品安全的现状

全球知名杂志《经济学人》发布了《2022全球食品安全指数》报告，报告从食品可负担性、可供应度、质量和安全、自然资源和复原力四大维度，通过58项关键指标评估了113个国家的食品安全状况，中国以74.2的综合分数排名全球第25位，较前一年排名大幅提升9位，进步幅度位列全球第2。从该调研报告的结果来看，我国作为发展中国家，食品安全还是有保障的，但与发达国家相比还有一定差距。

1. 我国食品安全整体形势稳中向好

产品抽检的合格率是反映我国食品安全整体水平的重要指标。2023年32个省市场监督管理局及总局公开发布了食品监督抽检信息，涵盖33大类食品及其他食品，共计抽检703.49万批次产品，依据有关食品安全国家标准检验，总体问题发现率为2.72%，较上一年下降0.14%。如图12.8所示，近年来我国食品的国家监督抽检的合格率处于高位运行，整体合格率高于97.14%。

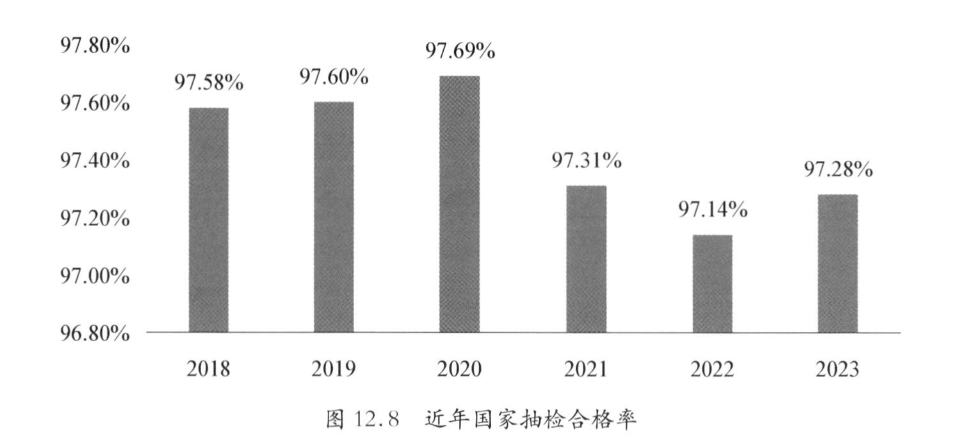

图12.8　近年国家抽检合格率

从最近两年的抽检数据和具体内容来看，一些食品安全问题仍需持续治理：一是微生物污染、农兽药残留超标等问题仍较突出；二是个别食品类别的抽检不合格率较高。自2020年以来，市场监管部门加大对小餐饮、小吃店等抽检力度，餐饮食品抽检不合格率降低，主要不合格项目为微生物污染，呈现餐饮单位规模越小、抽检不合格率越高的趋势。

2. 食品安全问题的主要来源

从国家产品监督抽查的结果来看，国家的食品安全虽然是稳中向好，但也存在一些薄弱环节,导致食品安全事件频发。有些问题并不是偶然所致,而是经济社会快速发展的大环境下不平衡发展的产物。具体来说,主要的问题来源可分为四个方面:环境污染是食品安全的源头隐患,随着经济社会的快速发展,各种化学残留、工业废弃物等侵蚀周边的大气、水资源、土壤等,而这种侵蚀,恰恰是导致食品安全问题的罪魁祸首,化肥、农药、兽药等的不规范使用也给环境和人类健康带来重大影响;法规和监管体系的建设面临挑战,目前我国已初步形成食品安全法律法规及规章制度体系,但因实行分段立法,法律法规条款相对分散,单个法律法规调整范围较窄,一些法律规定比较原则和宽泛,缺乏清晰准确的定义和限制,留下执法空隙,食品安全监管面临诸多挑战[207];食品生产者能力不足,我国45万家食品生产企业中绝大部分是中小企业,技术人员缺乏,在生产过程中无法正确管理食品安全的隐患,产生了食品安全风险;区域发展不平衡,我国是食品生产与消费大国,城乡差距与地域差距十分明显,人们的消费观念和消费层次相当复杂,差异化的需求也伴随着假冒伪劣等食品安全隐患。

3. 不同食品的风险

食品安全不是绝对的,它具有相对性。不同的食品,其生产所用原料、生产工艺、包装、运输和消费的方式不同,其带来的风险也是不同的。

食用农产品是引发食品安全问题的重要方面。在种植或者养殖食品原材料的过程中,所用的饲料、肥料、农药和兽药等使用不当,会导致食品原料中存在大量的抗生素和农药物质,这些残留的药物会严重影响人们的身体健康。部分地区的土壤和水体环境中的重金属元素和有害物质明显超标导致周边土壤环境和水环境受影响,危害食用农产品的安全。

餐饮食品的安全问题主要与餐饮发展快、生命周期短、缺少有效的监管有关,主要表现在:一是我国餐饮单位较多,管理水平参差不齐;二是传统业态较为复杂,不同业态并存,新业态叠加;三是主体责任落实不到位,实践中从业人员门槛较低,导致餐饮人员整体素质不高、食品安全专业知识缺乏、食品安全责任意识不强、主体责任落实不到位,安全操作规范得不到有效执行;四是餐饮行业竞争激烈,餐饮企业普遍寿命短、淘汰率高,不遵守操作规程和食品安全制度等问题随之产生。

综上所述,我国食品安全的整体形势稳中向好,但仍然有部分食品存在安全问题,主要原因有食品源头的环境污染、法治建设和监管体系的不完善、经济利益驱使、企业的能力不足、区域发展的不平衡等。

（三）食品安全体系的建设

众所周知，食品的供应从田间到餐桌经过多个环节，任何一个环节出现问题，都会导致食品安全问题。所以，需要建立一套全过程的食品安全管理体系，基于风险分析，制定出针对性的控制措施。风险管理和全程控制已成为各国一致认可的食品安全管理基本原则。目前基于危害分析及关键控制点（Hazard Analysis Critical Control Point，HACCP）原则的国际标准和全过程的追溯体系被越来越多的企业运用到食品供应链中。

1. 食品安全法规和标准体系建设

首先，完善食品安全法律法规体系。一方面，明确相关法律法规细则以及执法部门的具体职责，以填补法律法规层面上的监管漏洞和执法空白，使食品安全管理有法可依；另一方面，加大监管力度和违法处罚力度，切实运用法律法规有效保障食品安全。

其次，完善食品安全标准体系。随着社会经济的发展，国民对食品安全的要求也越来越高，相应的食品安全标准也要随之不断完善和日趋严格。一方面，技术不断创新发展，要充分利用科技创新的力量进行食品安全方面的高标准监管和检测；另一方面，参考发达国家的食品安全标准体系，与国际上高标准、严要求的食品安全标准体系接轨，以高标准的食品安全体系保障我国的食品安全。

2. 创新监管方式

构建新时代的食品安全监管体系，保障人民“舌尖上的安全”，是实现食品安全建设现代化的重大任务。结合实际情况，可以从以下几个方面进行监管方式创新：一是完善食品安全监管组织体系，建立数据共享和业务协同的信息平台，有效进行权责与资源整合；二是构建科学的食品安全监管指标体系，考虑当前中国食品产业发展和食品生产、流通、销售、餐饮等环节食品安全的风险特征，构建有针对性的食品安全综合评价指标体系；三是完善食品安全监管法制体系，构建以《中华人民共和国食品安全法》和《中华人民共和国农产品质量安全法》为核心并与之相配套、相衔接的较为完备的法律体系，加快制定和修订食品安全通用标准，完善食品添加剂、食品相关产品等标准制定；四是创新食品安全监管方式，实施智慧监管、信用监管和数字监管，建立基于大数据分析的食品安全信息平台，推进大数据、云计算、物联网、人工智能、区块链等技术在食品安全监管领域的应用，建设“高度开放、覆盖全国、共享共用、通查通识”的食品安全追溯管理信息平台，完善食品安全检测信息网络，保障食品安全信息能够公平、及时传递，通过创新信息技术手段赋能食品安全监管。

3. 形成社会共治

创新各方主体协同机制，充分发挥政府、市场和社会三方的作用，通过市场引导实现多主体公平有序地参与食品安全社会共治。更新观念、转变角色，强调和重视社会分工，深化基础上的社会力量相互依赖和有机团结；充分认识和发挥社会共治主体各自的优势；拓宽食品安全社会共治主体的互动参与渠道，健全日常交流机制，充分激发食品安全共治主体相互协作的动力。

4. 食品检验手段更新

在食品安全管理工作中，常见的食品安全检测技术包括农药残留检测技术、兽药残留检测技术、毒素残留检测技术、重金属检测技术、转基因检测技术、食品掺假检测技术、生物检测技术等，为食品安全提供了技术保障。传统检测技术存在耗时长、检测结果精确度不足等问题，为了确保食品质量安全、保障人民健康，应当积极研发和使用高效、快捷的食品质量分析检测技术，有力保障食品的安全生产。

二、环境健康

（一）环境与健康的辩证关系

人与环境密不可分，环境是影响和决定人体健康的关键因素。众所周知，与环境中有毒有害物质的接触直接危害人的身体、造成疾病甚至影响健康长寿。而随着经济社会的飞速发展、科学技术的不断进步和生活水平的日益提高，人们的环境观也随之发生了质的飞跃。人们不再仅仅将目光局限于身体健康层面，而是更深层次地关注“身心与环境的完美适应”——和谐的环境与健康发展观。

环境是指人类的生活环境，是人类生存发展的物质基础。人与环境，像鱼和水一样密不可分。环境创造了人类，人类依存于环境，受其影响，不断与之相适应；人类又通过自身的生产活动不断改造环境，使人与自然更加和谐。生活环境对人类的生存和健康意义重大，适宜的生活环境，可以促进人类的健康长寿。反之，如果对人类生产和生活活动中产生的各种有害物质处理不当，使环境受到破坏，不仅损害人类健康，甚而还会导致人类健康的远期危害，威胁子孙后代。简而言之，严重的环境污染能造成生态系统的危机，最终给人类带来灾难。

1. 环境与健康的良好关系

唯物辩证法认为:整个世界处在普遍联系之中,所谓联系就是指事物之间或事物内部要素之间相互影响、相互促进的关系。环境与健康是辩证统一的,从表面来看,环境与健康是两个不同事物,但实际上两者之间联系紧密[208]。环境状况影响人类健康,反之亦然;良好的生存环境是人类身心健康的根本基础,健康是维持良好环境的基本前提。

良好环境促进人类身心健康。身体健康是影响人民幸福的首要因素,而健康状况与生态环境息息相关[209]。人类生活与大气、水、土壤等自然环境密切相关,没有水、空气、土地,人类无法生存更遑论健康。心理学认为,心理过程的形成及行为的产生都来源于环境刺激,人作为高级动物,对周围环境的任何刺激都极其敏感,环境中各种微小的刺激都能够使人产生反应[210]。据研究,目前有50多种不同性质的环境污染会对人的心理健康产生影响。良好的生态环境能舒缓心理压力,安抚情绪。

健康良好有利生态环境发展。良好环境促进人类身心健康,反之,健康良好也利于环境发展。现实生活中,人们较多意识到前者而忽略后者。事实上,人民群众是历史的创造者,是环境保护的主力军和生态文明的建设者,人类身心健康是保护生态环境、建设生态文明的根本保证。环境对人的心理和行为产生广泛影响,人的心理与行为也深刻影响着环境。良好环境可以为人们提供一个舒适的工作与生活环境,从而使其安居乐业,努力工作和生产。保护生态环境、建设生态文明同样如此。因此,倡导精神绿色,引导人们与大自然亲近融合,在大自然中调动起情感直觉体验等人之为人的全部生命力,还给人们一颗热爱大自然的心灵,还给人类一个充满和谐与生机的自然,将有助于人们生态情感的形成和生态环境的保护[211]。

2. 环境与健康的内在矛盾

良好的环境使劳动者心情愉悦,有益于劳动者身心健康,更好地发挥其主观能动性,促进环境保护与生态文明建设;恶劣环境使劳动者心神不定、精神涣散,严重影响其身心健康,进而阻碍环境保护与生态文明建设。环境问题引发健康问题,健康问题带来环境问题,环境与健康关系处于相互制约状态。

环境问题会引发健康问题,一方面会对身体健康造成影响,水污染、空气污染、土壤污染等严重影响我国人民健康乃至生命安全;另一方面会对心理健康造成影响,美国心理学家杜·舒尔茨认为,人类全部工作和生活在多种不同的环境之中,这些环境全都会影响人类的感觉以及行为[212],人类已经在一定程度上破坏了自己赖以生存的环境,这会引起环境对人类行为的消极影响,环境污染会对心理健康产生负面影响,甚至造成抑郁等心理精神疾病。

健康问题带来环境问题。一方面,身体健康问题会影响环境,身体出现健康问题,人就没有精力和体力开展生态环境保护和生态文明建设,无法形成有利于生态的生产方式和消费模式;另一方面,心理健康问题也会影响环境,生态环境的很多问题是人类行为的结果,而人类行为又与人类的心理息息相关,心理学家认为,心理失衡会引起整个生态系统失衡,整个生态系统的失衡又会影响到心理健康[213]。因此,身心健康是生态文明建设、保护环境的基本前提。

(二)环境与健康相关研究进展

随着经济的飞速发展,我国工业生产具有高速度、高投入、高能耗、高排放等特点,经济发展与环境保护之间存在不协调。工业生产、交通运输等带来的环境问题是人类维持生命健康、生态平衡面临的挑战。

《中华人民共和国环境保护法》明确了有关水、气、土的污染防治方针,要求保障和维护公众健康。中华人民共和国成立伊始,我国确立了"预防为主"的卫生工作方针,整治环境卫生,为预防传染病发生和流行、保护人民身体健康发挥了积极而不可替代的作用。20 世纪 80 年代初以来我国政府一直将"环境保护"作为一项基本国策,合理开发利用自然资源,努力控制环境污染和生态破坏,防止环境质量恶化,保障经济社会持续发展。2018 年,环境保护部印发了《国家环境保护环境与健康工作办法(试行)》和《国家环境保护"十三五"环境与健康工作规划》,明确了生态环境部门开展环境与健康工作的内容,提出生态环境部门的环境与健康工作核心是环境健康风险管理[214]。2019 年国务院先后印发了《国务院关于实施健康中国行动的意见》、《"健康中国 2030"规划纲要》和《健康中国行动(2019—2030 年)》等文件,对深入开展环境与健康工作提出了明确要求;在环境与健康规范指南编制方面,已发布了《环境与健康现场调查技术规范　横断面调查》(HJ 839—2017)、《环境污染物人群暴露评估技术指南》(HJ 875—2017)、《暴露参数调查技术规范》(HJ 877—2017)、《中国人群暴露参数手册(成人卷)》和《中国人群暴露参数手册(儿童卷 0—5 岁)》等,在一定程度上填补了我国环境与健康工作所需的调查方法和基础数据空白。在环境与健康基础调查及研究方面,我国重点地区已开展了环境与健康调查及试点、环境与健康综合监测体系建设、污染场地风险评估和中国人群环境暴露行为模式等研究。

环境与健康管理工作具有跨领域、综合性的特点,多部门管理容易出现管理的重叠或缺位,因此各部门间相互配合是有效开展工作的基础[215]。目前我国环境与健康管理主要涉及生态环境部门(履行环境保护职能)和卫生健康部门(履行公共卫生职能),还与国土资源、水利、交通等部门有关。生态环境部门侧重污染物的监测和控制,对污染物与人群健康影响之间的联系缺乏研究,环境污染的健康风险、健康危害还不是日常环保监督管理的重点;卫生健康部门侧重于人群健康损害的环境污染因素识别,对环境污染引发的健康问题缺乏必要的应对体系和工作机制。

(三)改善环境的思路与途径

根据国情和环境管理现状,从分析环境污染造成对人体健康损害的主要因素入手,对重点地区环境与健康进行调查研究,摸清目前环境污染引起的健康损害的基本情况,分析导致健康损害的污染源和污染因子,为环境管理提出相应的控制和处理措施,避免环境污染造成的健康损害继续恶化。同时,建立和完善我国环境与健康的标准体系,为从根本上解决环境污染对健康的损害奠定法律基础。

1. 组织开展环境污染对人体健康损害的调查研究工作

由于环境污染具有复杂性、综合性,所以完全依赖实验来评价其毒理效应并不准确,以大数据解析为核心的系统生物学特别是计算毒理将是污染毒理评价的有力工具。2014年起,国家自然科学基金委员会正式启动了"大气细颗粒物的毒理与健康效应"重大研究计划[216]。来自不同背景的多学科专家参加到这一研究计划中,针对有限目标,强化学科交叉,创新研究思路,联合协同攻关,取得了显著进展。在大气细颗粒物毒性组分的来源、演化与甄别,大气细颗粒物的暴露组学,大气细颗粒物污染人群健康危害的流行病学研究和大气细颗粒物组分的分子毒理与健康危害机制等方面取得了若干重大突破。

2. 提高公众对环境的保护和参与意识

目前我国公众的环境意识属于利害驱动下的自我保护型,虽然整体的行为取向比较积极,但仍有一小部分人还不具有强烈的环境意识。促使广大人民群众真正认识到环境保护是实施可持续发展战略的关键,认识到保护环境就是保护生产力,促进人们的环境意识从自我保护型上升到维护中华民族的全局利益和长远利益的高度,并能更为自觉、理性地驱动自己的环境保护行为,仍是环保工作的首要任务。

提高公众对环境保护的参与意识,是一个渐进的、动态的历史过程,它与一个国家的政治、经济、文化息息相关,其实践必将随着国家的发展,经历从自发到自觉,从简约到丰富,从表层至深层,从伦理化到世俗化的过程。国家的公众参与要获得实质性进展,需要一个长期的过程,它是各个方面的逐步完善和提高的结果,离不开大家的共同努力。

(四)环境治理的实例分析与经验启示

1. 天津市宁河县于京村环境治理实例

天津市宁河县于京村在环境污染治理方面所面临的主要挑战是水资源治理问题[217]。于京村地上水资源不足,主要饮用水、灌溉用水和工业用水均依赖于地下水。部分企业环境污染治理观念较差,存在着偷排污水的问题,造成了地下水资源的污染,严重威胁着于京村全体村民的饮水用水安全。在2017年宁河县生态乡村建设中,于京村成了重点治理村,县政府部门和村委会统一调查,集中整治了相关企业的排污问题,对于部分不合标的企业进行了关停,从污染源头上进行了控制。然后对全体村民的生活污水排放进行了集中化处理,建设了地下生污水排放管道,各家各户的生活污水经过地下排放管道网集中排放到生物处理厂,经过处理后,成为灌溉用水。于京村在污水治理方面不但充分考虑了工业企业的排放问题,也对村民的生活污水排放进行了统筹考虑,采用了"地下排污管道网+生物处理厂"的模式,成功把污水处理为能够进行灌溉的用水。集中污水排放和处理工程完工后,于京村的村民污水排放问题得到了根本解决,在饮用水源方面接通了地面水的自来水厂水源,全村卫生面貌也得到了很大的改观。

2. 江苏省张家港市永联村环境治理实例

永联村是我国著名的钢铁村,永钢集团也是永联村的支柱性企业。围绕着钢铁产业的发展,永联村有着大量的相关中小企业。长期以来,永联村在工业经济发展中对传统农业造成了一定的损害,并且还产生了突出的环境污染问题,很多中小企业的三废排放并不符合标准。随着张家港市美丽乡村建设的逐步推进,永联村也对环境污染问题进行了集中整治。对全村内所有制造企业进行了统一摸查和排废检测,不符合标准的企业进行了关停,一些企业购置环保设备后,也设立了长期的监测点。同时,永联村投入了数亿元用于发展生态农业和观光农业,改变对于钢铁产业的过度依赖,建成了特种水产养殖基地、鲜切花基地、农耕文化园等多个项目,生态环境有了极大改善。

3. 广东省江门市南合村环境治理实例

广东省江门市南合村养殖业和工业较为发达，有着大量的养殖场和工业企业，由此产生了较为突出的水源污染问题，生活用水、养殖污水和工业废水成了其水源污染的主要来源。针对这一问题，南合村建立起了统一的污水处理厂，把所有的生活用水、养殖污水和工业废水收集起来，由污水处理厂进行统一处理。并且在污水处理厂中应用了绿狐尾藻，净化水质效果较好，取得了一定的成效。南合村村委会积极外出寻求先进经验，建立起了大型的现代农业示范园区，将处理后的污水和现代农业园区用水进行了紧密的联系，并且在园区内布局了养鸭、养小龙虾等绿色养殖产业。对于一些重点的养殖场和工业企业，也采取了大力度的整改措施，相关企业进行了资金投入，购置安装了相关污水废弃物处理装备，并且建立起了统一收集、统一处理的基本模式，取得了较好的效果。

4. 经验启示

在社会发展的进程中，工业化发展所带来的环境污染不仅阻碍了经济的绿色可持续发展，而且严重影响着人们的生活质量。近年来，在城市经济建设和发展的过程中，人们往往容易忽视对城市环境的有效控制，更多的则是一味地追求城市的经济发展，在城市建设的过程中破坏了周围的生态环境，极大地影响了人们的健康和生活质量。部分偏远地区在发展过程中对环境保护的重视程度不高，同时没有合理利用政府的监督，也导致很多的污染问题。《“健康中国 2030”规划纲要》指出，新中国成立以来特别是改革开放以来，我国健康领域改革发展成就显著，人民健康水平不断提高。同时，我国也面临着工业化、城镇化、人口老龄化以及疾病谱、生态环境、生活方式不断变化等带来的新挑战，需要统筹解决关系人民健康的重大和长远问题。相关政策在国家层面进一步明确了生态环境和人民健康的紧密联系和相互关系。历史责任是一种担当，必须继续努力，践行“绿水青山就是金山银山”的发展理念，将书面的环境保护目标变成具体行动。要坚持以人为本，坚定不移地走可持续发展之路，创造生态环境与人民健康的和谐统一。

第六节 医学传播

一、从健康传播到医学传播

千百年来,人类在与疾病不断做斗争的过程中逐渐积累了丰富的医学知识,形成了不同的医学体系,并不断地以各种方式传播医学知识。直至20世纪70年代,健康传播作为传播学的独立分支学科才真正得以创立。自此健康传播便一直倍受学界业界的关注,其作为一项具有非常重要社会意义的研究领域,现在已经成为国际健康领域与传播学领域的显学。尤其是伴随着公共卫生事件的发生发展,其实践意义与价值也越发凸显。然而,健康传播作为独立学科,在经历了半个世纪的发展后,其本身却面临局限。一方面,人们无时无刻不被各种来源混杂的信息裹挟,并非所有的医学信息都来自专业的医务人员,也并非所有的医学信息都真实可靠。另一方面,普通民众的健康科学素养尚未达到理想的水平,缺乏相关的知识和判断能力,无法有效辨识、筛选信息。国家统计局公布的《中华人民共和国2023年国民经济和社会发展统计公报》显示,2023年我国公民具备科学素质的比例达到14.14%[218]。这一数据虽较以往有所提升,但较西方发达国家还有相当大的差距。换言之,现阶段我国绝大部分公民尚不具备良好的科学素养,普通民众很难从当今爆炸式的信息流中准确、有效地甄别出正确、有使用价值的知识。一些虚假或错误信息在自媒体上转载量巨大,造成的危害不可估量,甚至带来了一些极其严重的后果。

虽然医务工作者从事的是与健康有关的工作,但是这个群体在向公众传递正确的健康信息方面表现缺位。因此,大众普遍迫切呼唤"专业队"的出场。同时,医务人员的医学科学传播实践活动也迫切需要得到理论指导。因此,医学传播作为一个具有重大社会意义和理论价值的新兴学科应势而生。

医学传播从医学、科学史、科学哲学、传播学等各个学科不断汲取养分,逐渐形成了自己独立的学科体系。作为一个交叉的领域,医学传播与健康传播具有交集与重合的部分,又各有区别。本节内容从二者的定义谈起,逐步厘清二者的关系与区别,并提出符合中国国情的医学传播模型。

（一）健康传播的定义与局限

20世纪60年代起，美国学者将传播学引入公共健康与卫生教育领域。1971年开始的美国斯坦福心脏病预防计划，首次将传播学的研究方法运用到健康传播的领域，国际上普遍认为这是现代健康传播的开端。在健康传播被正式提出前，西方传播学界有一个替代性的概念——“治疗性传播”，这一概念与医学有紧密的亲缘关系。直到上世纪70年代中期，这一局限性的概念才被更为宽泛、涵盖内容更丰富的概念——“健康传播”所取代[219]。

学者们从不同角度定义了健康传播的概念。1992年，杰克逊（L. D. Jackson）指出“健康传播就是以大众传媒为通道来传递与健康相关的信息以预防疾病、促进健康。在这个过程中，大众传播媒介在将医疗成果转化成大众健康知识加以传播、正确构建社会图景以帮助受众建立预防观念等方面都发挥着重要作用”[220]。1996年，美国学者罗杰斯(E. M. Rogers)对健康传播做了更加简洁的解释。他认为“凡是人类传播的类型涉及健康的内容，就是健康传播。以传播为主线，借由四个不同的传递层次将健康相关的内容发散出去的行为，就是健康传播”[221]。这一概念简单浅显、通俗易懂，被人们广泛熟知和理解，但也显示出健康传播在科学性上的天然不足。健康传播以传播为主轴，借由自我个体传播、人际传播、组织传播和大众传播四个不同的传递层次，将健康相关的内容发散出去。但是，这四个层次没有明确传播主体，而是包含一切涉及健康的内容。因此，健康传播没有强调传播信息源的专业性，难以保证内容的科学性。

（二）医学传播学的学科发展历程

医学传播学以医学与科普传播的理论知识为基础，作为一个新兴学科，其学科发展历程可以分为初创起步、实践探索、快速发展三个阶段[222]。

1. 初创起步阶段：医学传播学的概念萌芽

健康科普知识的传播实践中存在传播者专业素养不足、传播内容质量参差不齐等问题。为了保障传播源头的专业性，提高科普内容的科学性，将医学知识转化为深入浅出的科普知识，医学传播学以医学为基础，旨在融合科普传播，培养医学专业学生把关科普知识、灵活运用科普传播技巧的能力，兼顾科普知识的学术性与可读性。专业的医学科普应以学术研究为主，辅以理论指导实践，即科普学术化的过程。“医学传播学科建设的探索与实践”作为2015年度上海市科技成果，首次明确提出了现代医学传播学概念，也就是以医务人员为传播主体，以科普学术化为主要理论，集知识体系、学术组织、教学实践为一体的医学与传播学融合创新的新兴学科。

2. 实践探索阶段：课程开设与科普实践

医务人员在特定的医学领域经过了多年专业知识学习以及工作经验积累，具备科学的医学知识，但由于医学传播意识与能力的缺乏，医务人员的科普主力军作用尚未充分体现。因此，在医学专业人才培养体系中增添医学传播学课程，不仅有助于医学生掌握专业知识到科普信息的转化策略，更便于其了解健康知识的传播技巧与方法，提升传播效果。2017 年 9 月，广东医科大学开设了“医学传播学”选修课，后被广东省教育厅评为广东省一流本科课程。2018 年，上海市同仁医院建成了首个医学传播学教学示范点。在归纳总结前期的课程实践内容基础上，2019 年 8 月《医学传播学：从理论模型到实践探索》的出版，为医学传播学的系统化学科建设奠定了基础。目前，上海交通大学、上海中医药大学等多所院校相继开设“医学传播学”课程，相应的课程设计与内容设置逐步完善，为“健康中国”培养了更多医学传播人才、优化了培养教师队伍。

3. 快速发展阶段：学科体系进一步完善

随着医学传播领域的研究深入，相关学科理论逐渐丰富，医学传播学会在各地相继建立，进一步扩大了学科影响力。通过实践与考察，医学传播学总结归纳出了以追踪辐射式、病患跟踪管理方法为代表的系统医学传播方法模式。例如，以急诊患者为核心受众，通过开设针对急诊就诊的板块，对病患进行跟踪管理的方法，有助于对重点高危人群实施精准科普和干预。随着医学传播学科知识节点进一步丰富，以“多知识架构下的语境参与模型”为代表的医学传播模型被提出。该模型根据医务工作者在实践中所发现的医学知识传播问题，针对公众的多重医学健康知识体系、所处的健康议题语境及其参与性，构建了医学传播理论发展的不同维度。目前，四川省、陕西省、河南省等地相继成立了医学传播学会，学科社会团体的发展促进了专家互动和相关学科的学术会议及科普活动的开展，医学传播学的社会影响持续扩大。2024 年同济大学医学院开设了面向在职研究生的“智能医学传播学”课程，赋予了医学传播学在人工智能时代的新内涵。

（三）医学传播与健康传播的区别

医学传播从科学传播的视角出发，通过搭建专家与公众的沟通桥梁，试图减少双边在医学知识上的信息不对称。这一过程中，传播主体非常明确，主要是专业医务人员，强调内容的专业性、科学性。其中，传播学者参与后续传播、评价、反馈等过程,但无法对传播内容的源头专业性负责。因此,尽管健康传播与医学传播在传播的话题上具有高度的重合,但是两者具有本质的区别,如表 12.2 所示。

表 12.2　医学传播学与健康传播学的区别

	医学传播学	健康传播学
学科门类	医学	传播学
传播主体	医学与传播学者共同主体	健康传播学者
传播模式	原创及自主鉴别的一级传播	二级传播
评价方式	从选题、创作、传播到评价与反馈的学术闭环,重在知识对公众健康的实际干预效果	传播水平的效果,重在传播的广度

除了传播主体的不同,医学传播与健康传播的第二个根本不同就是传播的内容。由于医学传播的主体是专业医务人员,那么其传播的内容也就应该是专业医务人员原创,或是经过其专业鉴别过的,确实是科学客观的内容,属于一级传播。这种专业上的优势,确保了医学传播信源的可靠,是传统健康传播学者的二级传播无法比拟的。同时,医学又有不同的专业和门类,因此,医学传播学者所传播的,应该是其本专业、有充分专业把握的医学健康知识,并不是笼统的医学知识大锅饭。简单来说,心血管专业的医生应当专注于传播心血管领域的专业知识,而不适合传播其并不熟悉的妇产科领域的专业知识;儿科医生更应该传播儿科方面的专业知识,考虑到成人与儿童的临床医疗知识和规范具有一定差异性,所以儿科医生也不适合泛泛地传播成人医学知识。所以,医学传播学的传播内容,可以总结为经过专业人员专业认证的专业知识。

从传播效果的评价方式上看,医学传播学从选题、创作、传播到评价与反馈形成了完整的学术闭环。同时,将理论研究成果用于指导实践应用,注重所传播的医学知识对公众健康的实际干预效果。互联网时代,社交媒体对打破“信息孤岛”的作用突出,但智能算法推荐也加强了用户偏好,使得信息选择同质化、碎片化,公众难以接收到正确的、全面的知识,从而陷入“信息茧房”。医学传播学从科普内容的选题入手,有针对性地进行创作,对丰富科普内容打破片面思维、切实解决公众对健康促进或自身罹患疾病的科普需求具有重要意义。医务人员主导医学传播,也促进了医患沟通与相互理解,特别是为患者复杂、多层次的医疗需求和科普需要提供了有针对性的选择,传播评价与反馈机制也有助于调整互联网传播中科普创作与公众需求匹配之间存在的内容偏差、渠道偏差等问题。

综上所述，健康传播学是传播学的分支，而医学传播学是医学的分支。

二、医学传播学的理论架构与内涵特征

医学传播理论与学科构建为健康教育提供了坚实基础，是健康促进体系的重要建设内涵。2020年6月开始实施的《中华人民共和国基本医疗卫生与健康促进法》全面提出了"健康权"的概念，指出公民是自己健康的第一责任人，要树立和践行对自己健康负责的健康管理理念，主动学习健康知识，提高健康素养，加强健康管理。此外，医疗卫生、教育、体育、宣传等机构，基层群众性自治组织和社会组织应当开展健康知识的宣传和普及。医疗卫生人员在提供医疗卫生服务时，应当对患者开展健康教育。新闻媒体应当开展健康知识的公益宣传，健康知识的宣传应当科学、准确。医学传播的理论构建来源于医务人员在工作过程中所积累的实践经验，在健康教育、健康科普及传播效果的医学实践方案中融入了现实考量，具有较强的应用价值和可操作性，有助于从根本上巩固医务人员将健康促进纳入本职工作的意识。

（一）医学传播学的SACRE模型

医学科学传播，简称医学传播，顾名思义即是关于医学科学的传播。医学传播学是医学和传播学交叉形成的一门新兴学科，而由于医学传播着眼于从事传播的医务人员，因此从学科归属上，更倾向于医学。

传播学模型"5W模式"认为传播过程由五种基本要素构成，即：Who（谁），Says What（说了什么），In Which Channel（通过什么渠道），To Whom（向谁说），With What Effect（有什么效果），并在以往的健康传播学中被广泛应用。

医学传播学作为一门以医学科学为基础的新兴学科，在强调健康科学知识正确性的同时，也同样重视传播主体、传播对象、传播内容、传播途径、传播效果的研究和实践，并形成了医学传播学特有的"优胜模型"（Subject-Audience-Content-Route-Effect，SACRE模型）。在传播主体（Subject）上，医学传播突出传播者的医务人员属性，从根源上保障传播内容的科学性，这是医学传播学的核心；在传播对象（Audience）上，医学传播强调面向患者、易感者、普通公众等特征群体分阶段、分层次的精准传播，以实现传播的有效性，这是医学传播学的重点；在传播内容（Content）上，原创提出医学传播内容的"金标准"，也就何种内容才

是被医学传播认可的、对大众健康有利的，这是医学传播学的特征；在传播途径(Route)上，兼顾线下传播、线上传播、实物传播，倡导将健康科普与临床、教学与研究工作有机结合，形成整合型传播途径，这是医学传播学的内涵；在传播效果(Effect)上，以降低疾病发病率、死亡率和致残率为最终指标，而不仅仅考量活动的参与人数或网络点击量，这是医学传播学的关键。

1. 传播主体

医学科学传播强调信源的权威性与科学性，因此传播者必须以专业的医务人员为主，具体包括具有执业资格的医生、护士、医技人员等处于临床一线的医疗工作者，及各类具有医疗资质的正规医疗机构，也包括具有较高医学素养的医学研究生。医学本科生由于其医学知识尚不全面，不能作为单独的医学传播者。这也与传统的科普通常由一线科学家担任信源主体保持一致。

传播主体是一切科学传播的基石，主体偏差给传播带来的教训比比皆是。强调医学传播的传播主体一定为专业医务人员，这是由于医学不同于其他任何的科学。医学的定义是，通过科学或技术的手段处理人体的各种疾病或病变的学科，它是生物学的应用学科，分基础医学、临床医学。从医学的定义中可以看出，医学主要是研究和处理人体疾病的，在医学领域进行任何的研究或者治疗，都非常严谨，不能有无谓的偏差，否则就有可能威胁患者健康甚至生命安全。将进行医学传播的主体定位于专业医务人员的原因是，只有受过专业培训的医务人员才能确保传播内容的可靠性与真实性，最大程度地减少不正确的医学知识传播的可能。

2. 传播对象

广义而言，医学传播的对象包含了医学科学共同体与非医学科学共同体两个部分。然而医学科学共同体内部的传播即是专业人员之间的交流，通常由学术共同体的惯常交流途径，如期刊、会议、大会发言等方式进行，因此不在此涉及。医学传播更多强调针对非医学科学共同体，即不具备专业医学知识的公众的传播。因此，公众是医学传播的主要对象。按照公众在健康维度上的区别，医学传播包含了针对疾病患者(已病者)、患者亲友、疾病目标群体(高危者)和普通公众(未病者)的传播。以糖尿病为例，传播对象包括糖尿病患者本身(已病者)、糖尿病患者的所有亲戚朋友(患者亲友)、那些家族中有糖尿病患者或者体型肥胖等具有糖尿病易患因素的人群(易感者)，以及没有糖尿病也没有糖尿病易患因素的人群(普通公众)。由于糖尿病的基因特质、饮食习惯、生活行为方式等因素对于糖尿病可能的影响，在做糖尿病的医学传播时，对上述人群的传播都是不可偏废的。

3. 传播内容

医学传播对内容具有严格的选择标准。虽然医学知识包罗万象，最新的科研成果层出不穷，然而适宜作为科学传播对象的内容却应有严格的标准把控。医学传播旨在向非医学专业的公众传播权威的、准确的、科学的医学知识，进而促进其健康行为，获得并保持健康。因此，尚无定论的医学科学知识不适宜作为医学传播的内容。医学传播的内容应为有定论的医学科学知识，具体包括目前医学教科书、词典，以及医学相关国家法令中的内容。这就是医学传播内容的“金标准”。

不符合“有定论的医学科学”这一标准的内容至少包括以下范围：

首先，尚处于学术争论而无定论阶段的研究内容不适宜作为医学传播的内容，例如有关转基因食品的安全性问题。虽然相信公众对前沿科学议题应该具有知情权，然而这些学术争鸣容易造成公众的认知困惑和不安情绪，并不能提供良好的健康行为指导，与医学传播的目的相去甚远。因此考虑到目前中国公众普遍科学水平偏低的现实，医学传播中应尽量避免学术争鸣的内容。

其次，近期的文献发表及报道，即使是权威医学学术期刊的文献发表及报道，也应该尽量避免。与其他科学领域的前沿研究一样，医学的前沿研究具有探索性，因此文献中发表的内容很多还没来得及接受同行和时间的检验，不具备成熟性。即使是国际顶级期刊上发表的论文，也有可能受到质疑，而未经时间的检验，就进行有关的传播，是有相当的风险的。这也更证实了未经时间沉淀的医学科学内容不适合直接传播给公众。

4. 传播途径

医学传播的途径包含了人类信息传播的所有方式。从医护人员与患者及家属的面对面交流，到社区医学传播活动，再到大众媒体以及新媒体平台的使用，医学传播按照不同目标受众的特点有针对性地利用各种传播渠道，实践着全媒体的传播模式。简单点说，从患者就诊后医生与患者在诊室的沟通，医务人员在医院、社区举办的各种健康讲座，报纸、广播、电视中医务人员的各类医学养生及保健类刊目、节目，以及各种医务人员及医院开设的社交平台账号等都是医学传播的传播渠道及模式。

值得一提的是，除传统的政府倡导下的医学科普途径外，今天的医学传播充分利用网络传播的优势，对“互联网 + 科普”模式进行积极探索。当今社会不同媒介形态高度融合，新媒体已经向全媒体、融媒体迈进，广播、电视、音像、电影、出版、报纸、杂志、网站等不同媒介形态高度融合，而自媒体的高度发展，使社会真正进入了一个“人人传播、万物皆媒”的时代，传播的渠道异常繁荣，也异常繁杂。这些，都是医学传播学需要研究的传播渠道。当然，在研究传播渠道的同时，传播内容的质量首先要保证。

5. 传播效果

医学传播首先是以科学性和传播性作为两大效果评估指标，旨在向大众普及医学知识，这种传播不仅仅在于受众多寡，更在于通过传播，是否真正改善了公众健康指标，形成了健康生活行为，或者是尽可能弥补医患之间信息差距，并最终合理配置医疗资源。例如，东方卫视拍摄的急救纪实真人秀节目《急诊室故事》，率先使用了固定摄像头的拍摄方式，全方位无死角地拍摄医院急诊室发生的故事，情节与人文结合，再配以专家解读。节目播出后很多观众评价“直抵人心”“终于了解医生了”。纪实的拍摄方式使观众跳出了自己的就医体验，从客观角度重新审视医患关系，实现了人与人之间的互信，推动了社会主义社会的正能量传播。当然，科学性不仅仅是内容的科学，更有选题的科学，根据不同的时间、地域、目标人群或是具体公共卫生事件等做科学选题，因地制宜、因人制宜。

医学传播除了以科学性和传播性作为效果评价指标，更重要的应该是有效性，只有有效性才能真正评价医学传播的效果。例如说，通过传播，其受众的健康科学素养水平有无提高，相关健康指标有无改善，特定疾病的发病率有无降低等等。也就是说，医学传播所关注的并不在于短期内的受众人群有多少，而在于经过不断地传播与普及之后，人们能够真正地改变他的行为和生活方式，逐步向更健康化的方向发展，并最终达到降低疾病发病率、死亡率和致残率的目的，实现全民健康促进的目标。

（二）医学传播内容的三个层次

随着社会老龄化，以及不健康的生活方式、环境污染、食品安全问题等因素影响，我国慢性病及慢性病急性发作的防治形势十分严峻。《全国第六次卫生服务统计调查专题报告》显示，心脑血管疾病、糖尿病和癌症等重大慢性病占我国疾病经济负担超 90%，我国 55 岁至 64 岁人群慢性病患病率达 48.4%，65 岁及以上老年人发病率达 62.3%。全国老龄工作委员会数据显示，我国 60 岁以上失能老人已超过 4 200 万人，约占老年总人口比例的 16.6%，且仍有继续上升的趋势。与疾病长期共存已经成为社会常态，而为了实现从生理到心理的完全健康，除了要帮助公众了解疾病本身和疾病的诊疗过程，也不能忽视对医学人文、医学伦理和医学局限性的科普，让公众正确看待疾病，理解医学、理解医生并在医疗过程中保持自主性和自我决定权，医患双方才能够做到相互尊重、理性沟通、协同合作。因此，医学传播的知识体系应当覆盖从病、看病、看待病三个层级的大健康科普需求，如图 12.9 所示。

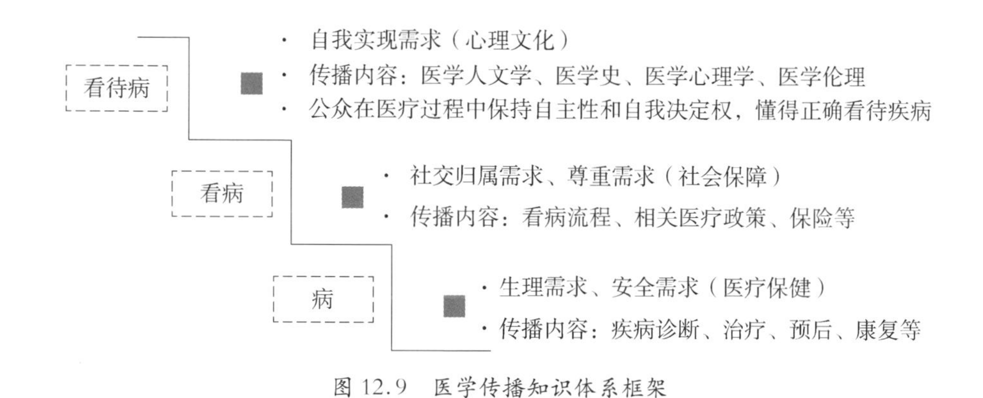

图 12.9　医学传播知识体系框架

首先，谈“病”，也即传播疾病的预防、保健和康复知识。这是最容易被理解的层次，是医学传播中最基本的层次，也是传统医学科普所传播的主要内容。以常见疾病“高血压”为例，医学传播需要在以下几个方面展开：1. 高血压的预防：主要是针对那些没有高血压的普通公众以及将来有可能患有高血压的疾病目标人群(高危者)。这部分的传播内容包括哪些人群是高血压的易患人群？如何在正常人群中进行高血压的筛查？有高血压易患因素的人群如何在饮食、运动以及生活习惯上调整？出现哪些症状是提醒你可能患有高血压了？以及其他与高血压预防相关的医学内容；2. 高血压的治疗与保健：主要是针对已经患有高血压疾病的患者(已病者)以及患者的亲朋好友。这部分的传播内容包括高血压患者如何在饮食、运动和生活习惯上进行调整？如何正确监测血压？高血压的治疗药物有哪些？不同药物的适应证以及副作用是什么？如何选择控制血压的药物？如何正确地使用控制血压的药物？高血压患者在平时需要注意哪些症状的出现？以及其他与高血压治疗与保健有关的医学内容；3. 高血压的康复：主要是针对已经患有高血压疾病的患者(已病者)以及患者亲友，特别是那些已经因高血压而导致并发症或者出现功能障碍的患者及其亲友。这部分的传播内容包括如何避免高血压患者出现心脑血管的并发症？已经出现并发症的患者如何进行治疗与康复？如何帮助有功能障碍的高血压患者重新走上工作岗位或者生活自理？如何指导高血压患者的家人及朋友帮助患者共同康复？以及其他与高血压康复有关的医学内容[223]。

其次,谈“看病”,这是容易被忽略的第二层。从广义的角度说,“看病”是指所有与就医有关的内容,这不仅包含就医的流程(例如骨折患者打好石膏后还要拍片子明确复位情况,很多患者往往会误以为是重复检查等),还包括各种与就医有关的制度(例如门诊和急诊的区别等)、法规(例如遗体捐献管理条例等)、政策(例如医疗保险的使用等),以及各种就医指导(例如如何叫救护车等)。以一位胸痛患者的就医为例,首先患者需要了解的是应该去哪里就诊,门诊还是急诊,门急诊各自开放的时间(就医制度);患者疼痛难忍,无法自行就医,如何呼叫救护车,如何在专业急救人员来临前自救与他救(就医指导);患者抵达医院,匆忙中没有带医保卡,如何在没有医保卡的情况下就医,如何在事后去医保局报销(就医政策);患者就诊后,医生判断患者不仅需要做心电图、拍胸片,可能还需要验血(就医流程);医生最终诊断患者为气胸,经治疗后患者好转,但是怀疑患者的疾病可能与工作环境中有大量粉尘而导致的尘肺有关,为了明确是否是尘肺,患者需要按照《中华人民共和国职业病防治法》的要求去指定机构进行鉴定与明确(就医相关法规)。从整体来看,以上病例所涉及的每一部分都是医学传播需要传播与普及的内容。对于这一部分知识的缺失,有时候会是致命的。在传播“看病”的知识中,不仅可以帮助民众熟悉就医流程,减少就医的等候时间,还可以帮助民众掌握很多就医的技巧。

最后,谈“看待病”,也就是传播医学科学思想,弘扬医学科学精神,这是医学传播的最高层次,但又是通常最容易被忽视的部分。让公众用科学的眼光看待医学的局限性,从而建立良好的医患信任,合理配置社会医疗资源。例如抑郁症,很多人听了后认为是洪水猛兽,也有人认为抑郁症只不过是无病呻吟,闲得发慌,没事找事的象征。这两种观念其实都是错误的,抑郁症是一种非常常见的心理疾病,需要人们一定的重视与关怀,也需要必要的心理及药物治疗,如果没有及时识别和介入,有可能带来严重的后果。这其中的认识偏差就是医学传播需要普及的内容。再例如晚期肿瘤,很多人一旦被医生告知得了晚期肿瘤后,就会放弃所有的治疗,或者还有些人会倾家荡产,不惜一切手段四处求医,只为延续生命。其实在现代医学中,有一种“带瘤生存”的理念,即把肿瘤也看作是一种类似高血压、糖尿病的慢性病,对于那些已经是肿瘤晚期,姑息治疗的患者,可以做到与肿瘤共存,仅仅对症治疗,舒缓患者的症状,减少患者的痛苦。对于那些疾病末期,预计生命不超过半年的患者,还可以进行临终关怀,一方面在身体上,尽量减轻患者的病痛,一方面在心理上,帮助患者及其亲友减少恐惧、不安,做好患者即将离开的准备。在如何“看待病”上，既需要运用医学知识，还需要体现很多的人文精神，如同著名的美国医生特鲁多的名言中所说“有时治愈，常常帮助，总是安慰”，医学并不是万能的，医生也不是万能的，即使当今的医学已经发展到分子水平，仍然有很多疾病是不可治愈的，但是医学传播可以帮助人们正确与理性地看待疾病，认识“生老病死”的自然规律，从而选择最恰当的治疗与处理方式，合理地配置医疗资源。

可见，医学传播学是顺应时代需要应势而生的一个新学科。一方面，为贯彻落实党的十九大提出的“健康中国”战略，广大医护工作者已经积累了很多医学传播的一手经验；另一方面，目前医学传播实践缺乏足够的理论指导，传播效果有时差强人意。在这样的情形之下，借鉴包括新闻传播学在内的社会科学势在必行，能够有效形成学科交叉。医学传播对传播主体与传播内容的严格把控，将医学传播与一般的医学科普和健康传播区别开来，产生不同的理论诉求与应用场景。因此，医学传播具有成为医学中一个独立学科的基础。在这一新兴学科的发展中，人工智能、信息技术的高度参与，医学技术、医学成果的转化应用，也赋予了医学传播学在新质生产力领域的全新内涵。

（三）医学传播的前景与展望

中共中央办公厅、国务院办公厅在《关于新时代进一步加强科学技术普及工作的意见》中明确提出到 2025 年，“科学普及与科技创新同等重要的制度安排基本形成”。全国多地制定政策将科普工作纳入卫生专业技术人员的职称晋升考核指标(见表 12.3)，激励了医务人员更好地开展健康促进和健康科普工作。为了弥补原有健康科普工作中单纯凭热情，活动化、表演化痕迹明显，缺乏可持续发展动力等短板，医学科普的学术化研究和体系化推广受到广泛关注，这也成为医学传播学学科建设与应用推广的助燃剂。

表 12.3　部分地区科普纳入卫技人员绩效评价的制度示例

公布时间	地区	文件名称
2017 年 10 月	山西	2017 年度全省卫生系列高级专业技术职务任职资格评审工作安排意见
2019 年 7 月	湖北	关于深化卫生专业技术人员职称制度改革的指导意见(鄂职改字〔2019〕6 号)

续 表

公布时间	地区	文件名称
2021 年 7 月	甘肃	甘肃省卫生系列高级职称评价条件标准(甘人社通〔2021〕304 号)
2021 年 11 月	河北	关于深化卫生专业技术人员职称制度改革的实施方案(冀人社字〔2021〕314 号)
	云南	云南省卫生专业技术人员职称评价标准条件(征求意见稿)
2022 年 3 月	天津	市人社局市卫生健康委关于深化卫生专业技术人员职称制度改革的实施意见(津人社规字〔2021〕17 号)
2022 年 4 月	青海	青海省卫生专业技术人员职称评价标准(试行)(青卫健〔2022〕39 号)
2022 年 5 月	广东	广东省卫生健康专业技术人才职称评价改革实施方案(粤人社规〔2022〕6 号)
	河南	河南省卫生系列高级职称申报评审条件(试行)(豫人社办〔2022〕29 号)
	四川	关于贯彻落实卫生专业技术人员职称制度改革的实施意见(征求意见稿)
2022 年 6 月	湖南	湖南省卫生专业技术人员职称制度改革实施方案(湘卫人发〔2022〕5 号)
2022 年 8 月	贵州	贵州省卫生系列专业技术职务任职资格申报评审条件(征求意见稿)
	吉林	吉林省卫生专业技术人员职称评审实施办法(征求意见稿)
	黑龙江	黑龙江省深化卫生专业技术人员职称制度改革实施方案(黑人社规〔2022〕4 号)
2022 年 9 月	福建	福建省卫生系列高级专业技术职务任职资格评审实施意见(闽卫人〔2022〕111 号)
	辽宁	关于做好 2022 年全省卫生系列高级专业技术资格评审工作的通知(辽卫办发〔2022〕137 号)
2022 年 10 月	重庆	关于深化卫生专业技术人员职称制度改革的实施意见(渝人社发〔2022〕52 号)
2022 年 11 月	上海	关于深化上海市卫生专业技术人员职称制度改革的实施意见(沪人社专〔2022〕320 号)
	陕西	关于深化卫生专业技术人员职称制度改革的通知(陕人社发〔2022〕29 号)
2023 年 3 月	北京	北京市深化卫生专业技术人员职称制度改革实施办法(京人社事业发〔2023〕5 号)
	江苏	江苏省科学技术普及专业技术资格条件(试行)(苏职称〔2023〕34 号)

其后,医学传播的学术研究在各地广泛兴起,从科普创作内容,到科普表现形式,乃至科普制度研究都成为学界关注的焦点。2022 年开展的首届“中国医

院科普声誉调研报告”[224]显示，从医院性质来看，公立医院仍然是我国医院科普工作的主阵地，这与其拥有功能齐全的学科门类、雄厚的专家队伍，加之庞大的患者与家属群体对其较高的认可度与信任度有关，从而在健康科普教育方面具有强大的资源优势，可以整合多学科的力量与智慧，建立起立体的健康教育与科普服务网络。从资源分布来看，东部地区医院科普工作的声誉显著高于中西部地区，在调研中科普声誉较高的医院基本位于沿海地区，这与东部沿海地区经济发展水平相对较高、人才集聚，科普工作保障条件较好有关，中西部也成为未来我国医院科普事业发展需要重点关注的区域。

三、医学传播的重要代表："达医晓护"医学传播智库

（一）"达医晓护"医学传播智库的建设情况

"达医晓护"医学传播智库，是从健康传播向医学传播发展创新的重要代表。"达医晓护"初创于2016年4月，寓意通达医学常识、知晓家庭护理，是以学术为纽带的，由来自全国20个省区的医学、传播学、管理学等交叉学科领域的500多位专家组成的，集医学科普作品原创、自媒体运维、实体项目落地、医学传播教学与人才培养、医学传播研究为一体的科技志愿者团队，也是我国医学传播学的主要发起者和创立者。智库先后获得中国科协"科普中国"品牌、"科普中国"共建基地、人民网战略合作品牌、上海市科协科学传播特聘团队等荣誉。团队宗旨是通过医学传播延伸医疗服务的时间与空间，不仅正向影响公众健康行为，同时参与有关部门健康决策。2018年10月25日，"达医晓护"在国家卫健委"健康科普和健康教育情况新闻发布会"介绍相关经验。

医学科普作品创作方面，智库以主编负责制度和栏目轮值制度为基础，建有128个线上子刊，迄今已累计原创科普作品（含视频、漫画、微电影等）超过5 000部；出版科普专著30余部，累计超过1 000万字。

科普自媒体运维方面，智库先后建立了微信公众号"大医小护"和网站"达医晓护"，运维管理均由在职医护人员利用业余时间完成，每日推送、全年不间断。科普内容同步于人民网、光明网、中国网、网易新闻、搜狐健康、今日头条、一点资讯等，形成了全媒体传播矩阵，累计全网阅读量10亿+。

实体项目落地方面，由智库主导建设有面向白领健康的"科普示范楼宇"、面向家政人员的"金牌阿姨"、科普相声创作品牌"医笑解忧"、面向城镇普通劳动者

的"智慧蓝领"工作站、面向中小学生的"青少年健康教育示范学校"等。还与忘不了餐厅、交银人寿等共建"大健康工程管理示范基地",与上海康养集团等共建"医养康一体化银发服务基地"、与多个著名网络游戏企业共建"医学传播与网络游戏融合创新战略联盟"。

医学传播研究方面,首创"科普学术化"理论和"医学传播学"学科构想,图书《医学传播学》获国家出版基金资助,并以中英文版全球发行;项目"医学传播学的学科构建与推广应用"获中华医学科技奖卫生管理奖。

医学传播教学与人才培养方面,创立的医学传播学学科先后在上海交通大学医学院、上海中医药大学等著名高校开设本科课程,授予学分;并联合浙江、陕西、吉林、天津等 19 家高校或医疗机构成立了中国医学传播学教学联盟,出版立项教材;相关人才培养工作获上海市哲学社会科学规划教育学和上海市高校智库内涵建设项目。

大健康工程管理学科探索方面,积极探索"把以治病为中心转向以人民健康为中心"的大健康工程管理学科,创办了英文国际期刊 *Journal of Emergency Management and Disaster Communications*,发起了上海市工程管理学会大健康工程管理专委会等学术组织。

(二)"达医晓护"的理论与实践创新

1. 对传统医学科普的发展与创新

在创作手法上,创新了"原位、实时、在线"科普、家庭照顾者科普、日志型科普、故事点评式科普等创作手法;在网络传播上,探索了具有关键词导航功能的科普网站与全媒体矩阵及运维模式;在组织模式上,创立了以学术为纽带的跨地域、跨学科、跨单位的科普学术团队;在表现形式上,开发科普相声、科普游戏、科普电影等科普表现形式;在科普对象上,聚焦社会热点和重点人群开展追踪辐射式精准科普;在学术研究上,提出了科普学术化理念和医学传播学学科,倡导医学与传播学融合创新;在教学手段上,提出了医学传播的"三棱镜"教学法,也就是把医学传播的课堂教育、线上的医学传播新媒体运营实践以及医疗机构中的医患交流实践相结合,向本科生充分阐述医学传播的诊间传播、特定人群传播和社会传播;在评价方式上,形成"从科普的选题到执行,再到评价和反馈"的学术闭环,特别是对健康与医学传播的效果评价要聚焦到公众健康指数或疾病发生及预后的量化指标,而不仅仅是活动的参与人数或网络点击量。

2. 积极推动医学科普可持续发展

推进科普自媒体的网络自律,实现科普知识产权的共创共赢共享;延伸医疗服务的时间与空间,改善医患关系;参与有关部门健康决策,补齐公共卫生短板;推动医学科普工作成果纳入卫生技术人员职称晋升代表作制度,实现科普事业可持续发展。

2023 年 7 月,“达医晓护”与少年儿童出版社共同创刊了享有盛誉的“十万个为什么”系列的《十万个为什么 · 健康版》杂志,变以往科普杂志文章发表的约稿制为自由投稿制,创新性地实现了科普内容的知识付费,这无疑是在探索“科学普及与科技创新同等重要的制度安排”过程中的重大成果。

参考文献

[1] 唐钧.大健康与大健康产业的概念、现状和前瞻——基于健康社会学的理论分析[J].山东社会科学,2020,34(09):81-87.

[2] 林晓红.习近平:把人民健康放在优先发展战略地位[J].人口与计划生育,2016,24(09):4-5.

[3] 李欢,张城彬.国际大健康产业发展路径研究[J].卫生经济研究,2021,38(03):9-13.

[4] 范月蕾,毛开云,陈大明,等.我国大健康产业的发展现状及推进建议[J].竞争情报,2017,13(03):4-12.

[5] 健康中国行动推进委员会.健康中国行动(2019—2030)[EB/OL].[2019-07-09].https://www.gov.cn/xinwen/2019-07/15/content_5409694.htm.

[6] 中华人民共和国国务院.国务院关于实施健康中国行动的意见[EB/OL].[2019-07-15].https://www.gov.cn/zhengce/zhengceku/2019-07/15/content_5409492.htm.

[7] 何继善,王孟钧.工程与工程管理的哲学思考[J].中国工程科学,2008,10(03):9-12+16.

[8] 何继善,陈晓红,洪开荣.论工程管理[J].中国工程科学,2005,7(10):5-10.

[9] 李俊,王韬.大健康产业发展现状及系统性大健康工程管理的必要性[J].智慧健康,2021,7(35):1-5.

[10] 欧阳雪梅.中国大健康产业如何塑造未来医养模式[J].人民论坛,2020,29(28):71-73.

[11] 潘为华,贺正楚,潘红玉,等.大健康产业的发展:产业链和产业体系构建的视角[J].科学决策,2021,28(03):36-61.

[12] 李娟芳.系统思维下复合型工程管理人才创新培养模式研究[J].中国高校科技,2023,37(10):60-64.

[13] 黄群慧.加快形成新质生产力,建设现代化产业体系[J].创新世界周刊,2024,7(01):66-68.

[14] 黄群慧,盛方富.新质生产力系统:要素特质、结构承载与功能取向[J].改革,2024,37(02):15-24.

[15] 臧少敏.树立“大健康”理念,丰富健康管理内涵[J].老龄科学研究,2016,4(10):3-8.

[16] 雷顺群.大健康的核心思想和中心内容[J].中医杂志,2017,58(02):91-95.

[17] 许亚岚.大健康产业步入发展新阶段[J].经济,2017,19(02):46-48.

[18] 鲍勇,王甦平.基于国际经验的中国健康产业发展战略与策略[J].智慧健康,2019,5(14):1-4.

[19] 中华人民共和国国家统计局.健康服务业分类(试行)[EB/OL].[2014-03-12].http://hnzd.stats.gov.cn/dcsj/tjbz/201603/P020231218821681724548.pdf

[20] 隋月皎,纪天一,卞镝,等.“大健康”时代背景下中医饮食养生学课程建设的探索与应用[J].现代职业教育,2021,7(50):66-67.

[21] 刘喜梅.王辰常委:大医学大卫生大健康[N/OL].人民政协报,2022-03-09. http://www.cppcc.gov.cn/zxww/2022/03/09/ARTI1646794137342467.shtml.
[22] 杨忠伟.人类健康概念解读[J].体育学刊,2004,11(1):132-134.
[23] 梁君林.西方健康社会学研究的发展[J].国外社会科学.2010,33(06):93-99.
[24] 苏太洋,韩秀英.健康新概念的内涵[J].中国健康教育,1998,14(01):29-30.
[25] 郭晓婷.科学生活:现代社会如何构建新的健康机制?[N/OL].科技日报.[2013-07-11]. https://www.gov.cn/zhuanti/2013-07/11/content_2593690.htm.
[26] 陈国强."全健康"理念:推进人类健康的新视角[N].中国科学报,2020-09-17(1).
[27] 吴雪丽.马斯洛人本主义思想对健康教育启示的研究[D].北京:首都师范大学,2007.
[28] 李拯.人民时评:美好生活需要"大健康"[N/OL].人民日报.[2019-08-13]. https://baijiahao.baidu.com/s? id=1641720772624072792&wfr=spider&for=pc.
[29] 王汝林.基于架构创新的大健康产业互联网发展规划研究[J].互联网周刊,2024,27(08):50-52.
[30] 王克春,马智慧,孙裕增,等.健康中国背景下大健康产业共建共享的社会协同[J].中国卫生经济.2020,39(1):70-73.
[31] 葛延风,王列军,冯文猛,等.我国健康老龄化的挑战与策略选择[J].管理世界,2020,36(04):86-96.
[32] 翟振武.新时代高质量发展的人口机遇和挑战——第七次全国人口普查公报解读[N].经济日报,2021-05-12.
[33] 周榕,庄汝龙,黄晨熹.中国人口老龄化格局演变与形成机制[J].地理学报,2019,74(10):2163-2177.
[34] 邓婷鹤,毕洁颖,聂凤英.中国空巢老人的生活质量研究——基于家庭养老视角[J].南方经济,2020,38(04):84-99.
[35] 王雪辉,彭聪.老年人社会经济地位对健康的影响机制研究——兼论生活方式、公共服务和社会心理的中介效应[J].中国卫生政策研究.2020,13(03):21-30.
[36] 丁宏,成前,倪润哲.城镇化的不平等、市民化与居民健康水平[J].南开经济研究.2018,34(06):20-35.
[37] 欧阳雪梅.中国大健康产业如何塑造未来医养模式[J].人民论坛,2020,29(28):71-73.
[38] 杨立华,黄河.健康治理:健康社会与健康中国建设的新范式[J].公共行政评论,2018,11(06):9-29+209.
[39] 任洁,王德文.健康治理:顶层设计、政策工具与经验借鉴[J].天津行政学院学报,2019,21(03):86-95.
[40] 薛镭,安娴,王峥.中国社区卫生服务机构开展医养结合服务的可行性研究[J].中华医院管理杂志,2019,35(7):529-532.
[41] 傅卫.上海城市健康影响评估机制与评估体系研究[J].科学发展,2021,14(01):92-102.
[42] 王晓斐.人工智能视域下的健康治理:技术进步与治理困境[J].中国科技论坛,2019,35(09):7-9.
[43] 谢世麒,周建荣.老年健康综合评估量表的研制[J].护理学杂志,2016,31(13):28-31.
[44] 周榕,庄汝龙,黄晨熹.中国人口老龄化格局演变与形成机制[J].地理学报,2019,74(10):2163-2177.
[45] 杜鹏.中国老年人口健康状况分析[J].人口与经济,2013,34(06):3-9.
[46] 中华人民共和国国家卫生健康委员会.2022 年我国卫生健康事业发展统计公报[EB/OL]. https://www.gov.cn/lianbo/bumen/202310/content_6908684.htm.
[47] 冯贺霞,李韬,王佳.我国数字健康发展历程、特征及展望[J].医学信息学杂志,2021,42(05):9-13+39.

[48] 创业邦. 2023 年“医疗健康”行业投融资报告[EB/OL]. [2024 - 02 - 18]. https://m.cyzone.cn/article/753549.html.
[49] 吴舫,罗昭华,赵媛媛,等. 基于健康码对数字健康工程建设的探究[J]. 中国科技产业,2022,36(03):66 - 70.
[50] 黄如意,井淇. 数字化时代的数字健康:内涵、特征、挑战与治理路径[J]. 卫生经济研究,2022,39(06):60 - 63 + 66.
[51] 西奥多·舒尔茨. 论人力资本[M]. 吴珠华,等译. 北京:北京经济学院出版社,1990:211 - 237.
[52] 顾雪兰,刘诚洁. 健康投资与健康经济增长的双重效应[J]. 上海财经大学学报. 2017,19(03):22 - 30 + 108.
[53] 习近平. 为中华民族伟大复兴打下坚实健康基础——习近平总书记关于健康中国重要论述综述[N]. 人民日报,2021 - 08 - 08(1).
[54] Sørensen, K., Van den Broucke, S., Fullam, J., et al. Health literacy and public health: A systematic review and integration of definitions and models[J]. BMC Public Health, 2012,12 (1):1 - 13.
[55] 姚宏文,石琦,李英华. 我国城乡居民健康素养现状及对策[J]. 人口研究. 2016,40(02):88 - 97.
[56] Lupton, D. Quantifying the body: monitoring and measuring health in the age of mHealth technologies[J]. Critical Public Health, 2013,23(4):393 - 403.
[57] Swan, M. The quantified self: fundamental disruption in big data and biological discovery[J]. Big data, 2013,1(2):85 - 99.
[58] 黄建波,张光霁. 论“治未病”理论体系建设[J]. 中华中医药杂志,2017,32(03):911 - 914.
[59] 申曙光,曾望峰. 健康中国建设的理念、框架与路径[J]. 中山大学学报(社会科学版),2020,60(01):168 - 178.
[60] 李滔,王秀峰. 健康中国的内涵与实现路径[J]. 卫生经济研究,2016,33(01):4 - 10.
[61] 王克春,马智慧,孙裕增. 健康中国背景下大健康产业共建共享的社会协同[J]. 中国卫生经济,2020,39(1):70 - 73.
[62] 王秉阳,温竞华. 我国对四类重大慢性病发起“攻坚战”[N/OL]. 新华社,2019 - 07 - 15. https://www.gov.cn/zhengce/2019 - 07/15/content_5409735.htm.
[63] 国务院. 国务院关于促进健康服务业发展的若干意见[EB/OL]. [2013 - 10 - 14]. http://www.gov.cn/zwgk/2013 - 10/14/content_2506399.htm.
[64] 李红梅. 互联网医院须依托医疗机构办[N]. 人民日报,2018 - 04 - 17(13).
[65] 姚常房,姚秀军. “健康北京 2030”规划纲要发布三级医院逐步减少普通门诊[N/OL]. 央广网,2017 - 09 - 22. https://baijiahao.baidu.com/s? id = 1579200587883568836&wfr = spider&for = pc.
[66] 上海市卫生健康委员会. 上海市人民政府关于印发上海市卫生健康发展“十四五”规划的通知[EB/OL]. [2021 - 07 - 16]. http://wsjkw.sh.gov.cn/bswj - yj/20210716/de585b8418be48c291d7c51ab5a7585f.html.
[67] 中华人民共和国中央人民政府. 健康上海行动(2019—2030 年)出台[EB/OL]. [2019 - 08 - 29]. http://www.gov.cn/xinwen/2019 - 08/29/content_5425497.htm.
[68] European Union. Treaty on European Union, 1992/C:191.
[69] Cohen, D. EU residents may be able to travel to any member state for care from 2010[J]. British Medical Journal, 2007:1115 - 1115.
[70] 徐畅,杨渊,刘雅茹,等. 欧盟健康规划对健康中国建设的启示[J]. 中国卫生经济,2020,39(09):65 - 68.

[71] 李敏.大健康产业发展:美国的方式与经验[EB/OL].[2018-10-30].https://www.cn-healthcare.com/articlewm/20181030/content-1037675.html? appfrom=jkj.
[72] 徐士韦,肖焕禹,谭小勇.体力活动:美国国家健康政策之要素——基于美国健康公民战略的考察[J].上海体育学院学报,2014,38(01):25-30.
[73] 方向阳.苏州打造生物医药产业地标的对策思考[J].江南论坛,2021,29(03):16-18.
[74] 金彩红.新加坡:公私合作完善医疗服务[J].决策探索(下半月),2014,30(12):81-82.
[75] 光明网.2021 中国健康养老产业发展报告在京发布[EB/OL].[2021-12-10].https://m.gmw.cn/baijia/2021-12/10/35373068.html.
[76] 成虎,韩豫.工程管理系统思维与工程全寿命期管理[J].东南大学学报(哲学社会科学版),2012,14(02):36-40+126.
[77] 詹伟,张兴博,乔奕霖.互联网时代建筑工程管理信息化路径探索[J].城市建设理论研究(电子版),2023,13(34):61-63.
[78] 李宗亚.以数字化工程管理为出发点探究工程管理数字化关键技术[J].居舍,2023,43(25):34-37+64.
[79] 盛昭瀚,程书萍,李迁,等.重大工程决策治理的"中国之治"[J].管理世界,2020,36(06):202-212+254.
[80] 米歇尔·沃尔德罗普.复杂——诞生于秩序与混沌边缘的科学[M].陈玲,译.北京:生活·读书·新知三联书店,1997.
[81] 王晶,张爽.中国国际科技合作平台建设路径与机制创新[J].科学管理研究,2020,38(06):171-176.
[82] 李万,常静,王敏杰,等.创新 3.0 与创新生态系统[J].科学学研究,2014,32(12):1761-1770.
[83] 王亚军,韩传峰.亚洲安全观的复杂系统论[J].中国软科学,2017,32(02):1-6.
[84] Moore, J. F. The Death of Competition: Leadership and Strategy in the Age of Business Ecosystems[M]. New York: Harper Business, 1996.
[85] 盛昭瀚,薛小龙,安实.构建中国特色重大工程管理理论体系与话语体系[J].管理世界,2019,35(04):2-16+51+195.
[86] 丁建中,王学恭,徐珊,等.大健康产业读本[M].南京:江苏凤凰科学技术出版社,2018:35-36.
[87] 杨林强.人体健康监测与评估平台的研发[D].重庆大学,2018.
[88] 中华人民共和国国家统计局.健康产业统计分类(2019)[EB/OL].[2019-04-01].https://www.gov.cn/gongbao/content/2019/content_5421550.htm.
[89] 中华人民共和国国家统计局.健康产业统计分类(2019)[EB/OL].[2019-04-01].https://www.gov.cn/gongbao/content/2019/content_5421550.htm.
[90] Holland, J. H. Complex adaptive systems and spontaneous emergence[J]. Physica-Verlag HD, 2002,12(2):145-161.
[91] 王露,周典,黄欣黎,等.基于 CAS 理论的区域远程医疗协同发展机制研究[J].中国医院,2020,24(08):26-29.
[92] 霍兰.隐秩序:适应性造就复杂性[M].周晓牧,韩晖,译.上海:上海科技教育出版社,2000.
[93] 李洁,葛燕飞,高丽娜.我国生物医药产业创新集群演化动力机制研究——基于复杂适应系统理论[J].科技管理研究,2022,42(03):176-183.
[94] 胡杨.产学研合作创新聚集体的复杂适应系统特征研究[J].西南科技大学学报(哲学社会科学版),2015,32(5):80-87.
[95] Cooke, P. Complex adaptive innovation systems: relatedness and transversality in the evolving region[M]. Abingdon: Routledge, 2012.

[96] 张车伟,李伟,等.郑州市大健康产业发展研究[M].北京:经济管理出版社,2019:101-105.
[97] 倪春霞,张晓燕.从公共产品理论看健康产业的概念与分类[J].卫生经济研究,2016,33(6):9-11.
[98] 赵红艳.大健康产业界定及其统计分类[J].合作经济与科技,2021,37(07):30-34.
[99] 秦祖智,宗莉.范畴与范式:健康产业研究的逻辑起点与分析框架[J].中国卫生经济,2019,38(11):58-62.
[100] 张车伟,赵文,程杰.中国大健康产业:属性、范围与规模测算[J].中国人口科学,2018,32(5):17-29+126.
[101] 李林.大健康产业发展趋势及战略路径研究[M].成都:西南交通大学出版社,2018.
[102] 张车伟,宋福星.中国大健康产业发展报告[M].北京:社会科学文献出版社,2018:7.
[103] 胡莹莹.大健康产业的可持续发展路径分析[J].中国市场,2021,28(26):46-47.
[104] 杨玲,鲁荣东,张玫晓.中国大健康产业发展布局分析[J].卫生经济研究,2022,39(06):4-7.
[105] 国家发展改革委,教育部,科技部,等.促进健康产业高质量发展行动纲要(2019-2022年)[EB/OL].[2019-9-30].http://www.gov.cn/xinwen/2019-09/30/5435160/files/4ab8512c9b3d40a49792fd633c32c337.pdf.
[106] 何向武,周文泳,尤建新.产业创新生态系统的内涵、结构与功能[J].科技与经济,2015,28(4):31-35.
[107] 丁建中,王学恭,徐珊,等.大健康产业读本[M].南京:江苏凤凰科学技术出版社,2018:35-36.
[108] 宋毅.以"互联网+大健康"为导向的创新创业人才培养模式研究[J].商展经济,2021,3(09):97-99.
[109] 黄华君,杜长珏,葛琦,等.大健康产业现状与发展趋势分析[J].现代商业,2021,16(16):46-48.
[110] 胡宗仁,田小英,骆敏,等.大健康+互联网时代背景下健康服务与管理的内涵与定位[J].中医教育,2022,41(5):11-14.
[111] 冯华超,钱龙,高强.确权如何影响农地出租价格——基于中国健康与养老追踪调查数据的分析[J].江南大学学报(人文社会科学版),2020,21(3):20-28.
[112] 夏文澜.对重庆发展大健康产业的建议[J].重庆行政(公共论坛),2018,19(01):85-86.
[113] 倪郭明,朱菊萍,李思慧.大健康产业发展的国际经验及其对我国的启示[J].卫生经济研究,2018,35(12):64-68.
[114] 余凌,杨悦儿.产业技术创新生态系统研究[J].科学管理研究,2012,3(5):48-51.
[115] 孙源.共生视角下产业创新生态系统研究[J].河南师范大学学报(社会科学版),2017,44(1):127-134.
[116] 关雪凌.健康产业创新生态系统构建及发展对策研究[J].卫生经济研究,2019,36(10):61-64.
[117] 赵莹.我国大健康产业发展现状及推进建议[J].中国国际财经(中英文),2017,10(23):15-16.
[118] 王俊.健康中国战略视域下大健康产业发展研究——以陕西省为例[J].改革与战略,2020,36(09):65-72.
[119] 王克春,马智慧,孙裕增,等.健康中国背景下大健康产业共建共享的社会协同[J].中国卫生经济,2020,39(01):70-73.
[120] 刘艳飞,胡晓辉.健康中国战略下的健康服务供给模式优化研究[J].福建论坛(人文社会科学版),2019,39(3):59-66.

[121] 王佰亮,陈浩.扎根中国、融通中外,立足时代、面向未来——探索医学院生物医学工程人才培养思路[J].教育教学论坛,2021,12(16):129-132.
[122] 李颖,刘超,后振中,等.面向“新工科”的材料工程人才培养模式构建[J].当代化工研究,2020,20(19):108-110.
[123] 仝月荣,陈江平,张执南,等.产教深度融合协同探索面向新工科的创新人才培养模式——以上海交通大学学生创新中心为例[J].实验室研究与探索,2020,39(11):194-198.
[124] 苏海佳,张婷,刘骥翔,等.新工科背景下大化工卓越工程人才培养探索与实践[J].北京教育(高教),2019,40(Z1):19-21.
[125] 吴巧云,肖如峰.“新工科”时代背景下德才兼备型土木工程人才培养改革与实践[J].高等建筑教育,2020,29(02):8-15.
[126] 刘立霞,于贝.浅议高校素质教育与创新型工程人才培养[J].中国校外教育,2019,13(27):25+33.
[127] 祝成林,华玉珠.新工科建设背景下我国工程人才培养研究——基于文献综述视角[J].阅江学刊,2019,11(05):94-100+123.
[128] 张立伟,何炳蔚,陈劼.新工科背景下的机器人工程人才培养探索与实践[J].教育现代化,2019,6(04):4-6.
[129] 钱锋.新时代应建立健全多学科交叉融合的工程人才培养模式[N].文汇报,2018-04-06(8).
[130] 王迎军,李正,项聪.基于“4I”的工程人才培养模式改革[J].高等工程教育研究,2018,36(2):15-19.
[131] 张砚,王益民,刘霞,等.中医院校中医工程人才教育培养方法初探[J].天津中医药大学学报,2014,33(02):105-107.
[132] 张满,乔伟峰,王孙禺.引领工程教育创新发展 培养一流工程科技人才[J].高等工程教育研究,2019,37(02):117-123.
[133] 夏晓峰,朱正伟,李茂国.工业 4.0 及适应其价值链的工程人才培养模式关联性分析[J].高等工程教育研究,2019,37(04):96-100.
[134] 李华安.中医起源多元论[J].山东中医学院学报,1991,15(05):47-52.
[135] 李建民.从中医看中国文化[M].商务印书馆,2016.
[136] 王安萍.中医养生学起源探讨[C].甘肃省中医药学会.甘肃省中医药学会 2012 年学术年会论文汇编.甘肃省中医院,2012:3.
[137] Li, Q. Health maintenance theory of traditional Chinese medicine[M]. Beijing, China: Science Press, 1996.
[138] Mou, Y. Predicting the use of traditional Chinese medicine health maintenance approach from cultural and spiritual perspectives[J]. Journal of Religion & Health, 2017,56(3):971-985.
[139] Hesketh, T., Zhu, W. Traditional Chinese medicine: One country, two systems[J]. British Medical Journal, 1997,315(7100):115-117.
[140] 郭凌云,李敏,张桂民.中国少数民族医药文献研究[M].广东:世界图书出版社,2014.
[141] 孟慧英,吴凤玲.人类学视野中的萨满医疗研究[M].北京:社会科学文献出版社,2015.
[142] 李先加.藏医心理学[M].罗秉芬译.北京:民族出版社,2004.
[143] 崔箭,唐丽.中国少数民族传统医学概论[M].北京:中央民族大学出版社,2007.
[144] 包骏,冉懋雄.贵州苗族医药研究与开发[M].贵州:贵州科技出版社,1999.
[145] Zhang, L. Middle-aged and older adults in Aids village: a mixed methods study on talking about death and well-being promotion based on social support theory[J]. Frontiers in Psychology, 2024,15:1363047.

[146] 石昌倩.代际沟通影响下的少数民族医药使用意愿研究——以苗医为例[D].上海交通大学,2020.
[147] Wang, G., Badal, A., Jia, X., et al. Development of metaverse for intelligent healthcare[J]. Nature Machine Intelligence, 2022,4(11):922-929.
[148] 沈颖鸣,周正,李赟杰,等.简谈区块链技术在大健康产业中的应用[J].云南科技管理,2023,36(02):17-19.
[149] Wang, F., Preininger, A. AI in health: state of the art, challenges, and future directions[J]. Yearbook of medical informatics, 2019,28(01):016-026.
[150] Rajpurkar, P., Chen, E., Banerjee, O., et al. AI in health and medicine[J]. Nature medicine, 2022,28(1):31-38.
[151] 中共中央马克思恩格斯列宁斯大林著作编译局.马克思恩格斯选集(第二卷)[M].人民出版社,2012:100.
[152] 中共中央马克思恩格斯列宁斯大林著作编译局.马克思恩格斯选集(第一卷)[M].人民出版社,2012:38-39.
[153] 中共中央马克思恩格斯列宁斯大林著作编译局.马克思恩格斯选集(第三卷)[M].人民出版社,2012:364-365.
[154] 中共中央马克思恩格斯列宁斯大林著作编译局.马克思恩格斯全集[M].2006,46(下):217-218.
[155] 习近平.论科技自立自强[M].中央文献出版社,2023:45.
[156] 习近平.论科技自立自强[M].中央文献出版社,2023:101-102.
[157] 中共中央马克思恩格斯列宁斯大林著作编译局.马克思恩格斯全集[M].2006,47:514.
[158] 习近平.论科技自立自强[M].中央文献出版社,2023:86.
[159] 习近平.论科技自立自强[M].中央文献出版社,2023:204.
[160] 中共中央马克思恩格斯列宁斯大林著作编译局.马克思恩格斯全集[M].2006,16:140-141.
[161] 习近平.论科技自立自强[M].中央文献出版社,2023:213-214.
[162] 赵鹏,曹月柱.中国共产党"中西医并重"方针的现代化探索及其启示[J].思想政治课研究,2024,47(01):57-66.
[163] 戴俭宇.藏象学说与辨证论治[J].北京中医,2006,25(01):23-25.
[164] 刘静.基于整体观念变应性鼻炎的中医辨证论治[C].2017 年第五次世界中西医结合大会论文摘要集(上册),2017:283.
[165] 陈莉莉,潘蜜蜜,庞艳."中西医并重"视角下中医"治未病"与健康管理的融合研究[J].中医药管理杂志,2023,31(23):180-182.
[166] 马建华.和谐并举中西医结合凸显中医发展优势空间[J].中国医疗前沿,2009,4(18):120.
[167] 黄璐琦.中西医优势互补,构建中国特色的卫生体系[J].科技导报,2020,38(08):1.
[168] 庞大承,潘彦舒."天人相应"思想下的睡眠-觉醒节律[J].中医学报,2021,36(11):2319-2322.
[169] 孙月蒙,徐书,徐樱.经方与时方结合,专病专药临床辨治方略[J].中华中医药杂志,2022,37(12):6895-6898.
[170] 王纳,吴忻晨,刘洁,等.芳香解郁理论探析[J].时珍国医国药,2023,34(09):2199-2201.
[171] 曹磊,张大宝,陈振艺.云南省康养旅游产业与芳香产业融合发展初探——从中医芳香疗法谈起[J].亚太传统医药,2023,19(02):11-14.
[172] 刘玉,曾逸谦,于豆,等.芳香疗法及东盟国家芳香产业探析[J].中国民间疗法,2023,31(15):11-14.

[173] Wang, X. M., Wang, T. Current Situation and Prospect of Technical Standard System of Trauma Treatment Under the Background of Disaster Emergency[J]. Journal of Emergency Management and Disaster Communications, 2021, 2(2): 225-238.
[174] 王晓民,甘迪,张春芳,等.全过程创伤防治体系建设展望[J].中国临床医学,2022,29(06):906-910.
[175] 王韬.现代创伤骨科学[M].上海科学技术文献出版社,2022.
[176] Wang, S. Y., Li, Y. H., Chi, G. B., et al. Injury-related fatalities in China: an under-recognised public-health problem[J]. Lancet, 2008,372:1765-1773.
[177] World Health Organization. World health statistics 2023: monitoring health for the SDGs, Sustainable Development Goals [R]. Geneva: World Health Organization, 2023.
[178] GBD 2019 Diseases and Injuries Collaborators. Global burden of 369 diseases and injuries in 204 countries and territories, 1990-2019: a systematic analysis for the global burden of disease study 2019[J]. Lancet, 2020,396:1204-1222.
[179] 姜保国.我国创伤救治面临的挑战[J].中华外科杂志,2015,53(6):401-404.
[180] 王韬.创伤防治体系[M].科学技术文献出版社,2022.
[181] Pang, R. Q., Gan, D., Wu, X. D., et al. The Construction of the Sequential Medical System for Trauma Care[J]. Journal of Emergency Management and Disaster Communications, 2024, 5(1): 151-163. https://doi.org/10.1142/S2689980924500076.
[182] MacKenzie, E. J., Rivara, F. P., Jurkovich, G. J., et al. A national evaluation of the effect of trauma-center care on mortality[J]. New England Journal of Medicine, 2006,354(4):366-378.
[183] Alharbi, R. J., Shrestha, S., Lewis, V., et al. The effectiveness of trauma care systems at different stages of development in reducing mortality: a systematic review and meta-analysis[J]. World Journal of Emergency Surgery, 2021,16(1):1-12.
[184] 姜保国.我国创伤体救治体系建设的现状与思考[J].中华医学杂志,2019,99(43):3382-3384.
[185] 张力,阎作勤,王秀会等.上海市创伤急救病人院内诊治模式调查[J].中国卫生资源,2016,19(02):101-105.
[186] 潘锋.构建严重创伤救治体系的中国模式——访北京大学人民医院院长姜保国教授[J].中国医药导报,2018,15(13):1-3.
[187] Liu, T., Bai, X. J. Trauma care system in China[R]. Chinese Journal of Traumatology, 2018,21(2):80-83.
[188] 兰杰.提高急诊外科创伤急救水平的探讨[J].中医药管理杂志,2017,25(04):169-170.
[189] 郭蕾,路伟,罗肖.院外心肺复苏术实施及培训现状[J].临床医学研究与实践,2018,3(30):162-163.
[190] Thomas, P. C., David, W. M. Augmented reality: An application of heads-up display technology to manual manufacturing processes[C]//Hawaii international conference on system sciences. ACM SIGCHI Bulletin, 1992,2:659-669.
[191] Wang, T., Bo, L. L., Han, R. The Journal of Emergency Management and Disaster Communications, Creating and Launching at the Right Time[J]. Journal of Emergency Management and Disaster Communications, 2020,1(1):1-6.
[192] Wang, T., Bo, L. L. Medical Rescue, Psychological Aid, and Cultural Communication:

The Theoretical Framework of the Modern Emergency Medicine System[J]. Journal of Emergency Management and Disaster Communications, 2024,5(1):1-4. https://doi.org/10.1142/S2689980924010012.
[193] 王韬,徐仲卿.应急医学救治策略与技术[M].上海科学技术文献出版社,2023.
[194] 陈晟,张颖,赵谕,等.以120指挥调度系统为核心的智慧急救平台建设与发展[J].中华急诊医学杂志,2023,32(11):1431-1433.
[195] 王勇昌,宇应涛.面向重大公共卫生事件指挥决策系统应用研究[J].基础医学理论研究,2022,4(5):35-37.
[196] 金珊,何淑通.不同国家院前急救医疗服务发展概况及启示[J].职业卫生与应急救援,2022,40(4):506-510.
[197] 季建林,王韬.应急医学心理学[M].上海科学技术文献出版社,2023.
[198] 陈雪峰.应急心理服务体系构建与应急管理心理学研究[J].心理与行为研究,2022,20(6):724-731.
[199] 王韬,李晓静.应急医学传播与文化研究[M].上海科学技术文献出版社,2022.
[200] 蒋连霞.新时代应急文化建设的路径 [J].人民论坛,2020,29(25):140-141.
[201] 郭程,俞晔.人工智能在医疗应急救援中的应用现状与思考[J].上海管理科学,2021,43(1):78-80.
[202] 国家卫生健康委办公厅.关于进一步做好突发事件医疗应急工作的通知.[EB/OL].[2023-04-28]. https://www.gov.cn/zhengce/zhengceku/2023-04/29/content_5753751.htm.
[203] 中共中央办公厅,国务院办公厅.关于进一步完善医疗卫生服务体系的意见.[EB/OL].[2023-03-23]. https://www.gov.cn/gongbao/content/2023/content_5750620.htm.
[204] 吕黎江,曾玉航.现代化应急医疗体系建设的思考.中华急诊医学杂志,2021,30(6):788-790.
[205] 管智超,付敏杰,杨巨声.新质生产力研究进展与进路展望[J].北京工业大学学报(社会科学版),2024,24(3):125-138.
[206] Christopher, J. S. Food Safety and Health—Past Problems and Future Solutions[J]. Engineering, 2020,6(4):384-388.
[207] 韩青.构建新时代的食品安全监管体系[N/OL].光明网,2021-11-10. https://theory.gmw.cn/2021-11/10/content_35300457.htm.
[208] 黄娟,董扣艳.生态文明视角下环境与健康关系思考[J].创新,2014,8(02):21-26.
[209] 樊博文.习近平关于人民健康重要论述的思想内涵与实践价值[J].现代商贸工业,2022,43(02):110-112.
[210] 蒋晨光.环境污染对人心理健康的影响[J].解放军健康,2006,20(04):38.
[211] 杨学峰.可持续发展与生态精神的培育[J].重庆邮电学院学报(社会科学版),2006,21(05):776-777.
[212] 闫西安.后脱贫时代过疏化乡村社会联结问题研究[D].吉林大学,2021.
[213] 马特.惠特曼的城市想象与生态整体观——兼议与中国古典道家思想的契合[J].文史哲,2022,72(03):96-104+167.
[214] 吴彬.环境监测质量管理现状及发展对策分析[J].科技资讯,2022,20(13):91-93.
[215] 广州市人民政府办公厅关于印发广州市市场监督管理“十四五”规划的通知[J].广州市人民政府公报,2022,(15):1-58.
[216] 白旭.河北省环境规制对大气污染防治的效果及对策研究[D].河北经贸大学,2022.
[217] 田原.典型城市农村污水处理适应性技术研究[D].西安建筑科技大学,2021.
[218] 国家统计局.2023年我国公民具备科学素质的比例达到14.14%[EB/OL].[2019-

12 - 20]. https://www.stats.gov.cn/sj/zxfb/202402/t20240228_1947915.html.
[219] 张自力.健康传播学:身与心的交融[M].北京大学出版社,2009.
[220] Jackson, L. D. Information Complexity and Medical Communication: The Effects of Technical Language and Amount of Information in a Medical Message[J]. Health Communication, 1992,4(3):197 - 210.
[221] Rogers, E. M. The field of health communication today: an up-to-date report[J]. Journal of Health Communication, 1996,1(1):15 - 23.
[222] 敖思敏,林芝,齐佳乐,等.医学传播学学科的知识体系发展进程研究[J/OL].中国医学伦理学, 1 - 15 [2024 - 06 - 14]. http://kns.cnki.net/kcms/detail/61.1203.R.20240429.1816.004.html.
[223] 王韬,牟怡,徐仲卿.医学传播学:从理论模型到实践探索[M].上海科技教育出版社,2019.
[224] 王韬.中国科普期刊概览与目录[M].科学技术文献出版社,2022.